Docteur Jean-Louis Vidalo

Spiruline

L'algue bleue de santé et de prévention

2e édition

ÉDITIONS DU DAUPHIN
43-45 rue de la Tombe-Issoire
75014 Paris
www.editionsdudauphin.com

Remerciements

Les deux piliers de ma formation médicale – mes deux colonnes – portent des noms prestigieux :

- Le Professeur Jean BERNARD, et
- Le Professeur Lucien ISRAËL.

Hommages leur soit rendu.
Posthume s'agissant du regretté Jean BERNARD.

Bien plus que la reconnaissance scientifique et le prestige international dont jouissait Jean BERNARD, un des fondateurs de l'hématologie moderne, c'est son extraordinaire humanité, sa simplicité dans les relations quel que soit son interlocuteur, son immense disponibilité, sa vive intelligence des situations et des gens, dans des domaines si divers : scientifiques, littéraires, philosophiques… C'est tout cela qui m'aura marqué à vie.
LE parfait humaniste.

Son collègue dans le Panthéon des grands noms de la médecine contemporaine : Lucien ISRAËL, professeur émérite de cancérologie, membre de l'Institut, Président de l'Académie des Sciences Morales et Politiques, partage également cette curiosité et cet éclectisme.

Son intelligence et son enthousiasme communicatifs se conjuguent à une disposition, rare chez les scientifiques, d'une remarquable adaptabilité.

C'est le père de protocoles radio et chimiothérapiques – qui auront certes permis de sauver tant de vies humaines – mais dont l'agressivité présente des effets secondaires pervers, qui devient le chantre de la prévention. Dans le domaine du cancer comme dans celui de la lutte contre le vieillissement et les affections neuro-dégénératives.
Singulièrement par la nutrition.

Prévenir d'abord, ne pas sous-estimer les remarquables vertus des apports micronutritionnels, des antioxydants, des anti-radicalaires…

«… *Ces produits susceptibles de prévenir ou d'enrayer les désordres neurologiques de l'âge, mais aussi de restaurer les désordres somatiques* ». M'écrivait-il.

Et Lucien Israël de poursuivre : «… *En matière de prévention du vieillissement des progrès considérables sont faits sur le plan diététique et nutraceutique* ».
« *Je crois que votre Institut Hippocampe peut prendre un grand rôle dans ces domaines* ».

Merci, mon cher Maître, pour votre vision avant-gardiste et votre confiance.

Merci, mes chers Maîtres, de m'avoir encouragé dans cette voie de la santé prévention et en particulier de la micronutrition, jusqu'à présent considérée comme marginale parmi les disciplines cliniques.

Je tiens enfin à remercier bien vivement Dominique Prédali qui grâce à sa grande culture anglo-saxonne, nous aura permis de dénicher nombre des références scientifiques qui étayent cet ouvrage.

Note de l'auteur

On trouvera, au fil de la lecture de cet ouvrage, certains conseils pratiques relatifs à la posologie et la durée d'une « cure » de spiruline dans telle ou telle situation spécifique, physiologique voire pathologique.

Pourtant - et malgré des sollicitations pressantes - je me suis refusé à céder à la tentation de proposer en fonction de chaque profil, de chaque situation évoquée, ou désordre ressenti, la « recette – type » réputée applicable à chacun.

En effet, s'agissant de conseils dans le domaine de la nutrithérapie, à l'instar de ceux qu'on peut prodiguer dans le domaine de la pharmacopée, il convient de les adapter au cas par cas, de manière spécifique et personnalisée.

C'est la raison pour laquelle nous avons fait le choix de mettre à la disposition du lecteur un site interactif[1] où chacun pourra de façon beaucoup plus précise et personnalisée exposer son cas d'espèces, et obtenir des réponses plus pertinentes que ne le ferait une sorte de « catalogue ».

Avertissement

Pour des raisons de confidentialité, une partie des informations des témoignages (dates, lieu, et noms des personnes) ont été modifiées.

Préambule

Pourquoi un ouvrage sur la SPIRULINE ?

Un ouvrage qui se veut à la fois :

- de vulgarisation, c'est-à-dire s'adressant à un très large public.
- rigoureux, truffé de références scientifiques.
- et pragmatique.

Pourquoi un ouvrage sur la SPIRULINE ?
Pour compléter les quelques parutions sur le sujet, ouvrages essentiellement techniques émanant de pionniers d'exception, mais s'adressant à de futurs algoculteurs.

Pourquoi un ouvrage sur la SPIRULINE ?
À la réflexion parce que cette algue est aussi assurément :

- LA PLUS ancienne forme de vie sur terre.
- LA PLUS riche d'histoire.
- LA PLUS universelle des sources de nutriments.
- LA PLUS complète dans sa composition.
- LA PLUS controversée.
- LA PLUS riche d'avenir dans ses multiples applications.
- LA PLUS mal connue…

Et autant de raisons qui justifient qu'un médecin et son équipe consacrent beaucoup de temps en une étude quasi-exhaustive de la littérature, des publications et des expérimentations qui, chaque jour plus nombreuses et de par le monde entier, viennent étayer nos connaissances sur…

La SPIRULINE…
La mystérieuse petite algue bleue spiralée !

Table des matières

Introduction

La spiruline
Une belle histoire vieille comme le monde

Paul Eluard, écrit en 1929, La Terre est bleue[2]. Yuri Gagarine, le premier homme à voir la Terre de l'espace, confirme qu'elle est bien bleue. Ce que ni le poète ni l'astronaute ne savaient, c'est qu'une petite algue bleue microscopique, premier organisme vivant sur terre, lui donne sa couleur.

Les premières bactéries vivantes à peupler le magma de lave en fusion et de poussière qu'était la terre à ses débuts, sont les procaryotes. Ces cellules primitives, championnes de la chimiosynthèse, utilisaient l'énergie libérée par des réactions chimiques pour se nourrir. Puis, lorsque les premiers rayons du soleil ont réussi à percer, certaines bactéries se sont converties à l'énergie solaire. À partir des particules de lumière, elles transforment le gaz carbonique en matière organique et en dégagent l'oxygène. Les premiers procaryotes pionniers de la photosynthèse sont les cyanobactéries – du grec *kuanos*, bleu sombre – des algues bleues dont la spiruline fait partie[3].

Ces petits corpuscules photosynthétiques pluricellulaires spiralés, nés il y a plus de 3 milliards et demi d'années si l'on en croit les traces de cyanobactéries trouvées dans des stromatolithes en Afrique du Sud[4] et en Australie, deviennent rapidement les membres dominants du biotope procaryotique de l'époque[5]. Le plus étonnant, c'est que ces créatures primitives, ces fossiles vivants longs d'un demi-millimètre à peine, soient encore parmi nous et qu'elles ont toutes les chances de nous survivre. Elles ont prouvé, à leur début, qu'elles pouvaient le faire dans le plus hostile des environnements. Le niveau de radiation auquel la Terre était soumise ne les a pas détruites.

Et, grâce à leur capacité à photo-synthétiser les rayons infrarouges, lorsque le soleil avant de mourir n'émettra plus que ces rayons-là, les cyanobactéries seront les seules à pouvoir survivre sur la planète bleue.

Les algues sont toujours essentielles à l'assainissement de l'air et de l'eau. Les spécialistes estiment que 90 % de l'oxygène de la planète – soit 330 milliards de tonnes – sont produits par les algues et 10 % par les arbres et les plantes. Il existe environ 50000 espèces d'algues, des plus grandes comme le varech qui peuvent mesurer jusqu'à soixante mètres, aux algues microscopiques.

Les espèces d'eau douce seraient bien plus anciennes que les algues marines. Elles sont classées en fonction de leur couleur : bleue, verte, brune et rouge. Ces différentes couleurs, dues aux pigments qu'elles contiennent, indiquent qu'elles n'absorbent pas toutes, la lumière aux mêmes longueurs d'onde.

Les algues bleues ont le spectre d'absorption le plus large. Les scientifiques les appellent « les architectes de l'atmosphère terrestre[6] ». En produisant de l'oxygène, elles ont rendu l'atmosphère respirable et permis l'évolution des êtres vivants. Les microalgues bleues sont à la base de l'évolution de toutes les formes de vie sur la Terre, y compris les êtres humains. Elles représentent une charnière entre le règne des bactéries, le règne végétal et le règne animal. Comme les bactéries, elles échangent des informations génétiques entre les cellules, comme les végétaux, elles contiennent de la chlorophylle et comme les animaux, leurs parois cellulaires sont dépourvues de cellulose.

Ces cyanobactéries, l'un des groupes de bactéries les plus grands et les plus importants sur terre, sont les ancêtres des algues, lichens, mousses et de tous les végétaux.
Mais elles sont tout autant à l'origine de la lignée animale : amibes, invertébrés, homo-erectus… L'Homo sapiens est l'arrière petit-fils d'une cyanobactérie qui barbotait tranquillement dans la soupe originelle.

Il est donc tout à fait légitime d'affirmer que la spiruline est l'ancêtre de l'Homo sapiens sapiens contemporain, puisqu'elle est à l'origine de la vie animale comme du règne végétal.

Toutes les autres formes de vie se sont développées et se sont nourries des microalgues qui font partie du phytoplancton ou plancton végétal. Maillons originels de la chaîne alimentaire, elles servent de nourriture au zooplancton, aux poissons, aux grands mammifères marins comme les baleines ainsi qu'à l'espèce humaine. Ces « usines alimentaires » les plus productives du monde sont conçues uniquement pour cela.

Avec la lumière du soleil et les sels minéraux dans l'eau, la seule activité de la spiruline est de produire plus de nourriture et plus de « plants » d'elle-même.

Son efficace équipement pigmentaire, dont la phycocyanine (bleue), la chlorophylle (verte) et des caroténoïdes (orangés), lui permet de photosynthétiser à un taux de conversion soleil/nourriture de 10 % .

En comparaison, celui du soja n'est que de 3 %. La spiruline a également l'un des taux les plus élevés en chlorophylle que l'on puisse trouver dans la nature (environ 1 %). Très proche de l'hémoglobine humaine, elle est parfois appelée « sang vert ». Un seul atome les différencie : un atome de magnésium au centre de la chlorophylle lui donne sa couleur verte tandis que le sang doit sa couleur rouge à un atome de fer.

La phycocyanine est une protéine spécifique de l'algue bleue. On ne trouve ce pigment, dont nous aurons largement l'occasion de développer ses exceptionnelles vertus, nulle part ailleurs dans la nature. Outre la spiruline, quelques autres cyanophycées (également « algues bleues ») peuvent en contenir, mais celles-ci étant particulièrement toxiques, il est licite d'affirmer que la spiruline est la seule source de phycocyanine utilisable, notamment en complémentation alimentaire humaine ou animale, puis dans des déclinaisons riches de perspectives.

Apparue un milliard d'années avant la chlorophylle, la phycocyanine est considérée comme le précurseur commun de l'hémoglobine et de la chlorophylle, dans la mesure où son noyau renferme à la fois un ion fer et un ion magnésium. Ainsi peut-elle être considérée comme la structure biologique intime étant à l'origine commune du monde végétal et du monde animal.

Il existe près de 1500 espèces d'algues bleues dont 36 comestibles. Parmi elles, la spiruline est utilisée en alimentation humaine depuis l'Antiquité. À la différence de nombreuses autres algues, ce n'est pas une algue marine, mais elle peut se développer dans de nombreux milieux marins. Elle s'est installée dans les lacs alcalins très riches en sels minéraux des régions chaudes.

Aujourd'hui, on ne la trouve à l'état naturel que dans quelques parties du monde où les caractéristiques du milieu originel se sont maintenues : eaux chaudes, alcalines et très riches en sels minéraux y compris celles dans lesquelles aucune autre forme de vie n'est possible. Comme les mares et les lacs des déserts de la ceinture tropicale, entre 35° Nord et 35° Sud environ.

Et lorsque ces points d'eau sont asséchés par le soleil, la spiruline se transforme en minces particules sucrées, riches en protéines et en énergie. Pendant longtemps elle a constitué le seul complément en protéines, lipides et vitamines des populations vivant dans les zones arides du bord du lac Tchad et d'Amérique centrale.

Aucun aliment ne fournit à lui seul la totalité des besoins du corps humain, sauf… la spiruline, quasiment.

Ses qualités nutritionnelles, connues de manière empirique, ont été démontrées par de nombreuses études[7]. Après la publication de ce rapport, la FAO (organisation des Nations unies pour l'alimentation et l'agriculture) déclare : « Exceptionnellement riche en protéines, en vitamines et en fer, la spiruline est depuis des siècles le secret d'une bonne santé pour la population du lac Tchad. Conséquence : les peuples de la région sont connus dans le pays car ils vivent plus longtemps et mieux. […] C'est l'aliment idéal du 21e siècle ». Pour l'UNESCO, c'est : « l'aliment idéal et le plus complet de demain ». La Conférence Internationale sur les protéines microscopiques en 1972 et la Conférence alimentaire mondiale des Nations Unies en 1974 déclarent la spiruline « aliment de santé supérieur du 21e siècle ». L'OMS qui a fait une étude sur la spiruline, reconnaît l'efficacité de la spiruline pour « renforcer les défenses immunitaires et prévenir la maladie » et y voit : « le meilleur aliment pour l'humanité au 21e siècle ». Pour la FDA (Food and Drug Administration), c'est : « l'une des meilleures sources de protéines » et pour le ministère de la Santé chinois : « un complément alimentaire de premier ordre ».

Pour preuve des qualités nutritives de la petite algue spiraloïde, le Dr Christopher Hills et le Dr Hiroshi Nakamura, pionniers de la spiruline, évoquent, entre autres, dans leur ouvrage *Food From Sunlight*[8], le philosophe japonais Toru Matsui. Alors âgé de 85 ans, ce dernier se nourrissait exclusivement de spiruline depuis 15 ans et entendait le faire jusqu'à ce que le problème de la faim dans le monde soit résolu. Trois fois plus riches en protéines que la viande[9], le poisson ou que les autres céréales[10], la spiruline contient cinq fois plus de calcium que le lait, cinquante fois plus de fer que les épinards et deux fois plus de bêta-carotène que les carottes. Elle est également très riche en acides gras essentiels, en acides aminés (tous), quasiment toutes les vitamines connues et les oligoéléments minéraux, de très nombreuses enzymes et coenzymes, etc.…

Selon le phycologue William Barry, lorsque la température dépasse trente degrés à l'ombre, les algues sont capables de doubler leur population toutes les 20 minutes et le résultat est spectaculaire[11]. La spiruline, qui peut se diviser trois fois en 24 heures se reproduit d'autant plus facilement que son milieu de culture, très basique, est peu prisé des autres bactéries.

La forte productivité de la spiruline – dans une ferme aquacole, le rendement moyen est de 9 tonnes de protéines à l'hectare, contre 1 tonne pour le blé ou le soja – et ses faibles coûts de production, en font, pour grand nombre de scientifiques, un aliment de référence[12]. Dans *Food From Sunlight*, Hills et Nakamura, estiment que sa culture massive pourrait, à court terme, résoudre le problème de la faim dans le monde.

Certains chercheurs misent aussi sur la petite algue bleue pour coloniser d'autres planètes. Les agences spatiales[13] ont programmé de la cultiver dans les stations orbitales lors de voyages longues distances. La NASA a démontré qu'il est très facile de cultiver de grandes quantités de spiruline dans un environnement très ensoleillé, en gravité zéro. Le programme Melissa (*Micro-Ecological Life Support System Alternative*) de l'Agence Spatiale Européenne (ESA) prouve que c'est l'une des plantes comestibles les plus efficaces dans la production d'oxygène.

Cultivées dans l'espace, les neuf plantes du programme – spiruline, riz, oignons, tomates, soja, pommes de terre, laitue, épinards et blé – seront source de nourriture tout en régénérant l'air. Christophe Lasseur, coordinateur biologique pour le maintien de la vie de l'ESA, chargé du recyclage et de la production de l'air, de l'eau et de la nourriture pour les missions spatiales à long terme explique que l'objectif « est de produire localement 40 % des aliments des astronautes lors des missions spatiales de longue durée, comme sur Mars, par exemple. En cultivant assez de plantes pour couvrir près de 40 % de l'alimentation, on obtient « gratuitement » l'oxygène et l'eau nécessaires à la vie[14] ».

Et que mangeront les hommes sur Mars? Selon les experts, ce que mangent déjà les astronautes. Non pas les nourritures inédites que prédisaient les grands classiques de la science-fiction mais, au contraire, le doyen des micro-organismes vivants sur Terre.

Avant d'occuper l'assiette des astronautes et avant de coloniser la planète rouge, la petite bactérie bleue est en train de conquérir l'Occident qui la découvre comme la solution aux problèmes de santé provoqués par la sous-alimentation dans les pays pauvres et la suralimentation dans les pays riches.

Notre petite algue spiralée est au demeurant en train d'acquérir des lettres de noblesse jusque dans le domaine très fermé de l'excellence culinaire, puisque des grands chefs – à l'instar d'Alain Ducasse[15] – concoctent des recettes à base de spiruline: Gnocchis à la spiruline pour les astronautes de la station spatiale internationale.

Un peu d'histoire

Un drôle d'aliment bleu

Les algues sont au menu des humains depuis la nuit des temps. Elles sont un aliment de base en Chine et au Japon dès la préhistoire[16]. En 600 av. J.-C, en Chine, Sze Teu écrit : « Certaines algues sont un mets digne des invités les plus honorés, y compris le Roi lui-même ». Trois siècles plus tard, un certain Chi Han écrit un ouvrage consacré aux algues de mer[17]. Dès le Ve siècle, la Chine importe des algues japonaises.

En Europe, pendant l'Antiquité, les algues de la Méditerranée sont utilisées comme aliment pour le bétail, comme colorant et médicament contre les vers parasitaires[18]. Les Grecs donnent des algues au bétail en 100 av. J.–C. Dans le Nord de l'Europe, le ramassage des algues rouges est réglementé dès le XXe siècle si l'on en croit les sagas islandaises. Les Irlandais, grands amateurs d'algues, les utilisent également comme engrais depuis des siècles.

Les anciens Hawaïens cultivaient le varech et récoltaient plus de 70 espèces d'algues ou limu pour se nourrir, se soigner et pour leurs cérémonies. Quant aux habitants de Tonga, ils pensaient que l'algue limu moui était une source de santé et de longue vie. Lorsque le capitaine Cook, affaibli par le manque de vitamines, y fait escale en 1777, les Tongans lui en offrent pour l'aider à se refaire une santé.

Au Vietnam, une légende raconte qu'au XIe siècle, sous la dynastie Ly, alors que sévissait une terrible famine, un moine bouddhiste géant a sauvé quelques villages de la faim. Khong Ming Khong portait sur ses épaules une palanche à laquelle étaient suspendus deux paniers remplis d'azolla, une fougère rouge.

En passant près de la rivière Rouge, il distribue sa cargaison dans les rizières de ces villages. Rapidement, la production est multipliée par quatre. Les heureux paysans épargnés par la famine gardent jalousement le secret jusqu'au XVIIe siècle, lorsqu'ils décident de lui dédier un temple en reconnaissance de son rôle dans la technique de l'azolla[19].

Quelques siècles plus tard, une femme du nom de Ba Heng redécouvre l'azolla. La culture du riz avec cette fougère continue pendant des siècles. Mais il faut attendre le XXe siècle pour que les scientifiques découvrent qu'une petite algue bleue, l'Anabaena azollae, accrochée à la fougère, fixe le nitrogène, un engrais biologique naturel pour le riz[20].

Les microalgues sont plus discrètes, mais leur présence dans l'alimentation remonte aux hommes des cavernes qui faisaient une consommation abondante de petite spire bleue[21]. Certains scientifiques, dont Christopher Hills[22], sont convaincus que la fameuse manne biblique[23] était de la spiruline.

On trouve l'algue bleue dans les déserts arides, y compris celui du Sinaï. Capable de survivre dans les trous d'eau dans les rochers, elle peut supporter des expositions à des rayonnements solaires très puissants. Et lorsque l'eau s'évapore à la chaleur du soleil, la spiruline sèche sous forme de petites particules qui, en l'absence de nitrogène ou d'ammoniaque sur les roches, prennent une couleur blanche nacrée. Sans eau, elle se met en situation de dormance prolongée mais un peu de rosée suffit à la faire revivre. « Quand cette rosée fut dissipée, dit la Bible, il y avait à la surface du désert quelque chose de menu comme des grains, quelque chose de menu comme la gelée blanche sur la terre[24]. »

À haute température, toutes ses protéines se transforment en polysaccharides et lui donnent un goût sucré. « La manne ressemblait à de la graine de coriandre ; elle était blanche, et avait le goût d'un gâteau au miel[25] ». Comme la manne, ses cellules doublent en 24 heures, elle pourrit si elle n'est pas récoltée et les vers s'y installent. La manne des Mésoaméricains porte le nom de Tecuitlatl. Chez les Aztèques du Mexique, les Mayas et les Toltèques du Guatemala, les protéines animales étaient rares et l'environnement peu favorable à l'agriculture.

L'alimentation de ces populations importantes reste une énigme pour les archéologues. À leur arrivée au Mexique, les conquistadors espagnols découvrent des aliments inconnus. Le plus étrange de tous est une espèce de boue verte que les Aztèques récoltent sur l'eau du lac Texcoco, sur lequel est construite Tenochtitlán (Mexico). Pour eux c'est un produit mystérieux secrété par les minéraux qu'ils ont baptisé Tecuitlatl dont la traduction littérale est « excrément de pierre ».

Ils le font sécher au soleil, le découpent en petites briques et le mangent accompagné de céréales et assaisonné de chilmolli, une sauce préparée avec des tomates, des piments et des épices. Les guerriers Aztèques emportaient ces galettes de tecuitlatl au combat[26]. Les « cent borners » de l'époque se dopaient au tecuitlatl. La petite histoire raconte que Montezuma raffolait du poisson frais.

Or l'empereur vivait dans un palais situé à 2000 mètres d'altitude et à 300 km de la mer. Sous un climat tropical, sans glace et sans chevaux – qui à l'époque n'avaient pas encore conquis l'Amérique – le transport de cette denrée périssable était confié à d'athlétiques coursiers. Ces coureurs de l'extrême se relayaient du golfe du Mexique jusqu'à Mexico pour apporter du poisson frais à leur empereur[27] grâce au tecuitlatl, leur E.P.O.(Erythropoïétine)…

Les Aztèques avaient déjà compris l'intérêt nutritif de cette algue qui constituait leur principale source de protéines[28]. Tous les chroniqueurs de l'époque parlent du tecuitlatl sans comprendre le potentiel qu'il représente. Bernarl Díaz del Castillo, un membre de l'expédition de Hernan Cortés écrit en 1521 : « Avec des filets à mailles très fines, ils collectent à une certaine époque de l'année une espèce de purée qui se forme sur l'eau des lacs de Mexico ; ils l'épaississent et ce n'est ni plante ni terre, mais quelque chose comme de la boue.

Il y en a en grande quantité et ils en ramassent beaucoup ; ils la moulent au sol, comme on fait le sel ; elle s'épaissit et sèche. Ils en font des gâteaux semblables à des galettes sèches qu'ils vendent non seulement sur le marché local, mais loin aussi de la cité. Ce produit se consomme comme le fromage. Il a une saveur salée qui est agréable… ». Le frère franciscain Bernardino de Sahagun évoque « une substance molle » que les Aztèques récoltent sur les lacs mexicains et qui « ressemble à du caillé de couleur bleu » utilisé pour faire du pain[29].

Un autre religieux, le frère Toribio de Benavente, rapporte que les Aztèques récoltent le tecuitlatl et qu'ils utilisent leurs vêtements pour le presser en petites boules qu'ils font sécher au soleil sur le sable. Juan Bautista de Pomar, considéré comme le premier anthropologue, décrit des petites galettes fabriquées autour du lac Texcoco avec de l'écume de mare vert foncé et que les Aztèques appellent « du fromage de terre[30] ».

Selon l'historien Orozco y Berra[31], les chroniqueurs Bernardino de Sahagun, Juan de Torquemada et Francisco Javier Clavijero présentent le tecuitlatl et le cuculin comme des variétés du même aliment récolté dans les lacs. Il cite Torquemada qui décrit des galettes d'écume, « pressées, séchées au soleil, découpées en petites briques épaisses comme deux doigts que les gens mangent comme du fromage et dont ils apprécient la saveur ». Clavijero parle d'une substance limoneuse.

À partir de ce produit comestible, ils préparent le tecuitlatl et le cuculin ou cocolin. Cette « chose comestible » pousse selon le frère Alonso de Molina, l'auteur du premier dictionnaire espagnol-Nahuatl publié en 1555, entre certaines herbes aquatiques.

Le tecuitlatl ne séduit pas les conquistadors qui lui préfèrent le maïs, les tomates, le piment, le chocolat. Non seulement il ne trouve pas grâce à leurs yeux mais ils assèchent systématiquement les grands lacs pour en faire des terres cultivables ou des pâturages. Une fois les lacs à sec, l'algue disparaît et le tecuitlatl est oublié.

Aujourd'hui, ce sont des terres arides qui remplacent les anciens chirampas ou jardins flottants des Aztèques. Seules des parties des lacs Texcoco et Tucalcingo existent encore, avec, jusqu'en 1993, de la spiruline dans le lac Texcoco. Mais il faudra attendre cinq siècles après les conquistadors pour qu'elle soit redécouverte accidentellement à la fin des années 1960 par un ingénieur français. Hubert Durand-Chastel arrive au Mexique pour prendre la direction de Sosa Texcoco, une unité de production de carbonate de soude. La matière première, la saumure, est extraite des sédiments du lac Texcoco. L'un des problèmes de l'exploitation de la saumure est une algue bleue, qui bouche les machines. Considérée comme une nuisance, elle est brûlée avec les ordures.

C'est en assistant à une conférence sur la spiruline au cours du 7e congrès du pétrole en 1967 à Mexico, et suite aux publications et reportages de l'ethnologue français Max-Yves BRANDILY (cité ci dessous) que l'ingénieur découvre que l'algue qui le gêne est consommée depuis les temps immémoriaux au Kanem, sur les rives du lac Tchad. Le vent pousse les algues vers le rivage où elles forment un épais tapis de verdure récolté par les Kanembous.

Traditionnellement, ce sont les femmes de la caste des Haddad – les forgerons et les artisans – qui ramassent cette bouillie verte à la surface de l'eau avec des paniers tressés. Elles transportent leur récolte au bas des dunes de sable pour la faire sécher au soleil et la mettre en galettes baptisées dihé. Les Kanembous se nourrissent essentiellement de mil pilé cuit à l'eau. Ce plat est accompagné par une sauce composée de tomates, de piments, d'épices et de dihé émietté. Pendant les périodes de famine, le dihé compose l'essentiel de l'alimentation des Kanembous qui ont été totalement épargnés par la famine de la dramatique sécheresse sahélienne.

C'est Turpin qui le premier isole la spiruline en 1827[32] à partir d'un échantillon d'eau douce[33]. Puis en 1844, près Montevideo, Wittrock et Nordstedt[34] signalent la présence d'une microalgue bleu-vert, hélicoïdale baptisée *Spirulina jenneri f. platensis.* Mais il faut attendre 1852 pour que soit publié le premier rapport taxonomique rédigé par Stizenberger[35] qui lui donne le nom d'Arthrospira en raison de sa forme en hélice et de sa structure multicellulaire.

La microalgue bleue retombe aux oubliettes avant d'être identifiée par Rich[36] dans les lacs de la Vallée du Rift en Afrique de l'Est. Selon lui, c'est le principal composant du phytoplancton des lacs, parmi les plus anciens et les plus profonds de la planète. Rich remarque également qu'elle constitue l'aliment de base des flamants roses qui squattent ces lacs. Dans le film *Out of Africa*, Robert Redford survole ce qui semble être une mer de flamants roses.

C'est le lac Nakuru au Kenya qui compte plus d'un million et demi de ces gracieux volatiles. Les eaux saumâtres du lac favorisent la prolifération de la petite spire bleue. Ses principaux prédateurs doivent le rose éclatant de leur plumage aux caroténoïdes qu'elle contient.

Comme les chroniqueurs des conquistadors l'ont fait quelques siècles avant lui au Mexique, Creach est intrigué par des galettes en vente sur les marchés de Massakori, un village à 50 km du lac Tchad.

Ce pharmacien des troupes coloniales françaises stationnées à Fort Lamy – aujourd'hui N'Djamena – s'intéresse de près au dihé, de la récolte des algues jusqu'au produit fini dans l'estomac des Kanembous.

Il envoie un échantillon de dihé et le mode d'emploi au phycologue Dangeard. Celui-ci l'analyse et fait une présentation à la Société Linnéenne de Bordeaux en 1940 en mentionnant pour la première fois l'utilisation de la spiruline dans l'alimentation humaine. Publié en pleine guerre, le compte-rendu[37] de la communication passe totalement inaperçu[38].

Vingt ans plus tard, pendant le tournage d'un film au Tchad, un ethnologue, Max-Yves Brandily assisté de son épouse Monique, ethnomusicologue, s'émerveille devant la singularité bleu-vert des berges des marigots du Kanem et l'étrange ballet des femmes allant récolter à l'aube ce qui s'avérera être la principale source de nourriture des peuplades Kanembous.

C'est en effet dans ces eaux, grâce à un soleil généreux, que se multiplient de nombreuses algues microscopiques d'une belle teinte verte. Spectacle grandiose et semble-t-il, miraculeux pour le voyageur qui vient de parcourir à dos de chameau des régions déshéritées, que de découvrir du haut des crêtes sablonneuses ces flaques de ciel serties dans le cercle d'émeraude d'une végétation exubérante… ». À son retour en France en 1959, Brandily publie dans *Sciences et Avenir* un article intitulé : « Depuis des lustres une tribu primitive du Tchad exploite la nourriture de l'an 2000 » dans lequel il évoque « des gâteaux d'algue pleins de sable ».

Il observe avec pertinence : «… à la différence des algues *Chlorella* qui s'accumulent dans la vase des lacs, la spiruline, elle, vient surnager en surface, aidée en cela par les microbullages provenant de la profondeur » (Entretiens de l'auteur avec Max – Yves BRANDILY).

Puis c'est au tour du botaniste belge Jean Léonard qui participe à l'expédition Transsaharienne belge de 1964-1965, d'être fasciné par une substance bizarre qui ressemble à des gâteaux bleu-vert. Il remonte lui aussi la filière du dihé jusque sur les rives du lac Tchad et observe les femmes écumer les eaux pour récolter l'algue bleue, la faire sécher et la couper en petits rectangles[39]. Le botaniste observe que les enfants Kanembous ne souffrent pas de malnutrition. En 1964, Léonard et son collègue Compère déterminent l'espèce *spirulina platensis*, analysent le dihé et confirment le rapport de Dangeard[40].

À cette époque, les chercheurs français et belges mettent au point des techniques de culture et de collecte de la spiruline en Afrique et au Mexique. Ce n'est pas la première algue bleue à l'étude dans ce but. Dès le début du XXe siècle, pour pallier la pénurie alimentaire qui sévit pendant la première Guerre mondiale, les savants allemands sont sommés de s'y pencher par le Kaiser Wilhelm II en personne. En 1917, pour mener ses expériences pour nourrir les troupes allemandes, le Pr Lindner choisit la chlorelle.

Cette microalgue enthousiasme les savants depuis sa découverte en 1890 par le biologiste hollandais Beyerinck. Après la guerre, Warburg l'utilise pour ses travaux sur la photosynthèse, mais les recherches alimentaires sont abandonnées jusqu'à la Seconde Guerre Mondiale.

Les chercheurs des pays en guerre remettent la microalgue sous le microscope pour les mêmes raisons. Les essais ne sont pas plus concluants mais les recherches continuent après la guerre, plus particulièrement au Japon, totalement exsangue. Avec l'aide de la Fondation Rockefeller – institut caritatif américain – le Japon entreprend la culture expérimentale de la chlorelle pressentie comme une source potentielle de protéines pour nourrir sa population victime du blocus américain[41].

Un institut pour la recherche sur la chlorelle voit le jour en 1957, avec pour mission d'étudier la meilleure façon d'exploiter cette algue. Dans les premières années, les Japonais l'incorporent à des aliments très différents comme les boissons, les biscuits, le lait en poudre. Ce dernier est distribué dans toutes les écoles du Japon et aux services de la Défense Nationale.

La culture de la spiruline, par contre, n'intéresse personne avant les années 1970. La première expérience digne de ce nom revient sans doute à l'américain Ripley Fox. Le microbiologiste rencontre Hubert Durand-Chastel au Mexique et découvre la spiruline dans laquelle il voit le complément nutritionnel par excellence et la solution au problème de la faim dans le monde.

Il décide de l'exploiter de manière artisanale en Inde en 1973, en collaboration avec le *Navsari Agricultural College*. Mais les véritables pionniers en la matière sont les Mayas qui la cultivaient déjà sur les terres défrichées de la jungle du Yucatan.

C'est ainsi que dans un environnement peu propice à l'agriculture, ils parvenaient à nourrir une population de plus de deux millions d'habitants ainsi que le bétail. Les archéologues ont découvert des canaux qu'ils pensaient réservés à l'irrigation. En scannant les sites avec du matériel destiné à établir la cartographie de Vénus, les images radar ont révélé l'existence de tout un réseau de canaux, aussi vaste que sophistiqué. Puis en explorant la forêt, les chercheurs ont trouvé des vestiges d'un système d'algoculture dans des mares artificielles et des canaux.

Une fois récoltée, la spiruline était séchée sur les petits îlots entre les canaux. Certains mayalogues pensent que la mystérieuse disparition de ce peuple pourrait être liée à un problème de culture. À la différence de la spiruline sauvage, la spiruline cultivée, beaucoup plus vulnérable, exige une attention constante et une collecte quotidienne pour survivre. Dans les lacs, à l'état natif, elle prolifère qu'elle soit récoltée ou pas.

La première expérience d'exploitation industrielle a lieu au Mexique. Hubert Durand-Chastel, séduit par la spiruline, se lance dans la production avec la société Sosa Texcoco en 1976. La spiruline sèche arrive sur les étagères des magasins de santé américains en 1979. L'ancien déchet qui freinait la production de soude prend le statut de complément alimentaire. L'usine du Mexique ferme ses portes en 1979, mais Larry Switzer, prend la relève en Californie. Il fonde *Earthrise Spirulina Company*, aujourd'hui leader sur le marché. D'autres entreprises ont suivi un peu partout dans le monde.

On en compte environ une trentaine. Les plus gros producteurs sont les États-Unis – en Californie en partenariat avec le Japon et à Hawaï – la Chine, Taïwan, la Thaïlande, le Vietnam, l'Inde, le Mexique, le Chili. D'autres exploitations, plus petites, se développent en Australie, au Bangladesh, en Birmanie, à Cuba, à la Martinique, au Pérou, au Brésil. Grâce aux progrès faits sur les techniques de culture de spiruline, l'Europe est entrée elle aussi dans la course même si peu d'Européens en consomment régulièrement.

Une unité de production industrielle de spiruline est installée dans le sud de l'Espagne depuis 1997. La production à petite échelle se développe dans les pays pauvres, grâce aux microprojets.

Différents organismes à but non-lucratif dont l'objectif est de lutter contre la sous-alimentation dans les pays pauvres par la promotion de la spiruline, contribuent au développement de sa culture dans le Tiers-Monde.

La spiruline fait l'objet de nombreuses recherches nutritionnelles – y compris la nutrition animale – et thérapeutiques, notamment dans le domaine de l'immunologie, du SIDA, du cancer, des maladies dégénératives. Au Japon, premier consommateur mondial, ses effets bénéfiques sur le diabète, les ulcères, les maladies du foie, les allergies et les problèmes cardiaques ont été étudiés de façon extensive.

En Russie, la spiruline est autorisée comme « aliment thérapeutique » dans le traitement des malades irradiés après la catastrophe de Tchernobyl[42]. En Inde[43] et en Afrique[44], entre autres, des études ont prouvé l'efficacité surprenante de la spiruline dans le traitement de plusieurs centaines d'enfants gravement dénutris.

Face à l'inquiétant déséquilibre à l'échelle planétaire de l'alimentation et de la santé humaine, les multiples ressources de la spiruline permettent d'espérer que cette singulière cyanobactérie redonnera tout son sens au précepte d'Hippocrate :

« Que la nutrition soit ta médecine. »

Chap 1

Spiruline : composition

La spiruline est assurément le nutriment le plus complet que l'on puisse retrouver dans la nature, que ce soit dans les produits végétaux ou les sources animales.

L'immense potentiel nutritionnel de la spiruline fait l'objet de nombreuses publications[45] depuis les années 1970. L'étude de ses composants alimentaires donne des résultats étonnants. À titre d'exemple, trois cuillers à soupe de spiruline contiennent autant de :

- Protéines que 500 gr de steak.
- Calcium que trois verres de lait.
- Fer que trois bols d'épinards.
- Bêta-carotène que dix-huit carottes.
- Vitamine B12 que 500 gr de steak.
- Vitamine E que trois cuillers à soupe de germe de blé cru.
- Potassium que trois bols de riz.
- Acide gamma-linoléique que le lait maternel ou trois capsules d'huile d'onagre.

C'est également la meilleure source alimentaire complète d'antioxydants. Et nous allons voir que sa composition est encore plus étonnante dès lors qu'on absorbe conjointement certains principes actifs plus rares, notamment enzymatiques, également contenus dans la spiruline.

Tout cela est globalement exact. Pourtant, il convient d'apporter une nuance d'importance selon les sources de spiruline, leur process de culture, les conditions de récolte et de conditionnement, la teneur en micronutriments peut présenter d'importantes variations.

« *Il en est des spirulines comme des vins* ». De même qu'il existe différents cépages, il existe différents types de souches de spiruline. De même qu'il y a des « savoir-faire », voire des « secrets de fabrication », dans le travail de vinification (qui expliquent les grandes différences analytiques et organoleptiques du produit final), les processus de culture des spirulines conduisent également à des résultats notablement différents. N'importe quel viticulteur, occasionnel, est capable de produire son propre « petit vin » auquel il trouvera même bien des vertus. N'importe qui n'est pas capable de produire du « Château Pétrus ».

Et la comparaison n'est au demeurant pas aussi « sacrilège » qu'elle pourrait apparaître à l'œnologue pointilleux, tant il est vrai qu'à l'instar de la spiruline, le vin n'est pas dénué de qualités micronutritionnelles, singulièrement en matière d'antioxydants, isoflavonnes, polyphénols et autres résvératrols... à partir du moment où il est consommé à doses « physiologiquement compatible »!

Pour expliquer les importantes différences de composition des différentes spirulines retrouvées sur le marché mondial – encore très confidentiel avec à peine 8000 tonnes annuelles produites – on se reportera à la synthèse succincte des différents modes de culture, en fin du présent chapitre.

Quant à la productivité de notre petite algue bleue, avec en moyenne 50000 kg de protéines à l'hectare, son rendement est, pour la même surface, vingt fois supérieur à celui du soja, soixante fois à celui du blé et trois cents fois à celui du bœuf. En prime, l'environnement qui lui convient le mieux à l'état natif est un désert aride[46], et elle demande pour sa culture quatre fois moins d'eau que le soja, cinq fois moins d'eau que le riz.

Au risque de paraître un peu long et fastidieux au quidam qui découvre la micronutrition, nous avons fait le choix, dans ce paragraphe, d'exposer la liste quasi exhaustive des constituants retrouvés dans la spiruline avec leurs principales incidences en physiologie humaine.

a. Des protéines complètes

Indispensables à la vie, les protéines sont les « briques » de l'organisme. Tous les organismes vivants, du plus petit au plus grand, sont formés de protéines. Ce sont les molécules organiques les plus abondantes des êtres vivants – elles représentent plus de la moitié de leur poids sec. C'est ce qui inspire le chimiste hollandais Gerardus Mulder par un beau jour de 1838, lorsqu'il leur donne le nom de protéines – *du grec proteios*, premier. Et encore, le brave homme ne se doutait pas de leur propriété, structure ou de leur constitution chimique. Il faudra attendre plus d'un siècle pour qu'en 1954 l'Anglais Frederick Sanger[47] découvre la séquence des acides aminés de l'hormone insuline.

On peut comparer les protéines à des mots – plus ou moins longs mais toujours composés à partir d'un alphabet de vingt lettres : les acides aminés. Ces acides contribuent à des milliers de processus métaboliques, ils construisent, entre autres, les enzymes, forment les hormones, favorisent la croissance, régulent l'humeur, aident à maîtriser les sensations de faim.

Ils participent à la production de cellules, la réparation des tissus, la formation d'anticorps pour combattre l'invasion des bactéries et des virus. Ils transportent de l'oxygène dans l'organisme, maintiennent et réparent les muscles, les tendons, les ligaments, les organes – spécialement le cœur et le cerveau – les glandes, la peau, les ongles et les cheveux. Ils sont essentiels au bon équilibre acido-basique.

Le corps est capable de fabriquer douze de ces acides aminés, considérés comme « non essentiels ». Mais il est incapable de fabriquer les huit restants, dits « essentiels » qui doivent impérativement être apportés par l'alimentation et être tous présents. Et, même dans ce cas, des difficultés de digestion peuvent empêcher l'assimilation de tous les éléments nécessaires.

Or, il suffit qu'un seul de ces acides aminés indispensables manque à l'organisme humain pour se retrouver totalement carencé. Ce déficit donne les mêmes effets à long terme qu'un déficit total en protéines. Plusieurs facteurs peuvent intervenir : un régime trop pauvre en protéines, le stress, les traumatismes, l'infection, l'âge, certains médicaments et les déséquilibres chimiques de l'organisme. Ces carences peuvent entraîner des déséquilibres fonctionnels voire organiques graves, provoquer une asthénie, des pertes de mémoire, de concentration, une irritabilité, voire des dépressions[48].

Fort heureusement pour les spirulophiles, avec trois fois plus de protéines que le bœuf, deux fois plus que le soja et neuf fois plus que riz, l'algue spirée apporte une énorme quantité de protéines par rapport à son poids sec : de 60 à 72 % selon les conditions dans lesquelles elle pousse[49].

Ce taux exceptionnellement élevé lui permet de battre tous les records en matière de rendement – cent vingt-cinq fois plus de protéines que le maïs, cent fois plus que la viande de bœuf et deux cent cinquante fois plus que le riz[50] – records quantitatifs, mais aussi qualitatifs. La valeur nutritive des protéines dépend de la qualité des acides aminés, de leur digestibilité et de leur valeur biologique.

Celles de la spiruline sont de très bonne qualité, biologiquement complètes – ce qui signifie que les huit acides aminés essentiels y figurent et dans les bonnes proportions – et de surcroît directement assimilables[51] (bio-disponibilité). Les protéines d'origine végétales sont généralement considérées comme inférieures, au plan nutritionnel, à celles d'origine animale, comme celles du bœuf par exemple.

Mais, contrairement à d'autres sources de protéines contenant des fibres dures et difficiles à digérer – comme la viande, certaines algues ou les levures – l'enveloppe de la spiruline, composée de mucopolysaccharides, étant très fragile[52], elle se casse rapidement, sans cuisson ni traitements spéciaux destinés à rendre ses protéines accessibles. Tous les nutriments sont intégralement préservés, et sont très facilement assimilés par l'organisme. Les protéines de la spiruline séchée sont digestibles de 83 à 90 %[53]. Autrement dit, ce sont les protéines les plus facilement assimilables connues.

Et comme de surcroît, l'utilisation protéique nette (Net Protein Utilization) de la spiruline est estimée entre 53 et 61 % – soit 85 à 92 % de celle de la caséine[54] souvent utilisée comme protéine de référence – elle se place très largement en tête. Christopher Hills explique[55] qu'on évalue la quantité quotidienne de protéines nécessaires à 1 gr par kilo de poids corporel, soit 70 gr pour une personne de 70 kg. Mais l'utilisation protéique de la spiruline est telle qu'on peut diviser par quatre la quantité recommandée. 17,5 gr (70 : 4) suffisent à couvrir les besoins quotidiens de cet individu. Quant à son efficacité protidique ou PER - c'est-à-dire le rapport « Gain de poids de l'individu ou de l'animal/poids de protéines ingérées » avec pour référence, la caséine qui présente un PER de 2.5 – des expériences menées sur des rats indiquent que la spiruline seule a un PER de 1.90.

Associé à du riz dans une proportion égale, le PER passe à 2.40[56]. Selon l'étude, la vitesse de croissance de rats dont la spiruline est la seule source de protéines est supérieure ou égale à celle des rats témoins. Une autre étude sur ces derniers, consommateurs de spiruline, indique une bonne utilisation des acides aminés des spirulines, confirmée par les teneurs en acides aminés dans le sang et les muscles des rongeurs[57]. L'efficacité de la spiruline comme source de protéines en terme de prise de poids sans effets secondaires sur les petits rongeurs est démontrée[58].

Les rares études sur les hommes vont dans le même sens[59]. S'il est un domaine où l'efficacité de la spiruline ne fait plus débat, c'est bien celui de la supplémentation alimentaire dans les programmes humanitaires, chez les enfants carencés.

Les résultats dans le traitement d'enfants souffrant notamment de kwashiorkor[60] – maladie liée à une carence majeure en protéines et qui tue encore des milliers d'enfants tous les ans en Afrique, en Asie et en Amérique du Sud – sont toujours excellents, constants, et d'une remarquable rapidité par rapport aux autres programmes de supplémentation protéique.

b. Les acides aminés essentiels

La spiruline contient tous les acides aminés essentiels qui représentent 47 % du poids total des protéines[61] :

L'isoleucine

présente en quantités intéressantes[62] est indispensable à la croissance, au développement du cerveau et, par une action sur la neurotransmission, à la structuration de l'intelligence. Elle améliore également la coordination musculaire et la réparation des tissus. Elle intervient pour normaliser le taux d'azote dans les muscles, diminue le taux de sucre dans le sang, lutte contre les manifestations hypoglycémiques, augmente la résistance aux efforts physiques, favorise le métabolisme musculaire ; C'est un des « acides aminés branchés » recherché par les athlètes. Utilisée également pour synthétiser les autres acides aminés non essentiels.

La leucine

La spiruline en contient des taux intéressants[63]. Elle stimule les fonctions cérébrales, aide au maintien d'un bon niveau d'énergie, encourage un taux de sucre sanguin normal, favorise le rétablissement et à la réparation du tissu musculaire. Un des BCCAS (acides aminés branchés).

La lysine

présente en quantités importantes[64] est nécessaire pour la production des anticorps, des enzymes et des hormones. Elle stimule le système immunitaire et endocrinien, participe à la régénération de tissus endommagés. Indispensable à la croissance et au développement des os, elle favorise l'absorption du calcium. La lysine diminue l'intensité et la récurrence des crises d'herpès et des aphtes buccaux et contribue à la prévention de l'ostéoporose.

La méthionine

est très riche en soufre et possède des propriétés antioxydantes puissantes. Elle participe à la dégradation des graisses, au maintien de la fluidité de la membrane cellulaire. La méthionine favorise la lutte contre la dépression, les troubles du comportement, l'hypertension, les problèmes rénaux. Nécessaire à la bonne santé des cheveux, de la peau et des ongles.

La phénylalanine

est indispensable à la thyroïde pour produire la thyroxine qui stimule et régule différents métabolismes. Transformée par l'organisme en dopamine, noradrénaline et adrénaline qui sont des molécules essentielles dans la transmission synaptique entre les neurones, elle concourt à l'équilibre neurobiologique du cerveau. La Phénylalanine est, de ce fait, traditionnellement reconnue comme un « antidépresseur naturel ». Elle encourage le bon fonctionnement du cerveau, améliore la mémoire, aide à la désintoxication de l'alcool et des drogues. Associée au Tryptophane, elle possède également la capacité d'induire un effet « coupe-faim » naturel.

La thréonine

améliore la fonction intestinale et digestive. Elle participe à la formation de l'élastine et du collagène, dont la qualité et la teneur sont déterminantes pour limiter le processus de formation des rides et du vieillissement cutané. Elle contribue à la croissance des cartilages et des ligaments.

Le tryptophane

est très fragile et le plus rare des vingt acides aminés, détruit par les acides minéraux. Il est métabolisé dans l'organisme contribuant à la fabrication de la sérotonine. Le tryptophane est actuellement considéré comme un véritable « régulateur » de la sérotonine, agissant comme antidépresseur, anxiolytique et favorisant le sommeil. Il optimise l'assimilation des vitamines B. Associé à la Phénylalanine, il peut agir comme « coupe-faim » naturel.

La valine

présente en quantités intéressantes[65] est **un stimulant naturel des capacités mentales et physiques**. Elle améliore la glycémie et participe à la régénération et à la réparation des tissus musculaires.

c. Les acides aminés non-essentiels

La spiruline contient également tous les acides aminés dits « non essentiels ». Non essentiels ne signifie pas que le corps n'en a pas besoin, mais qu'en cas de besoin, il peut les synthétiser.

L'acide aspartique

est essentiel à la synthèse de plusieurs autres acides aminés, il participe à la transformation des glucides en énergie cellulaire. Il encourage une réponse immunitaire saine en produisant des immunoglobulines et des anticorps. Il augmente la résistance à la fatigue et améliore l'endurance.

L'acide glutamique

est une source d'énergie pour le cerveau car particulièrement efficace comme neurotransmetteur. Il augmente la production en glutathion qui a pour effet de ralentir les manifestations de sénescence attribuables aux radicaux libres. Il encourage la croissance des cellules et leur réparation. Il stimule les défenses immunitaires.

L'alanine

participe au métabolisme du glucose. C'est une source d'énergie importante pour le tissu musculaire, le cerveau et le système nerveux central. Elle raffermit les tissus musculaires et les tissus conjonctifs, fortifie le système nerveux central, donne de la tonicité à l'ensemble de l'organisme.

L'arginine

est essentielle pour les enfants, elle stimule la sécrétion de l'hormone de croissance qui aide au renforcement du système immunitaire, accélère la cicatrisation, permet le métabolisme des graisses, tonifie les muscles. Elle favorise la synthèse des protéines au niveau des muscles, abaisse le niveau d'urée dans le sang, stimule la sécrétion d'insuline. Elle joue un rôle important dans les fonctions sexuelles masculines : le liquide séminal est composé de quatre-vingts pour cent d'arginine.

La cystine

est nécessaire pour une utilisation correcte de la vitamine B6. Elle encourage la cicatrisation et fonctionne comme un antioxydant car elle protège des radicaux libres. Elle favorise le métabolisme des graisses. Elle participe au bon fonctionnement du pancréas qui stabilise le taux de sucre sanguin et le métabolisme des glucides.

La glycine

est nécessaire à l'organisme pour la production de l'ADN et l'ARN. Elle assure la santé de la peau, des os, des tendons. Elle favorise l'utilisation de l'oxygène dans le processus de production des cellules.

L'histidine

est essentielle pour les enfants. Elle est nécessaire à la croissance, à la réparation des tissus et à la production des globules rouges et des globules blancs du sang. Elle participe au bon fonctionnement des articulations et de l'audition.

La proline

est un acide aminé présent surtout dans la viande et synthétisé dans l'organisme sous certaines conditions. Indispensable à la production de collagène, le « ciment » qui structure la peau, le cartilage, les ligaments, les tendons et les artères. La production de collagène décroît avec le vieillissement et elle est à l'origine de plusieurs graves pathologies dégénératives. Le chimiste Linus Pauling[66] explique[67] que la plaque d'athérome – le dépôt de lipides qui se forme dans la paroi des artères et dont le principal constituant est le cholestérol – n'est pas la cause des maladies cardio-vasculaires mais un moyen mis en œuvre par l'organisme pour renforcer les parois des artères, elles-mêmes affaiblies par un manque de collagène.

La sérine

est indispensable à la formation des membranes des cellules, des protections des nerfs et pour synthétiser la créatine. Elle est importante pour la formation d'ARN et ADN. Elle renforce le système immunitaire, participe au métabolisme des graisses, à la croissance de la masse musculaire, au bon fonctionnement des articulations.

La tyrosine

est précurseur de deux neuromédiateurs essentiels, la dopamine, anxiolytique naturel qui contribue au sentiment de bien-être et la noradrénaline, stimulant cérébral naturel qui participe également à inhiber la sensation de faim au niveau de l'hypothalamus[68]. Elle favorise la vivacité cérébrale en combattant les effets du stress. Elle est également utilisée par la thyroïde pour produire la thyroxine, une hormone qui contrôle le métabolisme des graisses et la croissance des tissus. Précurseur de la mélanine, elle participe à la coloration des cheveux et de la peau, y compris la protection contre le soleil.

Selon les sources de spiruline (types de souches et qualité des intrants nutritifs) certains acides aminés peuvent se trouver en quantité insuffisante pour couvrir tous les besoins à la synthèse protéique. Par exemple : méthionine et cystine. Une carence que les populations du Tchad compensent de manière empirique depuis des siècles en consommant la spiruline avec du mil, très riche en méthionine et cystine[69]. Le Dr Becker de l'université de Tübingen démontre qu'en associant de la spiruline avec des céréales telles que le riz ou le blé, ses qualités nutritionnelles sont optimisées par le taux plus important de lysine et de thréonine[70].

d. Les vitamines

Les vitamines – les « amines de la vie » - sont des composés organiques indispensables à la vie qui agissent à de très faibles quantités, pour le développement, l'entretien et le fonctionnement de l'organisme. Exception faite de la vitamine D élaborée au niveau de la peau sous les effets des rayons ultraviolets solaires, le corps est incapable de les synthétiser. L'alimentation doit les fournir quotidiennement dans les bonnes proportions. Les apports nécessaires sont extrêmement faibles en quantité, se situant entre quelques microgrammes et quelques milligrammes par jour, mais extrêmement importants au bon fonctionnement harmonieux des différents processus métaboliques. Les carences, plus ou moins longues à s'installer selon les réserves corporelles, se traduisent par des troubles latents tels que fatigue, troubles de la mémoire ou des maladies, comme le scorbut ou le béribéri, décrits depuis l'Antiquité. Des textes chinois de 3000 avant J-C décrivent le béribéri, et le papyrus d'Ebers en 1150 avant J-C, le scorbut.

Casimir Funk[71] qui reprend les travaux d'Eijkman propose le terme de vitamine en 1912, lorsqu'il découvre dans la cuticule du riz un élément qu'il appelle vitamine : du latin *vita*, vie et amine nécessaire à (la vie). Il s'agissait de la vitamine B1. Aujourd'hui, on connaît 13 vitamines différentes mais les fonctions de la moitié d'entre elles ne sont pas encore totalement élucidées. Leur rôle préventif contre certains risques de maladies, comme le cancer, les perturbations de l'immunité, la cataracte, les pathologies osseuses, les malformations fœtales, les maladies cardio-vasculaires, n'est reconnu que depuis les années 1980.

Leur importance sur le développement du cerveau a donné lieu à de nombreux travaux, elle a été prouvée par diverses études dont certaines ont été violemment contestées. Citons celle menée sur une population d'un million d'enfants suivis pendant quatre ans (1979-1983)[72] menée par le docteur Stephen Schoenthaler, professeur de sociologie et criminologie à l'Université de Californie (Turlock) et d'Alexander Schauss, directeur de l'*American Institute for Biosocial Research* de Tacoma (État de Washington) Tacoma, et commanditée par le *New York City Board of Education.*

Les effets très probants d'une alimentation supplémentée en vitamines et en minéraux, et appauvris en sucres et additifs, ont été mis en exergue. Résultats au demeurant contestés par certains lobbies (*California Council against Health Fraud*). D'autres études menées par Schoenthaler confirment l'intérêt des vitamines qui ont, avec les acides gras et les minéraux, une incidence positive sur le QI de certains enfants[73]. Dans The Lancet, D. Benton publie des études confirmant ces travaux[74], et ajoute que de tels régimes sont susceptibles de calmer les comportements violents[75] des enfants ainsi que les détenus incarcérés. Elles sont derechef interprétées comme une «… *incitation à bourrer les enfants de vitamines »!*

Les vitamines sont classées selon les lettres de l'alphabet et elles sont considérées selon leur capacité à être absorbées dans les lipides ou dans l'eau. Les vitamines A, D, E et K sont solubles dans les graisses. On les trouve dans les aliments qui contiennent des lipides. Elles sont stockées dans le tissu adipeux et le foie, d'où le risque de surdosage, surtout pour les vitamines A et D. Les vitamines du groupe B, la vitamine C sont solubles dans l'eau. Elles ne sont donc pas stockées dans l'organisme et sont très facilement éliminées dans l'eau de cuisson des aliments, mais aussi par les reins et la sueur. Elles doivent être apportées régulièrement par l'alimentation et/ou les suppléments. La spiruline apporte une grande partie des vitamines nécessaires pour assurer les processus métaboliques vitaux tels que l'approvisionnement en énergie et en protéines, même si la teneur en vitamines peut varier en fonction de l'environnement et des conditions de culture, surtout pour les vitamines B1, B2, C[76].

La vitamine A

est classiquement reconnue comme « la vitamine de la peau », nous verrons qu'elle peut tout aussi légitimement revendiquer le titre de « vitamine de l'œil ».

Découverte en 1913, la vitamine A est baptisée Axérophtol en raison de son pouvoir préventif de la xérophtalmie, une maladie qui se caractérise par la sécheresse et la kératinisation de la cornée. Elle joue un rôle prépondérant pour la vue. Hippocrate, qui prescrivait du foie de veau, riche en vitamine A pour soigner les problèmes de vision de ses patients, l'avait découverte de façon empirique. Elle est également nécessaire à la formation de globules rouges, à l'entretien de la peau, des muqueuses, du métabolisme et des hormones.

Son rôle dans la croissance en fait une vitamine essentielle pour les enfants. On ne trouve la vitamine A que dans des aliments d'origine animale, tels que le foie, l'huile de foie de poissons, les œufs et les laitages. Sous une forme appelée rétinol, elle est prête à être utilisée directement par le corps. Dans les végétaux, on ne trouve que les précurseurs de la vitamine A à partir desquels le corps peut synthétiser les vitamines appropriées.

C'est le cas du bêta-carotène – aussi connu sous le nom de provitamine A, car il a le pouvoir de se transformer en vitamine A. Comme le corps humain convertit ce dernier en vitamine A uniquement en fonction de ses besoins, il n'y a aucun risque d'overdose ou de toxicité. Depuis une vingtaine d'années, de nombreuses recherches – dont l'étude SUVIMAX – indiquent que la consommation de fruits et de légumes riches en bêta-carotène diminue spectaculairement les risques de cancer et contribue à la longévité.

Le bêta-carotène comme le sélénium, le zinc, les vitamines C et E sont des antioxydants puissants qui réduisent les dommages infligés par les radicaux libres à l'ADN. Les radicaux libres, produits naturellement par l'organisme, interviennent dans les processus de production d'énergie et les mécanismes immunitaires. Sous certaines conditions, ils peuvent être produits en excès.

Les antioxydants éliminent cet excès, sauf en cas déséquilibre lié à un manque d'antioxydants dans l'alimentation. Dans ce cas, les radicaux libres dégradent les parois des cellules, les protéines et l'ADN. C'est ce qu'on appelle le « stress oxydatif ». Le bêta-carotène dans l'alimentation contribue à éviter ce stress.

Il existe de nombreux suppléments de vitamines composés de ce dernier sous forme synthétique, mais une recherche menée en Israël[77] établit que le bêta-carotène naturel contenu dans les algues – nettement mieux assimilé – est plus efficace que le synthétique et qu'il possède un meilleur pouvoir antioxydant. La teneur en bêta-carotène est extrêmement élevée[78] dans la spiruline.

Une étude indienne[79] sur des enfants d'âge préscolaire indique que la spiruline est une bonne source de vitamine A, avec pour preuve une augmentation significative des taux de rétinol dans le sérum sanguin.

Et que de surcroît, la spiruline peut être utilisée comme source de vitamine A dans l'alimentation, qu'elle est relativement abordable, que sa teneur en carotène est plus élevée que n'importe autre plante, qu'elle est facile à digérer et qu'elle peut être cultivée toute l'année.

Ces conclusions sont confirmées, entre autres, par Padmanabhan Nair[80], chercheur au ministère de l'Agriculture américain.

L'effet protecteur de la vitamine A sur l'œil, et particulièrement sur l'apparition de la cataracte a été mis en évidence par la *Blue Moutains Eyes Study* sur un panel de population de 2873 personnes suivies pendant 5 ans.

La prise régulière de vitamine A entraîne une réduction du risque de cataracte maculaire de 60 %[81].

La vitamine B1 ou thiamine

est **la vitamine de l'optimisme**, elle est importante dans l'équilibre nerveux. Elle est utilisée par les glandes surrénales avec le cholestérol et la vitamine C pour fabriquer le cortisol - la cortisone endogène, que l'on produit soi-même en fonction des besoins - et autres stéroïdes en réponse au stress physique et mental. La thiamine intervient dans le métabolisme des glucides et ainsi que dans le fonctionnement des muscles. Elle joue, au niveau cellulaire un rôle important dans la production d'énergie, favorise l'oxygénation des cellules, permet de synthétiser les graisses et les protéines, participe au métabolisme des glucides et stimule l'appétit.

Des carences sont souvent dues à une alimentation déséquilibrée ou incomplète. Lorsque l'organisme est déficitaire en thiamine, la production biologique d'énergie à partir du sucre et du glucose diminue, le sang se charge d'acide lactique et les conséquences pour l'organisme peuvent aller d'un état de fatigue, des maux de tête, des problèmes intestinaux au béribéri, aux troubles cardio-vasculaires et jusqu'à la mort, en cas de carence grave.

Comme toutes les vitamines du groupe B, elle est hydrosoluble et n'est donc pas stockée dans l'organisme. Sans un apport quotidien d'au moins 1 mg par jour, les réserves s'épuisent en une ou deux semaines.

La spiruline est la deuxième source de vitamine B1, derrière la levure de bière.

Une étude[82] sur les rats indique que les rongeurs nourris à la spiruline assimilaient mieux la vitamine B1. L'étude suggère que la spiruline multipliait par trois la prolifération de lactobacilles et que ces petites bactéries intestinales favorisaient ainsi une assimilation plus efficace de la vitamine B1 et de toutes les autres vitamines.

La vitamine B2 ou riboflavine

est la « **vitamine du tonus** » et doit son nom scientifique de riboflavine à la racine latine *Flavus* qui signifie jaune. Ce nom fait référence à la couleur fluorescente jaune vert très marquée de cette vitamine qui la fait « utiliser dans l'alimentation industrielle comme colorant sous le nom de code E 101. Elle est synthétisée par la flore intestinale mais en quantité insuffisante. La vitamine B2 est essentielle à la production d'énergie. Elle intervient dans le métabolisme des glucides, des lipides et des protéines ainsi que dans la croissance des tissus. Elle assure un bon fonctionnement du nerf optique et de la vision. Elle a une action favorable sur la peau et les muqueuses et est un facteur de croissance. Elle joue aussi un rôle indirect d'antioxydant, en régénérant le glutathion.

La vitamine B2 craint la lumière et elle est facilement détruite par la chaleur, l'alcool, les antibiotiques et les œstrogènes. Des carences en vitamine B2 se manifestent par de la fatigue, de l'irritabilité, de la dépression, des lésions possible au niveau de la peau et des muqueuses, les ongles et les cheveux ternes et cassants, des troubles gastro-intestinaux, des lésions oculaires, un ralentissement de la croissance chez le nourrisson. Ces carences sont toujours associées à d'autres vitamines du groupe B.

Selon la *Food and Drugs Association* (FDA), deux cuillers à café de spiruline apportent 50 % de la dose quotidienne recommandée.

La vitamine B3 ou PP ou niacine ou acide nicotinamique ou nicotinamide

est la **vitamine de la circulation sanguine**. Si l'histoire de la thiamine est liée au béribéri, celle de la niacine est liée à la pellagre, la maladie des 3d : diarrhée, dermatose et démence.

En 1926, aux États-Unis, J. Goldberger a montré qu'un extrait de levure contenait un facteur de prévention de la pellagre, qu'on a donc appelé PP. En 1937, le nicotinamide a été isolé et on a découvert qu'il guérissait une affection canine similaire à la pellagre, la maladie de la langue noire. Cette vitamine joue un rôle crucial dans la production d'énergie, la transmission de l'influx nerveux et la synthèse de certaines hormones. Elle est indispensable pour une bonne santé mentale. Utilisée depuis plus de 50 ans par les psychiatres nutritionnels (ortho-moléculaires) pour traiter l'anxiété, le trouble bipolaire, la dépression, le comportement psychotique et la schizophrénie. La niacine est également utilisée pour abaisser le taux de cholestérol.

La niacine joue un rôle crucial dans la production d'énergie, la transmission de l'influx nerveux et la synthèse de certaines hormones (œstrogène, testostérone, progestérone, cortisone, insuline, thyroxine). La niacine peut être produite dans l'organisme à condition que la flore intestinale soit saine et que l'alimentation fournisse suffisamment de vitamines B2 et B6 et de protéines. Contrairement à d'autres vitamines B, la niacine peut être stockée dans le foie.

Selon la *Food and Drugs Association* (FDA), deux cuillers à café de spiruline lambda apportent 12 % de la dose quotidienne recommandée.

La vitamine B5 ou acide pantothenique

est **la vitamine des phanères, les cheveux et les ongles**. En 1933, Williams isole une substance à partir de levure qu'il appelle acide pantothénique – du grec qui signifie « que l'on trouve partout », ce qui tombe bien étant donné qu'elle est indispensable à la vie.

Elle permet de combattre plus efficacement les maladies, la fatigue ou le stress. Elle est essentielle à la synthèse du cholestérol, des graisses, des anticorps et de l'acétylcholine – un neurotransmetteur qui sert notamment de support à la mémoire. La vitamine B5 joue ainsi un rôle dans le développement et le bon fonctionnement du système nerveux central et favorise la production d'énergie. Excellente pour la peau, les muqueuses, les cheveux et les ongles, elle est essentielle à la croissance des tissus ; elle entre d'ailleurs dans la composition de la gelée royale, cette substance qui transforme une abeille ouvrière en reine vouée à la reproduction. Selon certaines études, l'acide pantothénique permettrait d'accroître l'espérance de vie des animaux de laboratoires.

La vitamine B6 ou pyridoxine

est la vitamine des muscles. Découverte dans les années 1930 au cours d'études nutritionnelles sur des rats, elle joue également un rôle essentiel dans la synthèse des neurotransmetteurs (messagers chimiques que nous synthétisons dans le cerveau) - notamment la sérotonine et la dopamine - et qui contribuent au maintien de l'équilibre neurologique et psychique. Cette vitamine intervient aussi dans le métabolisme des acides aminés et permet la synthèse des molécules qui relient les éléments du système nerveux et sont essentielles à la formation des pensées, des émotions et de la coordination. Elle réduit l'homo-cystéine, une substance toxique pour les neurones qui s'accumule dans le cerveau.

La vitamine B6 est un puissant antioxydant, qui contribue à débarrasser l'organisme des substances toxiques que nous absorbons ou produisons. Elle participe à la conversion du glycogène en glucose et la fourniture d'énergie à l'organisme. Un déficit en vitamine B6 peut entraîner des troubles créent des troubles nerveux, des problèmes hépatiques et rénaux (calculs).

La vitamine B7 ou inositol ou inosite

est cette **vitamine qui joue un rôle capital dans le transport des graisses.** Elle contribue à normaliser le taux de cholestérol circulant. Elle participe à la bonne santé du foie. Elle est également préventive de l'eczéma. Le taux d'inositol dans les nerfs décline avec l'âge, de même que la rapidité des réflexes. La vitamine B7 est un véritable tonique de la nutrition, du système nerveux et du foie. Elle mobilise les graisses en évitant leur accumulation. Des études menées par le Dr C.C. Pfeiffer du *Brain Bio Center* de Princeton, ont montré les effets de l'inositol sur les impulsions cérébrales de patients schizophrènes et des individus normaux, indiquent que cette vitamine a le même effet anxiolytique que leurs homologues synthétiques.

L'effet calmant de l'inositol peut aider les personnes souffrant d'anxiété et d'irritabilité. Cet élément du complexe B est, de plus, partie intégrante de la gaine de myéline qui recouvre les nerfs[83].

La teneur en inositol de la spiruline est environ huit fois supérieure à celle de la viande de bœuf et plusieurs centaines de fois à celle des végétaux qui en sont les plus pourvus[84].

La vitamine B8 ou H ou biotine

est la vitamine des cheveux. Elle doit ce nom de biotine au fait qu'elle est un des facteurs « bio » nécessaires à la croissance des levures. Elle provient de deux sources : l'alimentation et la flore intestinale. C'est une vitamine importante qui intervient dans le métabolisme des glucides, protides et lipides, mais aussi dans la croissance. La biotine participe au métabolisme des protéines, des lipides et des glucides ainsi qu'à la synthèse de la vitamine B12 et de l'acide folique. Elle protège la peau, les muqueuses, les nerfs, la moelle osseuse. Des carences créent des problèmes cutanés, des pertes importantes d'hémoglobine et un taux élevé de cholestérol dans le sang.

La vitamine B9 ou acide folique

est initialement identifiée comme « la vitamine de la femme ». Isolée, en 1945, dans les épinards, elle doit ses noms d'acide folique ou folate qui évoquent les feuilles parce que celles des végétaux en sont particulièrement riches. Elle participe à la synthèse des protéines de l'ADN et agit en interaction avec le métabolisme des acides aminés. Elle joue un rôle important au niveau de la croissance et du développement du fœtus. Des carences peuvent amener à une dépression, créer des troubles psychiques et neurologiques, de l'apathie, de l'anémie, une perte d'appétit et des dysfonctions au niveau du système digestif causant des diarrhées et des nausées, des problèmes de croissance et un blanchissement prématuré des cheveux.

La vitamine B9 contribue très activement au métabolisme du fer. Nous verrons, dans le domaine particulier de la physiologie sportive, combien les carences chroniques en fer, et en ferritine (réserves de fer dans l'organisme) qui génèrent contre-performances, tendinites à répétition et autres claquages, sont le plus souvent dues à des carences en folates (ou acide folique).

La vitamine B12 ou cobalamine

est également une vitamine « du tonus », à l'instar de la vitamine B2. Elle doit son nom au cobalt qu'elle contient. Elle participe à la synthèse de l'ADN, des globules rouges et de la myéline ainsi qu'au développement du système nerveux. En 1948, Whipple l'isole à partir du foie et l'administre à des personnes atteintes d'anémie pernicieuse. Cette forme d'anémie appelée pernicieuse parce qu'elle était toujours fatale, était connue bien avant que sa cause ne soit élucidée. L'anémie pernicieuse n'est pas due à un défaut d'apport alimentaire en vitamine B12, mais à une incapacité à utiliser cette vitamine à cause du déficit d'un facteur intrinsèque dans les sécrétions gastriques. Rarissime dans le monde végétal, on la trouve surtout dans la viande, les œufs et les produits laitiers.

La spiruline, l'une des seules sources d'origine végétale disponibles, contient quatre fois plus de vitamine B12 que le foie de bœuf cru, longtemps donné comme sa meilleure source. Cette teneur exceptionnelle la fait recommander aux personnes atteintes d'anémie pernicieuse[85], mais aussi chez les végétariens et les individus peu enclins à une alimentation carnée comme les personnes âgées, les convalescents et enfants.

Un déficit en vitamine B12 peut également favoriser l'anorexie, des problèmes neurologiques tels que la perte de l'odorat et atrophie du nerf optique, des problèmes de constipation, dépression, fatigue, maux de tête, des problèmes cutanés, la chute des cheveux.

La vitamine D

est antirachitique, c'est la vitamine des os. En 1865, le médecin Armand Trousseau recommande dans son manuel de médecine clinique la consommation d'huile de foie de morue ainsi que l'exposition au soleil pour protéger les enfants du rachitisme.

En effet, la vitamine D pénètre dans l'organisme par deux sources : l'une dite « exogène », c'est celle qui est apportée par l'alimentation, essentiellement les corps gras, et singulièrement les graisses de poisson, l'autre dite « endogène » provient de la synthèse de cette vitamine D par la peau exposée aux rayons du soleil. La vitamine D régularise le taux de calcium sanguin, améliore son absorption et minimise son élimination.

Elle favorise la synthèse de l'insuline, protège la peau et certaines parties du cerveau et elle agit sur certaines tumeurs malignes.

Outre le rachitisme, sa carence engendre des retards mentaux chez l'enfant, des déformations osseuses, des retards de croissance et des fractures spontanées.

La source végétale la plus importante de vitamine D est la spiruline.

La vitamine E ou tocophérol

est **la vitamine de la longévité**. En 1926, Evans et Bishop découvrent une substance extraite du germe de blé et des feuilles vertes à laquelle ils donnent le nom de vitamine E. C'est un excellent antioxydant qui encourage l'oxygénation des cellules, retarde le vieillissement, protège des maladies cardio-vasculaires et même de certains cancers. Il est important pour les femmes enceintes de n'avoir aucune carence en vitamine E.

Même si la teneur en vitamine E de la spiruline est insuffisante pour satisfaire l'apport journalier recommandé, elle en contient d'avantage que les germes de blé, souvent pris comme référence. Selon la FDA, deux cuillers à café de spiruline apportent 20 % des besoins quotidiens en vitamine E.

La vitamine K ou phylloquinone

est **la vitamine antihémorragique**. La vitamine K – avec un K comme *Koagulation* en danois – a été découverte par deux danois, H. Dam et Schönheyder, à l'occasion de recherches sur le métabolisme du cholestérol entreprises en 1929 sur des poulets. La vitamine K est transformée par le foie en prothrombine.

L'organisme l'utilise pour combattre les hémorragies, divers troubles hépatiques et colitiques. Un déficit en vitamine K se traduit par des hémorragies et des retards de coagulation. Son absorption se fait par l'intestin grêle et nécessite la présence de sels biliaires.

Il y a deux sources d'apport en vitamine K :

- L'une exogène, par l'alimentation. Les 4 principales sources végétales de vitamine K sont le chou frisé, les navets, les épinards et la spiruline.
- L'autre, endogène, est donc interne. En fait notre organisme ne sait pas fabriquer la vitamine K mais il sait capter celle fabriquée par les bactéries dites « saprophytes » contenues dans l'intestin, bactéries « utiles » qui participent activement à la dégradation du bol alimentaire circulant dans la lumière intestinale. Il récupère la vitamine K ainsi produite par absorption au niveau de la muqueuse de l'intestin grêle, en fonction des besoins. C'est là un remarquable exemple de symbiose biologique, ou de « xénie ».

La vitamine C

est le seul micronutriment essentiel à la vie et qui ne se trouve pas, ou alors en quantité négligeable, dans la spiruline. Heureusement, la vitamine C est présente dans quasiment tous les fruits et légumes. Et pas seulement dans les agrumes comme il est de tradition de le proposer : le sempiternel « jus d'orange » du petit-déjeuner, à condition de consommer le fruit pressé, mais aussi dans d'autres agrumes comme les pamplemousses, pomelos, clémentines etc. Le kiwi est une véritable « bombe » de vitamine C naturelle comme le sont les baies, framboises, cassis, mûres, la petite cerise acérola bien sûr. Mais aussi, l'immense majorité des fruits et légumes frais. Même la pomme de terre en contient ! Il faut bien intégrer que notre organisme a besoin d'apports en vitamine C quotidiennement, à la différence d'autres vitamines, liposolubles notamment, car il ne sait pas la stocker. Par contre les sources alimentaires sont tellement nombreuses qu'il est très aisé d'équilibrer ses apports en ayant une alimentation simplement variée. Quant à notre petite spiruline, elle possède, elle, les coenzymes qui permettent à la vitamine C de jouer pleinement son rôle, notamment de puissant antioxydant.

e. Les pigments

La spiruline doit son surnom d'« arc-en-ciel » à ses nombreux pigments qui lui permettent de capter la quasi-totalité du spectre solaire et d'en stocker l'énergie.

Ce fabuleux appareil photosynthétique est composé d'une quinzaine de pigments qui transforment la lumière en signal électrique par l'intermédiaire de la chlorophylle, le centre du système.

Les algues bleues sont les aliments qui concentrent le plus de biophotons – bio du grec *bios* pour vie ; et photon du grec *photos* pour lumière. Une lumière ultra-ténue porteuse d'informations, porteuse de vie. Les travaux du biophysicien Fritz Albert Popp[86] sur le rayonnement cellulaire, ont prouvé que nos cellules communiquent entre elles par l'échange de ces fameux biophotons. Ces tout petits organismes sont les plus grands réservoirs d'énergie solaire.

Ces substances naturelles sont d'une incroyable complexité, tant par leurs structures que par leurs fonctions, encore très mal connues. On sait par contre que sans pigments, indispensables à la vie, l'organisme ne pourrait pas synthétiser grand nombre des enzymes nécessaires à l'équilibrage du métabolisme. Et que les effets biologiques des pigments sont étroitement liés aux propriétés thérapeutiques de la lumière, et comme c'est le cas pour les vitamines, les acides aminés ou les oligoéléments, c'est l'action concomitante d'une quinzaine de pigments de plusieurs familles qui font de la spiruline un véritable aliment solaire[87] et qui lui confèrent ses pouvoirs régénérants, radio-protecteurs, antioxydants, anti-inflammatoires, bactériostatiques, anticancérigènes, antibiotiques naturels, etc.

Les caroténoïdes

Le terme caroténoïde s'appliquait à l'origine au pigment de la carotte isolé en 1830 par l'allemand Wackenroder. Il désigne à présent une famille de pigments non azotés dont la coloration varie du jaune au rouge. La plupart des caroténoïdes sont des provitamines A et sont indispensables aux humains et aux animaux. La spiruline est l'un des aliments les plus riches qui soient en bêta-carotène – elle en contient entre 20 et 25 fois plus que la carotte, à tel point qu'on l'utilise depuis de nombreuses années comme supplément alimentaire à la ration des poules et des poulets, afin de colorer leur chair et le jaune des œufs. Le bêta-carotène représente 80 % des caroténoïdes présents dans la spiruline, le reste est composé principalement de physoxanthine et de cryptoxanthine.

Le bêta-carotène et la cryptoxanthine sont convertibles en vitamine A (ou rétinol) par les mammifères. Cette dernière est essentielle pour la croissance et le développement. L'ensemble des caroténoïdes de la spiruline travaille en synergie pour lutter contre l'agression des radicaux libres. Une carence en vitamine A se manifeste généralement par des problèmes de vue et, dans les cas extrêmes, par de la cécité. Des études cliniques [88] ont démontré l'utilisation des caroténoïdes de la spiruline chez l'humain, comparable à celle des légumes à feuilles et des carottes. L'une d'elles [89] portant sur cinq mille enfants indiens souffrant de déficience chronique en vitamine A et qui ont reçu une dose quotidienne de 1 gramme de spiruline pendant cinq mois, a donné d'excellents résultats.

La proportion d'enfants très carencés en vitamine A présentant le symptôme de la « tache de Bitot » sur la conjonctive de l'œil, est passée de 80 à 10 %.

La chlorophylle

est le plus visible des pigments de la spiruline – C'est une molécule verte commune aux plantes, capable de capter l'énergie des radiations solaires – son taux d'environ 1 % est l'un des plus élevés que l'on puisse trouver dans la nature.

Elle est isolée en 1818 par deux pharmaciens, P. J. Pelletier et J. B. Caventou, qui lui ont donné son nom pour désigner les pigments verts des feuilles. Trente ans plus tard, leur parenté chimique avec les pigments sanguins est établie, puis la diversité des chlorophylles reconnue. Ce pigment réalise les premières étapes de la photosynthèse, c'est-à-dire les étapes photochimiques. Étroitement apparentée à l'hémoglobine de tous les mammifères, la chlorophylle est parfois appelée le « sang vert ».

La structure moléculaire des deux est presque identique. La chlorophylle possède un atome de magnésium en son centre, qui participe à la synthèse des autres matériaux et lui donne sa couleur verte alors que l'hémoglobine contient un atome de fer qui lui donne sa couleur rouge. L'efficacité de la spiruline dans les cas d'anémie pourrait être due à cette similitude, combinée à la très haute biodisponibilité du fer qu'elle contient.

Les chercheurs pensent également que si la chlorophylle est associée à suffisamment de magnésium dans l'alimentation, ce dernier peut se déplacer pour produire une molécule d'hémoglobine. Dès 1926, Charles Winston Sanders publie un article sur le sujet[90]. Dix ans plus tard, deux chercheurs de l'université de Liverpool le démontrent avec des lapins anémiés[91]. Puis, des chercheurs japonais[92] démontrent l'effet de la spiruline sur des patients anémiés qu'ils expliquent par la conversion de chlorophylle en hémoglobine. Dans les années 1920, Gordonoff[93] démontre sur des grenouilles que la chlorophylle stimule les fonctions de presque tous les organes.

La phycocyanine

est cette protéine complexe présente à hauteur de 10 à 11 % dans la spiruline de base. Elle peut atteindre des concentrations beaucoup plus importantes selon la qualité de cette dernière. Plus de 16,5 % pour la spiruline HTPA®. La phycocyanine – pigment bleu cyan – est spécifique de l'algue bleu-vert puisqu'on ne la trouve nulle part ailleurs dans la nature. Ce pigment absorbe à lui tout seul le spectre quasi total des fréquences de la lumière solaire pour les convertir en signal électrique et ainsi en stocker l'énergie. Son spectre d'absorption se situe entre 610 et 655 nanomètres.

C'est sûrement le plus mal connu des pigments de la spiruline, très proche des pigments biliaires humains, dont le véritable rôle biologique est tout aussi mal connu. Il a été rapporté, lors du colloque international sur les cyanobactéries des Embiez, que la structure biochimique intime de la spiruline était superposable, à un seul atome près à celle de l'hémoglobine, le cœur du globule rouge; et son action, dans le domaine de l'oxygénation cellulaire, comparable à l'action de la fameuse Erythropoïétine (E.P.O.).

Des scientifiques chinois[94] ont prouvé que la phycocyanine stimule la formation des cellules du sang. Elle reproduit ainsi l'effet de l'EPO qui participe à la formation des globules rouges et donc assure l'oxygénation de l'organisme, également des globules blancs qui participent au système immunitaire cellulaire, ainsi que de la moelle osseuse. Ces mêmes équipes scientifiques assurent que la phycocyanine est susceptible de réguler la production des globules blancs, même lorsque la moelle des os est endommagée par des toxiques chimiques ou des radiations. C'est d'ailleurs pour cela que la spiruline est classée « aliment thérapeutique » en Russie depuis la catastrophe de Tchernobyl.

La moelle osseuse des enfants irradiés avec des aliments cultivés dans des terres radioactives, endommagée par les radiations, ne pouvait plus produire de globules rouges ou blancs normaux. Ils étaient immunodéprimés, anémiques et souffraient d'importantes réactions allergiques. Des études[95] sur 270 enfants soumis à une complémentation de cinq grammes de spiruline par jour indiquent qu'ils ont été rétablis en moins de six semaines, et sans effets secondaires. L'état des autres enfants qui n'ont pas reçu de spiruline a continué de se dégrader. Depuis lors, de très nombreux enfants de Tchernobyl continuent à bénéficier des vertus de la spiruline, et singulièrement de l'action de la phycocyanine qu'elle renferme.

Le rôle protecteur de la phycocyanine sur les tissus nerveux est également une voie extrêmement prometteuse. Certaines voies de recherche s'orientent vers la prévention d'affections neuro-dégénératives comme la maladie d'Alzheimer, la maladie de Parkinson[96] ou autre sclérose latérale amyotrophiques de CHARCOT. Les recherches les plus récentes ont démontré ses propriétés antioxydantes et anti-inflammatoires[97], antiallergiques et anti-cancérigènes.

En effet, l'ingestion de phycocyanine accroît immédiatement la production de leucocytes, et prise quotidiennement à faible dose, elle constitue un facteur préventif du cancer[98]. Elle protège également le foie de substances toxiques[99] et prévient les colites chez les rats[100]. La phycocyanine est le seul composé naturel efficace contre l'asthme[101] : sa faculté d'inhiber la production d'éicosanoïde[102], est un des atouts majeurs qui confère à la phycocyanine ses pouvoirs anti-inflammatoires.

La même faculté inhibitrice a été mise en évidence à l'égard de la cyclo-oxygénase-2 (COX-2), un enzyme associé aux processus inflammatoires[103].

Les nouveaux médicaments contre ces formes de cancer et contre les douleurs de l'inflammation chronique sont donc des inhibiteurs de la COX-2. Dans une étude comparative avec la nouvelle génération d'inhibiteurs de la COX-2, la phycocyanine s'est révélée deux fois plus efficace que ces derniers[104].

Stimulant la synthèse des globules rouges, des globules blancs, du système immunitaire; antioxydant, antiallergique, anti-inflammatoire naturel... la phycocyanine est assurément le composant le plus spécifique et le plus étonnant contenu dans la spiruline.

La porphyrine

du grec *porphura* - violet, est la couleur d'un pigment extrait d'un coquillage utilisé dans l'antiquité pour teindre les tissus. On trouve les porphyrines dans toutes les cellules vivantes, aussi bien végétales qu'animales et on admet qu'elles constituent également un des premiers maillons de la chaîne évolutive. Synthétisés dans des conditions terrestres primitives, elles ont rendu possible la naissance et l'évolution des êtres vivants. Les porphyrines se combinent facilement avec un atome de métal par un processus chimique connu sous le nom de chélation – du grec, *chelos*, tenaille.

On retrouve, par exemple une porphyrine combinée au fer dans l'hémoglobine, au cobalt dans la vitamine B12. Les porphyrines ainsi que plusieurs autres pigments tels que la phycoérythrine (spectre 490-570 nm) et le tétrapyrrole ne sont pas seulement des pigments qui confèrent leur extraordinaire couleur à certains organismes, mais contribuent activement aux processus métaboliques.

f. Les enzymes

De nombreuses réactions chimiques sont accélérées par des substances diverses. On leur donne le nom de catalyseurs. Les protéines produites naturellement dans l'organisme vivant et ayant cette propriété sont des catalyseurs biologiques encore appelés enzymes, du grec *en* (dans) et *zume* (levain). Les premières identifiées ont été extraites des levures, ces micro-organismes responsables de la transformation du glucose en alcool. Le levain est une pâte de levures vivantes qu'utilisent les boulangers pour faire lever le pain.

L'algue bleue contient une grande quantité d'enzymes[105], dont la principale est la superoxyde dismutase ou SOD. Le stress oxydatif – conséquence naturelle du métabolisme de l'oxygène – est normalement contrôlé par des systèmes de défense antioxydants endogènes. Lorsqu'ils sont insuffisants, il en résulte des lésions cellulaires impliquées dans le vieillissement ainsi que dans certains processus pathologiques. La SOD, enzyme antioxydante clé, agit à la source de la réaction en chaîne et constitue le premier et l'un des principaux maillons du processus de défense contre les radicaux libres. Chacune de nos cellules l'utilise pour combattre les dégâts qu'ils provoquent. Le rôle déterminant de la SOD dans les systèmes antioxydants de défenses de l'organisme est connu depuis 1968. L'hyperactivité de la SOD de la spiruline – de 10,000 à 37,500 unités pour dix grammes[106] – protège les tissus contre l'agression des radicaux libres. Des chercheurs chinois[107] ont étudié la capacité de la spiruline à prévenir les dommages sur les muscles du squelette d'athlètes non-entrainés pendant trois semaines. Des prises de sang avant et après le sport indiquent non seulement une augmentation significative de l'activité de la SOD mais prouvent ainsi les effets préventifs de la spiruline sur les muscles du squelette.

g. Les minéraux et oligoéléments

Un minéral est une substance inorganique, exceptionnellement organique, formée naturellement, composée d'atomes ou de molécules, et définie par une formule chimique et un système cristallin. Les oligoéléments sont des éléments minéraux purs nécessaires à la vie d'un organisme, mais très faibles en quantités.

Les eaux de prédilection de la spiruline sont tellement saturées de dépôts minéraux qu'aucune autre plante n'y pousse. Parce que la spiruline prolifère dans ces eaux alcalines, elle capte et synthétise de nombreux minéraux et oligoéléments qu'elle incorpore dans sa structure cellulaire par chélation. Ce procédé consiste à attacher une molécule organique spécifique à un minéral qu'elle fixe.

On dit que la chélation des oligoéléments et des minéraux avec les acides aminés de la spiruline augmente leur capacité à être absorbés et métabolisés par le corps. Très souvent, les gens ingèrent de grandes quantités de minéraux sans effets bénéfiques pour leur santé parce que le corps n'est pas capable de les utiliser sous cette forme. La spiruline contient tous les oligoéléments et minéraux essentiels[108], tous hautement assimilables sous forme de chélates. Des recherches[109] confirment cette abondance de microéléments, dont le potassium, le sodium, le calcium, le magnésium, le fer, zinc, le sélénium…

Comparée au riz, au blé, au maïs ou encore au soja, la spiruline contient quatre à dix fois plus de potassium, dix à quatre-vingt fois plus de sodium, vingt-cinq à soixante-dix fois plus de calcium, trois à quinze fois plus de magnésium, quatre à trente-six fois plus de fer et quatre à vingt-quatre fois plus de zinc… Ces études confirment également les effets favorables de la spiruline sur le cancer, l'hypertension artérielle et le diabète ainsi que l'effet bénéfique pour le muscle cardiaque.

Parmi les plus importants :

Le bore

de l'arabe *Buraq* (brillant). Il est connu depuis des millénaires. Les anciens Egyptiens l'utilisaient pour momifier leurs morts. Dans la Chine antique, les céramistes utilisaient le borax et à Rome, les verriers se servaient du boron. L'élément n'a été isolé qu'au début du XIXe siècle. Le bore participe à la prévention de la décalcification et déminéralisation osseuse, de l'ostéoporose et de l'arthrose. Il intervient dans le développement musculaire et optimise la conversion de la vitamine D.

Le calcium

C'est l'élément minéral le plus important et aussi celui que l'on trouve en plus grande quantité dans l'organisme. C'est une substance essentielle à plusieurs niveaux. Il est indispensable au métabolisme, l'organisme humain étant incapable de le synthétiser. Il structure et entretien les os et les dents, participe au bon fonctionnement du système nerveux, régularise le rythme cardiaque, favorise l'assimilation de la vitamine B12, participe au métabolisme de certaines vitamines, aide à métaboliser le fer et joue un rôle dans la libération de certains neurotransmetteurs.

La spiruline contient plus de calcium que le lait[110].

Le chrome

du grec *khrôma*, couleur en référence aux nombreux autres composés à base de chrome. Il fait l'objet de nombreuses recherches. On sait qu'il intervient dans l'activité de l'insuline, et qu'il est essentiel dans le métabolisme des glucides, des lipides, des acides nucléiques et du cholestérol. Les carences en chrome se caractérisent par une augmentation de l'insuline, une hyperglycémie à jeun, des glucides dans les urines, comme pour le diabète, et une augmentation des triglycérides et du cholestérol dans le sang. Des déficits en chrome ont été détectés chez des diabétiques, des personnes âgées et des enfants à l'alimentation déséquilibrée. Ce déficit pourrait augmenter le risque d'accident cardio-vasculaire.

Le cobalt

est utilisé depuis plus de 4000 ans par les Assyriens et les Egyptiens comme pigment en poterie et en verrerie pour donner une coloration d'un bleu intense. Il y a 400 ans, les métallurgistes de l'Europe Centrale, qui n'arrivaient pas à traiter le minerai contenant le cobalt et qui croyaient que cette impossibilité provenait des mauvais esprits qui sabotaient le travail des mineurs, lui donnèrent le nom de *kobalt* ou *kobold* – un gnome malfaisant qui hantait les mines et les souterrains dans la tradition germanique. Le cobalt est le composant essentiel de la vitamine B12, la cobalamine. Il influence favorablement les insuffisances circulatoires. Cet agent antianémique est aussi un régulateur du tonus nerveux favorisant la circulation cérébrale et permettant de diminuer les spasmes des vaisseaux. D'ailleurs, les déficits en cobalt se traduisent par des troubles circulatoires des membres, une anémie et des migraines.

Le cuivre

du latin *cupreum* et du grec *kupros* qui tous deux dérivent de Chypre où l'on a trouvé les premières traces du minerai de cuivre il y a 6000 ans. L'île doit son nom aux nombreux cyprès s'y trouvant. Le cuivre est le troisième oligoélément en terme d'importance dans le corps humain.

Nécessaire à la formation de l'hémoglobine, il est aussi un co-facteur de nombreuses enzymes essentielles à la respiration cellulaire, à la lutte contre les radicaux libres, à la synthèse de la mélanine, au métabolisme du fer et à l'utilisation de la vitamine C. C'est aussi un oligoélément anti-inflammatoire qui joue un rôle essentiel au niveau des articulations.

Capital pour la production de collagène, il est déterminant pour la santé de notre ossature, du cartilage et de la peau. De plus, c'est un antioxydant qui nous protège des radicaux-libres. Un déficit en cuivre provoque des malformations du fœtus chez les animaux et les humains. Parmi les autres indications du cuivre, figurent l'hypercholestérolémie, certaines anémies et un affaiblissement du système immunitaire.

Le fer

du latin *ira*,(la colère), en référence à la force de ce métal. Il joue un rôle fondamental dans la constitution de l'hémoglobine contenue dans les globules rouges du sang, dans la constitution de la myoglobine contenue dans les muscles et dans celle de nombreux enzymes indispensables au fonctionnement de l'organisme. Les réserves de fer dans l'organisme sont limitées au muscle et au foie.

Pour maintenir une quantité suffisante de fer, le fer circulant comme les réserves, il faut remplacer les pertes par des apports alimentaires quotidiens. Mais tous les apports en fer ingérés ne sont pas absorbés de la même manière. Qu'on s'en réfère au cas d'Anabelle... Une autre étude[111] menée expérimentalement sur des rats carencés en fer a démontré que ceux qui consommaient de la spiruline avaient une assimilation du fer de 60 % supérieure à ceux du groupe qui recevait une autre source de supplément en fer. Une précédente étude japonaise[112] sur des jeunes femmes anémiées pour cause de régime alimentaire trop restrictif pour garder la ligne, indique que quatre grammes de spiruline par jour après chaque repas ont suffi à faire disparaître l'anémie.

Cette facilité d'assimilation du fer, sa biodisponibilité, fait de la spiruline une source de fer particulièrement adéquate pour les femmes enceintes souvent anémiées[113] et les sportifs grands consommateurs de fer.

Une enquête grecque[114] sur des athlètes des deux sexes confirme une augmentation des réserves de fer au bout de deux mois de prise de spiruline. Le fer de l'algue bleue est deux fois plus assimilable que celui trouvé dans la plupart des légumineuses et des viandes. Il semble que ce soit la phycocyanine – le pigment bleu – qui en facilite l'assimilation en formant des complexes solubles avec le fer et les autres minéraux pendant la digestion[115].

Le magnésium

du grec *magnès* et du latin médiéval *magnésia* fait référence à la pierre de Magnésie, ville d'Asie Mineure, qui attire de manière permanente les objets métalliques ferreux mais aussi la chance et l'amour. Selon Pline, Magnès est un pâtre grec qui, en restant fixé au sol par ses sandales cloutées de fer, est le découvreur involontaire de l'aimant. Le lieu de cette légende oscille entre la Thessalie européenne et l'asiatique Ionie.

Le magnésium est l'atome au cœur de la molécule de chlorophylle, où il joue un rôle analogue à celui du fer dans l'hémoglobine du sang. Le magnésium est présent dans pratiquement tous les tissus, y compris le cerveau. Au niveau cellulaire, il joue un rôle dans le transport de l'énergie. Il est indispensable pour métaboliser le calcium et la vitamine C. Il augmente l'activité du système immunitaire, participe à la production de l'ADN et à l'activité hormonale, combat les radicaux libres et aide à prévenir le diabète.

Il maintient et améliore l'équilibre psychique et émotionnel, calme le cerveau, réduit le stress, l'anxiété, la panique et la nervosité. Des carences créent une fragilité aux infections, une perte de la densité osseuse, des troubles vasculaires et cardiaques, une mauvaise circulation sanguine ainsi que des problèmes de nervosité, dépression, anxiété et insomnie.

La spiruline est l'un des aliments les plus riches en magnésium qui soit, et qui bénéficie d'une excellente biodisponibilité.

Le manganèse

doit également son nom à Magnès. Les peintres de la préhistoire l'utilisaient comme pigment il y a plus de 17000 ans. Les Égyptiens et les Romains s'en servaient pour colorer ou décolorer le verre et les Spartiates l'incorporaient à leurs minerais de fer. Le manganèse participe à la formation des os et de certains enzymes. Il participe au métabolisme des protéines, des lipides et des glucides, de la vitamine B1 et de la vitamine E. Il permet de stabiliser les taux de sucre dans le sang. Les carences peuvent provoquer des paralysies, des convulsions, des vertiges, une perte d'audition, des problèmes digestifs et la cécité et la surdité infantiles.

Le phosphore

emprunté au grec *phôs*, (la lumière) et *phoros*, (porter). C'est l'alchimiste arabe Alchid Bechil qui l'identifie au XIIe siècle. Cinq siècles plus tard, l'alchimiste Hambourgeois Hennig Brandt découvre cet élément en Allemagne à partir de l'urine. Il obtient un matériau blanc qui luit dans l'obscurité, et brûle en produisant une lumière éclatante. C'est le deuxième minéral le plus important du corps humain. On le trouve pratiquement dans toutes les cellules. Il participe au processus de minéralisation osseuse et favorise la croissance de la structure osseuse, aide à digérer les glucides, le calcium et les vitamines D et B2 (riboflavine) et B3 (niacine).

Le potassium

Découvert en 1807 par le chimiste anglais Humphrey Davy qui l'isole en faisant l'électrolyse d'une cendre de bois. Il extrait un résidu de cette cendre contenue dans un pot en fer et lui donne le nom de *potash*, de *pot* (pot en anglais) et *ash* (cendre en anglais) ou la cendre qui reste dans le pot. Le potassium agit sur l'excitabilité neuromusculaire, la régularité du rythme cardiaque et la teneur en eau de l'organisme. Il contribue également au métabolisme des protéines. Le potassium est présent dans le liquide intracellulaire.

Il participe au maintien de l'équilibre sodium/potassium et stimule le fonctionnement des reins ainsi que la sécrétion d'insuline. Un déficit en potassium ou hypokaliémie peut provoquer la fatigue, des crampes musculaires, des paralysies, une hypertension et une arythmie cardiaque.

Le sélénium

son nom vient du grec *sélène*, la Lune. Ses propriétés antioxydantes – puissants facteurs anti-âge qui protègent les cellules des dommages causés par l'oxydation et les radicaux libres, lesquels accélèrent la mort des cellules – ne sont plus un secret pour personne. Mais son rôle ne se limite pas à cela. Il est indispensable à la fabrication de nombreuses enzymes – entre 20 et 40 de celles-ci ont besoin de sélénium pour fonctionner. On les retrouve dans le cerveau, la peau, les reins, l'intestin... Le sélénium intervient également dans la fabrication des hormones thyroïdiennes et il entre dans la composition de protéines spécifiques des spermatozoïdes et de la prostate. Il améliore l'efficacité cardiaque. La spiruline est une bonne source de sélénium.

Le sodium

de l'arabe *sod* ou *souwad*, une plante qui contient beaucoup de carbonate de sodium. Il est indispensable à l'homme pour maintenir l'équilibre hydrique de l'organisme, le fonctionnement des muscles et des nerfs. Par contre un excès de sodium, surtout sous forme de chlorure, a des effets délétères singulièrement sur le système cardiovasculaire. Les habitudes culinaires occidentales, comme les modes de préparation industrielle des nutriments, conduisent à des apports largement supérieurs aux besoins. Attention à la spiruline cultivée sur eau de mer qui peut contenir des taux de chlorure de sodium très élevés. De même s'agissant de l'iode... Quasiment inexistante dans les spirulines cultivées sur eau douce ou saumâtre.

Le zinc

Le nom dérive du mot *zinke* en ancien allemand, qui signifie pointe acérée ou dent, en référence à la forme des précipités formés lors de la préparation du zinc, à la sortie des fourneaux. Indispensable à l'activation de plus de 200 enzymes de notre organisme, il participe aux échanges oxygène-gaz carbonique par les globules rouges. D'après une étude effectuée par une équipe de nutritionnistes américains en 1975, la carence en zinc rendrait les rats plus agressifs et moins intelligents.

Le zinc est un immunostimulant de premier ordre grâce à son interaction sur une glande spécifique : le thymus. Il stimule la sexualité et la fertilité masculine et prévient les affections de la prostate. Anti-inflammatoire, il est nécessaire à la synthèse des protéines et au métabolisme de la vitamine A. C'est un antioxydant qui prévient les effets de dégénérescence liés au vieillissement. Les antioxydants sont des nutriments qui captent les radicaux libres dans notre organisme.

Ces radicaux libres, particulièrement toxiques, peuvent se retrouver tant dans l'air que dans l'eau et la nourriture. Ils sont aussi produits par le corps sous l'effet du stress, de la colère, d'une mauvaise alimentation, de la pollution, des produits chimiques, de carences vitaminiques et de déséquilibres métaboliques multiples et variés. Des carences en zinc se traduisent par une sensibilité aux infections, un retard de croissance chez l'enfant, des problèmes cutanés, des ongles cassants, de la fatigue, un manque d'appétit, des problèmes d'impuissance et de stérilité chez les hommes.

Des recherches chinoises[116] ont démontré que non seulement la spiruline est très riche en zinc, mais que celui-ci est entre deux à quatre fois plus assimilable que les autres sources alimentaires de zinc.

Sur cent enfants carencés en zinc, ils ont donné de la spiruline pendant trois mois à la moitié des enfants et des comprimés de zinc à l'autre moitié. Les enfants soumis au régime spiruline ont eu une assimilation du zinc nettement supérieure à l'autre groupe, et surtout, sans souffrir des effets secondaires provoqués par les comprimés de ce dernier.

Glycolipides et sulfolipides

Ces molécules complexes entrent dans la constitution des parois cellulaires, des enveloppes et des membranes de la spiruline. Des études japonaises[117] ont mis en évidence des taux très élevés de ces molécules dans l'algue bleue. En 1989, le *National Cancer Institute* (NCA-USA) déclare que des molécules chimiques de la spiruline – les glycolipides et les sulfolipides sont « remarquablement actives[118] » contre le virus du SIDA. Cette capacité antivirale est confirmée ainsi que sur de nombreux autres virus[119] comme le cytomégalovirus, virus de l'influenza A, de l'herpès, de la rougeole et des oreillons.

h. Les acides gras

Si les acides gras essentiels (AGE) Oméga 3 bénéficient aujourd'hui d'un engouement tout particulier, médiatisation oblige, il ne faut surtout pas méconnaître l'importance des Oméga 6 et de l'équilibre de la bascule Oméga 3/Oméga 6[120].

La spiruline présente précisément la singularité de contenir l'équilibre de taux Oméga 3/Oméga 6 le plus pertinent pour la physiologie humaine.

Les principales sources d'Oméga 6 sont les huiles végétales, comme l'huile de soja et de maïs, qui contiennent beaucoup d'acide linoléique. On trouve les Oméga 3 dans la graine de lin, le chanvre, les huiles de colza et de noix, le plancton et les poissons gras tels que la sardine, le hareng et le maquereau. Le composant principal des huiles végétales citées est l'acide alpha-linoléique, tandis que les principaux acides gras des poissons et des huiles (de poisson) sont l'acide eicosapentaenoïque (EPA) et l'acide docosahexanoïque (DHA).

Les EPA et DHA appartiennent à la famille des acides gras dits essentiels (AGE) parce que notre organisme en a besoin pour fonctionner mais ne sait pas les fabriquer. Ils doivent donc impérativement être apportés par l'alimentation.

Les propriétés des acides gras essentiels ont fait la preuve de leur efficacité pour modifier les lipides qui contribuent à abaisser le taux de cholestérol sanguin et à diminuer les risques de maladies cardio-vasculaires, d'artériosclérose (diminution de la rigidité des artères et de la formation de plaques d'athérome) et partant de là à limiter les risques d'infarctus[121].

Au XVIIIe siècle, l'observation de Hans Egede, le premier missionnaire au Groënland, corroborée par une étude[122], deux siècles plus tard s'étendant de 1950 à 1974 sur la santé des habitants du district d'Upernavik au Groënland, dans le sud du pays, le confirme. Les chercheurs Danois Niels Kromann et Anders Green comparent deux groupes d'Esquimaux : un groupe qui suit le mode de vie traditionnel sur la banquise et un deuxième groupe émigré au Danemark qui a choisi le mode de vie occidental. Les résultats sont clairs : il y a très peu d'infarctus chez les Esquimaux de la banquise – trois contre quarante dans l'autre groupe. Le taux de mortalité par maladies coronariennes est de 3,5 % chez les Esquimaux, alors qu'il varie de 45 à 50 % dans les pays occidentaux.

Il est constaté que les Esquimaux consomment énormément de poisson et de viande de mammifères marins. Ils en déduisent que la faible incidence de maladies cardiovasculaires est due à ce régime[123]. Des chercheurs japonais[124] parviennent aux mêmes conclusions lorsqu'ils étudient le régime des habitants de l'archipel d'Okinawa, au sud du Japon, qui détiennent le record de longévité de la planète. Hirai et Terano découvrent que la consommation de poisson y est deux fois plus élevée qu'au Japon et que les maladies cardio-vasculaires y sont aussi plus rares. Et c'est dans l'île de Kohama que le taux de maladies cardio-vasculaires est le plus faible du monde[125].

Les AGE participent à la prévention du cancer[126] et les Oméga 3 ont également un effet anti-inflammatoire. On sait aujourd'hui qu'il existe une composante inflammatoire dans la quasi-totalité des maladies chroniques. Cette inflammation chronique est de surcroît considérée par certains chercheurs[127] comme un facteur qui peut conduire au cancer. En général, plus l'inflammation se prolonge, plus le risque de cancer s'élève. Idem côté cerveau : pour de très nombreux chercheurs, la maladie d'Alzheimer aurait parmi ses agents causaux, une origine inflammatoire[128].

Plusieurs études ont trouvé que les personnes qui souffrent de dépression ont des niveaux élevés de cytokines pro-inflammatoires[129], ces fantassins du système immunitaire qui s'emballe. Et que les personnes âgées en bonne santé dont la mémoire baisse le plus sont celles qui ont les taux les plus élevés de ces mêmes cytokines[130]. La découverte la plus surprenante concerne l'obésité. Une étude du Dr Jose-Manuel Fernandez-Real indique que « l'obésité apparaît de plus en plus comme une maladie inflammatoire d'origine alimentaire[131]». Ce même médecin considère également que la résistance à l'insuline, qui conduit au diabète et qui est fréquemment associée à l'obésité, est, elle aussi considérée comme une maladie inflammatoire[132].

Avec quelques huiles végétales peu connues comme l'huile d'onagre, de bourrache, de cassis, la spiruline figure parmi les meilleures sources d'acides gras essentiels[133] dont les trois-quarts sont des acides gras insaturés, dont un fort pourcentage d'acide alpha-linolénique[134] (ALA) et d'acide gamma-linolénique (AGL). Après le lait maternel, la spiruline est l'aliment naturel le plus riche en AGL[135].

Quant à la fraction acide di-homo gamma-linolénique (DGLA), on ne la retrouve que dans le lait maternel et la spiruline.

L'acide gamma-linolénique est un acide gras essentiel et un précurseur des prostaglandines, hormones qui jouent le rôle de médiateurs chimiques dans les réactions inflammatoires et immunitaires. Une déficience prolongée de ces acides gras peut être à l'origine de thrombose, d'arthrite, d'accidents cardio-vasculaires et cérébraux[136]. La prostaglandine PGE1 est impliquée, entre autres, dans la régulation de la tension artérielle, le ralentissement de la production de cholestérol, la prévention des problèmes cardiaques et la prolifération des cellules[137]. L'acide gamma-linolénique joue un rôle préventif[138] dans les problèmes d'arthrose, les maladies cardio-vasculaires, l'obésité. Les carences prolongées en AGL ont été associées aux problèmes d'alcoolisme, de dépression, de vieillissement et de schizophrénie[139].

La spiruline a été recommandée comme supplément alimentaire en cas de carence en acides gras essentiels[140]. Le Dr Rafail Kushak et ses collègues[141] ont démontré[142] que les acides gras essentiels des microalgues étaient plus facilement assimilables que ceux de l'huile de soja et offraient de meilleurs bénéfices cardio-vasculaires.

Alors que l'huile de soja et les algues bleues contiennent de l'acide alpha-linoléique, ces chercheurs ont découvert que les rats devaient absorber trois fois plus d'huile de soja pour obtenir le taux de circulation d'acide alpha-linoléique des rats nourris aux microalgues. De plus, ces algues augmentaient de façon plus efficace l'EPA et le DHA que l'huile de soja. Selon les recherches[143] du Pr Zvi Cohen[144] et du Dr Helen Norman[145], les Oméga 3 des algues soutiennent la fonction cardiaque, réduisent la viscosité du sang, diminuent artériosclérose (une maladie qui durcit la paroi des artères) et fait baisser la tension artérielle.

La flexibilité des membranes cellulaires est directement proportionnelle à la quantité et au type d'acides gras polyinsaturés qu'elles contiennent. Une autre étude révèle que la prise de microalgues bleues peut diminuer les taux trop élevés d'acide arachidonique (AA) – un Oméga 6 essentiel que l'on trouve dans les graisses animales, le jaune d'œuf – dans les lipides sanguins et hépatiques et peut contribuer à augmenter de manières significatives les pourcentages des Oméga 3[146].

L'EPA et le DHA sont essentiels pour une fonction cardio-vasculaire et cérébrale optimales. Le Pr Karl J. Abrams[147] confirme que « Les acides gras essentiels ont des qualités lubrifiantes et augmentent la flexibilité de la membrane cellulaire. On sait qu'ils font baisser le taux de cholestérol sanguin et préviennent les maladies cardio-vasculaires. Les acides gras essentiels sont extrêmement utiles en raison de leur efficacité à dissoudre et à nettoyer les dépôts de cholestérol sur la paroi interne des artères… La tendance des plaquettes sanguines à s'accumuler et la tension artérielle diminuent lorsqu'on augmente la consommation d'huile de poisson ou d'acides gras essentiels que l'on trouve dans les microalgues ». On sait aussi que les acides gras essentiels stimulent les défenses immunitaires[148].

Il convient toutefois de préciser que, selon les souches de spiruline, les taux d'Acides Gras Essentiels varient considérablement[149]. La spiruline HTPA® atteignant des taux supérieurs à 23 % d'acide gamma-linolénique, dont près de 3 % pour la seule fraction di-homo gamma-linolénique.

i. Les glucides

Leur nom vient du latin *glucis* qui veut dire doux. Les composants de base de tous les glucides, qu'on appelle aussi hydrates de carbone, sont des assemblages plus ou moins complexes de sucres simples. Le principal rôle des glucides est de fournir à l'organisme de l'énergie immédiatement utilisable.

Les glucides forment une famille qui se compose de molécules de taille et de structure très diverses. Certains se composent d'une seule molécule : ce sont les monosaccharides comme le glucose et le fructose. Ils ne sont présents qu'en petite quantité dans les aliments et sont surtout le résultat de la digestion des glucides plus complexes. Les glucides formés de deux molécules sont les disaccharides comme par exemple le saccharose.

Ce sucre issu de la canne à sucre ou de la betterave, est formé de glucose et de fructose. Les polysaccharides, appelés aussi sucres complexes ou sucres lents, sont constitués d'un enchaînement plus ou moins long de molécules. C'est, en particulier, le cas de l'amidon, que l'on rencontre dans les céréales et dans certains fruits et légumes.

Les glucides que nous mangeons sont transformés en monosaccharides pendant de la digestion pour pouvoir passer dans le sang. Le corps humain utilise les glucides sous la forme du glucose.

Le glucose peut également être transformé en glycogène, un polysaccharide semblable à l'amidon, qui est stocké dans le foie et les muscles et constitue une réserve d'énergie immédiatement mobilisable pendant l'effort.

Il est la seule source d'énergie du cerveau qui, à la différence des autres organes, ne peut pas utiliser les graisses comme carburant. C'est pour cette raison que le taux de glucose sanguin (ou glycémie) doit être maintenu au-dessus d'un niveau minimum. Le glucose peut provenir directement des glucides alimentaires ou des stocks de glycogène. Plusieurs hormones, notamment l'insuline, travaillent rapidement pour réguler le flux sanguin de glucose afin de le maintenir à un niveau approprié.

Les glucides[150] de la spiruline représentent 15 à 25 % de la matière sèche et sont constitués de polysaccharides – dont le rhamnose et le glycogène. À la différence de la plupart des plantes mais à l'instar du corps humain, la spiruline stocke l'énergie sous forme de glycogène, de sorte que le corps convertit rapidement la spiruline en énergie[151]. Le glycogène et le rhamnose sont facilement assimilés par l'organisme et avec un minimum d'intervention de l'insuline. Ils fournissent une énergie quasi-instantanée – ce que savaient déjà les coursiers de Montezuma – sans fatiguer le pancréas et sans précipiter l'hypoglycémie[152]. Ils constituent en partie sa membrane cellulaire car, à la différence des autres algues, la spiruline ne contient pas de cellulose. Ces parois fragiles rendent le contenu cellulaire très accessible aux enzymes de digestion. Ce qui veut dire que la petite algue est facile à digérer et qu'elle convient parfaitement aux personnes souffrant de mauvaise assimilation intestinale et aux patients gériatriques. Un autre glucide de la spiruline, le méso-inositol phosphate, est une excellente source de phosphore organique[153].

Des scientifiques russes découvrent en 1979, mais sans susciter le moindre intérêt, que les polysaccharides de la spiruline ont un effet de stimulation sur le système immunitaire des rats[154]. Il faut attendre qu'en Chine[155], au Japon[156] et aux Etats-Unis[157] des chercheurs démontrent leur efficacité contre le virus HIV[158], celui de l'Herpes Simplex[159], de la grippe, des oreillons et de la rougeole pour que soit reconnue cette activité immunitaire. De plus, une équipe japonaise a isolé un extrait de polysaccharides, le « calcium spirulan[160] » et une équipe américaine un extrait baptisé « immulina[161] », qui tous deux stimulent le fonctionnement du système immunitaire.

Les polysaccharides de la spiruline boosteraient également les mécanismes de réparation de l'ADN[162]. Cette capacité, entre autres, expliquerait l'étonnant effet radio-protecteur de la petite spire[163].

Il existe en fait une véritable synergie entre l'action des polysaccharides de la spiruline qui stimulent les mécanismes de réparation de l'ADN (lésé par exemple par des radiations ionisantes ou un processus de cancérisation), celle de neutralisation des radicaux libres générés par ces processus pathogènes, ainsi qu'une action d'accélération de l'excrétion de certains radio-isotopes, par des méthallo-thionéines contenues également en quantité abondante dans la spiruline.

Quelques exemples de composition de SPIRULINES:

SPIRULINA PLATENSIS - Ferme EARTHRISE (U.S.A.)
Analyses standards *

« * valeurs moyennes observées en routine »

		/ 100 g
Protéines	60 g	
Glucides	16 g	
Lipides	6 g	
Minéraux	11 g	
Humidité	7 g	
Minéraux		/ 10 g
	Calcium Phosphore Fer Zinc Magnésium Sodium Cuivre Manganèse Chrome Sélénium	25 - 50 mg 80 mg 7 - 10 mg 0,3 mg 20 - 40 mg 90 -120 mg 0,12 mg 0,5 mg 0,25 mg 0,1 mg
Vitamines		/ 10 g
	Bêta-carotène Vit B1 Vit B2 Vit B3 Vit B6 Vit B8 Vit B12 Vit E Vit K Ac. Folique Ac. Panto.	17000 UI 10 - 35 mg 0,2 –0,4 mg 1,2 mg 0,8 mg 0,5 mg 0,15-0,20 mg 1 mg 0,2 mg 0,1 mg 10 mg
Phytonutriments		/ 10 g
	=> Chlorophylle => Caroténoïdes => Phycocyanine => Ac. Gamma-linolénique => Polysaccharides	100 mg 30 - 40 mg 110 mg 100 -1 30 mg 460 mg

SPIRULINA origine CHINOISE
(Dongguang Dong Hu Biotech. Co Ltd)

		/ 100 g
Protéines	55-70 g	
Glucides	15-23 g	
Lipides	3-5 g	
Fibres	2-4 g	
Humidité	5-7 g	
Minéraux		/ 100 g
	Calcium Fer Zinc Magnésium Sélénium	600 - 1 200 mg 55 - 150 mg 2-4 mg 350 - 500 mg 10-30 mg
Vitamines		/ 100 g
	VIT A Vit B1 Vit B2 Vit B3 Vit B6 Vit B12 Vit E Ac. Folique Ac. Panto.	100-200 mg 3 - 5 mg 1,5 –4 mg 10-14 mg 0,4-0,6 mg 0,2-0,25 mg 5-10 mg 50-150 mg 0,5-1,5 mg
Pigments		/ 100 g
	=> Chlorophylle => Caroténoïdes => Phycocyanine	900-1 200 mg 300-400 mg 1000-1600 mg
Autres		
	=> Ac. Gamma-linolénique => Polysaccharides	1000-1350 mg 2000-4000 mg

SPIRULINE H.T.P.A.®

(à haute teneur en principes actifs)

(Institut Hippocampe - GENÈVE)

Acides Gras *(dosage par chromatographie CPG)*		**8 %**
dont: **Acides Gras Essentiels**	ac. palmitique ac. palmitoléique ac. stéarique ac. oléique ac. linoléique ac. gamma linolénique **ac. di homo gamma linolénique**	29,6 % 5,0 % 2,2 % 2,7 % 13,7 % 23,6 % **2,8 %**
Acides Amines		
	Isoleucine Leucine Lysine **Méthionine** Alanine Arginine **Ac.Aspartique** **Cystine** **Ac. Glutamique** **Phénylalanine** AThréonine **Tryptophane** Valine Glycine **Histidine** Proline Sérine Tyrosine	3,5 % 5,4 % 2,9 % **1,4 %** 4,7 % 4,3 % **6,1 %** **1,6 %** **9,1 %** **2,8 %** 3,2 % **1,5 %** 4,0 % 3,2 % **1,6 %** 2,7 % 3,2 % 3,0 %
Minéraux/oligoéléments :		
	Ca **Mn** **P** Io Mg Na **K** Ge **Cu** Br **Cr** Mb Cl **Fe** Zn **Se**	0,7 % **0,1 %** **0,8 %** 0,0 % 0,4 % 0,09 % **140 %** 0,9 % **1,8 %** 0,09 % **0,25 %** 0,02 % 0,01 % **0,18 %** 0,03 % **1,9 %**

Vitamines		/ 100 g
	Vit A **Vit D** B1 Vit B3 Vit B9 **Vit E** Vit PP Vit B5 **Bêta-Carotène** Vit C Vit B2 Vit B6 **Vit B 12** **Vit K** Vit B8/H Inositol	**24000 UI** **1 200 UI** 0,35 mg 1,6 mg 0,1 mg **1,2 mg** 1,6 mg 10 mmg **14 mg** 0 mg 0,40 mg 0,8 mg **0,29 mg** **0,2 mg** 5 mmg 6,4 mg
Pigments *(dosage par spectrophotométrie)*		
	Phycocyanine Chlorophylle **Caroténoïdes** dont **bêta-carotène**…	**> 16,5 %** 1,2 % **0,4 %** **0,18 %**
Enzymes		
	Superoxyde-dismutase (S O D) **Phycocyanine**	**216000 U.I.** **> 16,5%**
Recherche de métaux lourds *(par spectrométrie d'absorption atomique)*		**Avis CSHPS**
	Arsenic < 1,0 mg/kg Cadmium < 0,3 mg/kg Mercure < 0,05 mg/kg Plomb < 3, 0 mg/kg Étain < 5,0 mg/kg	< 3, 0 mg/kg < 0,5 mg/kg < 0,1 mg/kg < 5,0 mg/kg < 5,0 mg/kg

=> En gras: apports couvrant 100 % des besoins de l'organisme (Daily Value) pour une prise de 10 g de spiruline HTPA®/jour.

Chap 2

Spiruline et action humanitaire

La malnutrition

Les pionniers de la spiruline Christopher Hills, Hiroshi Nakamura[164], Hiroshi Watarai[165], Hubert Durand-Chastel[166], Robert Henrikson[167], Larry Switzer[168], Ripley Fox[169] et quelques autres[170] ont vu en la petite algue spiraloïde une « arme de destruction massive » contre la faim et la malnutrition. Deux fléaux qui, selon un rapport de l'OMS[171], tuent plus que le SIDA, la malaria et la tuberculose réunies et dont le plus dévastateur n'est pas celui que l'on croit. Car si les terribles images des victimes des grandes famines qui sévissent en Afrique lors de sécheresses périodiques sont les plus médiatisées, c'est pourtant la malnutrition au quotidien qui fait le plus de victimes. Un massacre silencieux qui passe pratiquement inaperçu alors que tous les ans pas moins de 30 millions de personnes en meurent.

Et, paradoxe insupportable, les trois-quarts de ces personnes sont des paysannes et des paysans sensés 'vivre de l'agriculture'[172] ». Les différentes agences des Nations Unies indiquent que la malnutrition touche plus de 30 % de la population mondiale[173]. L'OMS indique que le taux de mortalité lié à la malnutrition des enfants de moins de cinq ans est de 74 %. Contrairement aux idées reçues, des chercheurs de l'Université de Cornell expliquent que plus de trois-quarts des décès liés à la malnutrition, sont dus à la malnutrition légère à modérée et non pas à ses formes aiguës[174].

Pour l'OMS, « malnutrition » signifie principalement une « mauvaise nutrition » qui concerne autant l'insuffisance de certains nutriments essentiels que l'excès de certains autres, mais aussi la réaction de l'organisme à de nombreuses infections qui entraînent la malabsorption des éléments nutritifs ou l'incapacité d'utiliser convenablement ceux-ci. Sur le plan biologique, la malnutrition est caractérisée par un apport insuffisant de protéines (plus rarement un excès), d'énergie et de micronutriments tels que les vitamines, ainsi que par les infections et les troubles fréquents qui en résultent.

Lorsqu'elle est chronique, la malnutrition provoque des dommages irréversibles sur le développement physique et mental de l'enfant. Chez l'adulte, ces problèmes de santé réduisent sa capacité à mener une vie active, professionnellement, familialement, sociologiquement.

Dans les pays émergents, la malnutrition est surtout due à la consommation d'aliments à faible valeur nutritive et aux problèmes d'accès à l'alimentation[175]. Autrement dit, la distribution de nourriture est un problème plus important que la production étant donné que l'accès à la nourriture est limité par la pauvreté et non pas par la quantité de nourriture produite[176]. La Banque Mondiale elle-même reconnaît que l'augmentation rapide de la production alimentaire ne se traduit pas nécessairement par moins de famines[177]. Pas plus que l'aide alimentaire, qui, en dehors des situations d'urgence, ne fait qu'empirer la situation en cassant l'économie locale[178] Au représentant d'une ONG qui proposait la distribution des sachets d'extraits de luzerne, le Pr Jean-Louis Pousset[179] répondait fort à propos, qu'il existait en Afrique suffisamment de plantes contenant des protéines et que les Africains avaient développé la production de spiruline.

Autre cause de malnutrition, même dans des pays à la végétation parfois luxuriante, le poids des habitudes culturelles. Que l'on fournisse au nourrisson à peine sevré une nourriture quasi exclusivement constituée de manioc, et se manifestent des signes cliniques de carences nutritionnelles. Alors que l'adjonction de papaye ou de mangue qui poussent alentour suffirait bien souvent à palier ces lacunes. Dans ces cas précis, nous témoignons d'expériences personnelles, en Centrafrique, où l'adjonction d'une seule cuillère à café (cinq grammes) par jour de poudre de spiruline au bol de manioc permet d'équilibrer les carences en quelques semaines.

Partout en Afrique, associations et gouvernements se lancent dans l'aventure de cette culture simple et bon marché et tout à fait accessible aux petites exploitations. Dans ces fermes expérimentales, le génie de la récupération africain permet de faire fonctionner le matériel « *algricole* » indispensable à la production. Un moteur de machine à laver et une roue de bicyclette, c'est tout ce qu'il faut pour agiter les pales dans les bassins où prospère « l'algue miracle des enfants d'Afrique[180] ». Une culture qui demande quatre fois moins d'eau et vingt fois moins d'espace que le soja pour un rendement en protéines équivalent.

Les Kanembous du Tchad qui consomment traditionnellement la spiruline ont apporté la preuve de son efficacité pendant les périodes de famine[181]. Si le corps médical reste toujours très réservé, c'est pourtant dans le traitement des enfants atteints de malnutrition et des maladies de carences qui en découlent – telles le marasme et kwashiorkor – que les résultats sont les plus spectaculaires. Les témoignages des personnels de différents dispensaires, centres de lutte contre la malnutrition infantile, hôpitaux de brousse, orphelinats, sont éloquents.

Au Burkina Faso, au centre de récupération et d'éducation nutritionnelles (CREN) de Ouahigouya, Diane l'infirmière explique que les petits prennent 100 g par jour grâce aux 2 g de poudre verte ajoutée à leur bouillie de mil[182] ». Au Mali, la distribution de sandwiches à la spiruline, produite à la ferme, est « un grand pas contre la malnutrition[183] ». À Madagascar « Avec une demi-cuillerée à café par jour pendant deux mois, un enfant présentant une carence alimentaire grave retrouve son poids naturel[184] » déclare Vololonavalona Ravelo, maître de conférences à l'université et chercheuse à l'Institut halieutique et des sciences marines (IHSM).

La plus grande unité d'exploitation et de transformation d'Afrique de l'Ouest se trouve en Côte d'Ivoire à Adzopé, à une centaine de kilomètres d'Abidjan. Le docteur Jean-Claude Gbozé explique que la spiruline est prescrite aux enfants malnutris. « Certains parlent de produit miracle, mais tout ce qui peut s'expliquer n'est pas un miracle. La spiruline contient des protéines, des antioxydants, des minéraux et des oligoéléments qui sont très intéressants dans la prise en charge des enfants malnutris ou des personnes atteintes du SIDA[185]. » Au Sénégal, l'association Éducation santé, présidée par Viviane Wade, la première dame du pays, cultive et distribue de la spiruline aux enfants des écoles. L'association a d'ailleurs envoyé 45 tonnes de *Xeweul* – tout ce qui est bon en wolof – une farine enrichie à la spiruline au Niger où les enfants dénutris sont remis sur pieds en deux mois[186].

Au Togo, au Bénin, en Centre Afrique, au Burundi, au Kenya les expériences se multiplient. Tout comme en Inde et au Vietnam, car contrairement aux idées reçues et selon le rapport de l'UNICEF de 2006[187], le taux de malnutrition infantile est plus élevé en Inde qu'en Afrique subsaharienne.

Ces expériences, dont certaines ont été médiatisées, ont contribué à faire reconnaître les qualités nutritionnelles de la petite spire par des associations humanitaires comme Action Contre la Faim, Médecins sans Frontières ou Oxfam, d'abord très sceptiques. Gilles Raguin, responsable de la lutte contre la malnutrition au Programme alimentaire mondial (PAM), explique au Monde[188] « qu'après plusieurs années de méfiance, on parle aujourd'hui de la spiruline de façon plus positive. Si, à court terme, elle n'est pas prête à entrer dans les standards des grandes organisations internationales, elle a désormais leur bienveillance. »

Cette méfiance s'explique peut-être parce que la plus grande partie des expériences sur l'utilisation de la spiruline pour lutter contre la malnutrition n'a pas été publiée dans des revues spécialisées. Les études coûtent trop cher pour les ONG qui n'ont pas les moyens d'appliquer les protocoles nécessaires. C'est ce qui s'est passé pour des essais cliniques réalisés en Inde[189] par le *Medical College of Maduraï* et *Antenna Technologie* et présentés au Congrès Mondial de la Nutrition en 1999. Les chercheurs ont constaté que les enfants souffrant de malnutrition peuvent être rétablis avec une prise quotidienne de spiruline pendant 4 à 6 semaines.

Mais ils précisent que faute de moyens, ils n'ont pas pu réaliser d'examen approfondi sur chacun des enfants et signalent eux-mêmes les insuffisances des contrôles médicaux. Quant aux grands groupes pharmaceutiques ou agroalimentaires qui pourraient financer des études scientifiques, ils ne s'intéressent pas aux médicaments ou compléments alimentaires destinés aux pays en développement[190]. Et sans publication, point de reconnaissance scientifique de la spiruline, même si elle fait l'unanimité des médecins et des professionnels de santé qui l'ont utilisée.

Dans les très rares études cliniques à grande échelle sur des enfants très dénutris, la spiruline a donné d'excellents résultats. Une étude indienne[191] sur 5000 enfants souffrant d'une déficience chronique en vitamine A et présentant le symptôme de la « tache de Bitot » sur la conjonctive de l'œil, a démontré l'incroyable efficacité d'une dose quotidienne de 1 g de spiruline sur leur pathologie.

Après 5 mois, la proportion d'enfants sérieusement carencés en vitamine A, est passée de 80 % à 10 %. Une autre étude[192] en République Centrafricaine a prouvé l'efficacité de la spiruline dans le traitement des maladies protéino-énergétiques de plusieurs centaines d'enfants. Elle démontre que la spiruline permet de guérir rapidement les enfants souffrant de malnutrition grave, de type kwashiorkor ou marasme.

Au Centre Médical Ste Camille (CMSC) de Ouagadougou au Burkina Faso, 550 enfants très dénutris de moins de 5 ans, souffrant de marasme ou/et de kwashiorkor[193] réagissent très bien à une alimentation associant spiruline et Misola, un mélange de millet, cacahuètes et soja. Dans ce même centre, une autre étude[194] sur enfants dénutris et porteurs du VIH indique que la précieuse spirale accélère la prise de poids, la récupération et corrige l'anémie. Les études sur des groupes plus petits vont dans le même sens. Au début des années 1970, à l'hôpital Bichat, des tests[195] sur des enfants et des adultes dénutris donnent de résultats positifs et prouvent que les protéines de la spiruline sont bien absorbées par l'organisme.

Au Zaïre, les recherches du Dr Bucaille pour sa thèse de doctorat[196] démontrent les effets positifs de la spiruline sur 28 petits patients atteints de maladies protéino-énergétiques. Au Centre Nutritionnel de Bangui, l'étude du Dr Picard[197] – qui mène également des travaux sur l'anémie avec l'Institut Pasteur – portait sur l'efficacité des acides gras polyinsaturés sur les enfants atteints de kwashiorkor. En administrant aux enfants un régime à base de spiruline mélangée à des sardines, des légumes, des feuilles de manioc et des fruits écrasés, elle a constaté une disparition rapide des œdèmes et un retour de l'appétit.

À Dakar, la spiruline mélangée à la bouillie ou à du lait fait prendre environ 50 gr par jour aux petits malades[198]. Le Dr Herber Degbey de l'hôpital de Niamey au Niger rapporte que 56 enfants de 6 à 24 mois présentant une malnutrition sévère ont reçu quotidiennement, pendant quatorze jours, 10 gr de spiruline en poudre. « Il a été constaté que les diarrhées, les œdèmes et les anorexies s'arrêtaient plus rapidement et que la protidémie et l'albuminémie progressaient de plus de 30 %[199] ».

Ce sont les résultats positifs d'un essai[200] effectué sur une cinquantaine d'enfants dans deux crèches à Ho Chi Minh au Vietnam, qui ont inspiré les médecins de Tchernobyl pour soigner les enfants après la catastrophe (cf. spiruline & cancer). En Chine, à l'hôpital des enfants de Nanjing, des petits patients souffrant de malnutrition ont été remis sur pieds avec un traitement à la spiruline[201].

Et une autre étude[202] sur des enfants de 2 à 6 ans carencés en zinc conclut que la spiruline est une véritable source de santé pour les enfants. Au Mexique[203], des enfants âgés de 5 à 12 mois hospitalisés pour malnutrition sévère ont montré que la spiruline avait un meilleur impact sur l'équilibre azoté que le soja ou le lait de vache. En Roumanie[204], la spiruline est considérée comme un adjuvant nutritionnel dans la thérapie des maladies liées à la malnutrition».

Plusieurs grandes études sont en cours, dont celle de Bombay lancée en 2003 avec un pédiatre, le Pr Potdar. Une autre à Madurai qui porte sur plus de 1 000 enfants de 0 à 5 ans, avec des mesures anthropométriques pour la valider selon des critères aux normes de l'OMS. Le Ministère de la Santé du Burkina Faso a lancé en 2006 plusieurs études[205] nutritionnelles comparatives de grande ampleur avec plus d'une tonne de spiruline consacrée à ces essais.

La malnutrition et la dénutrition ne sont pas l'apanage des pays pauvres. Diverses études[206] dans les pays développés indiquent que les personnes défavorisées économiquement présentent un risque élevé de diabète, de maladies cardio-vasculaires, de cancers et de maladies chroniques, pathologies dans lesquelles la nutrition apparaît comme un facteur majeur. En France, en 2003, selon l'Insee, il y a entre 3,7 millions et 7,1 millions (selon le seuil utilisé) de personnes considérées comme sous le seuil de pauvreté ».

L'étude Abena[207] (alimentation et état nutritionnel des bénéficiaires de l'aide alimentaire) publiée en mars 2006 indique que la situation nutritionnelle des bénéficiaires de l'aide alimentaire apparaît très délétère : apports alimentaires globalement insuffisants, carences multiples simultanées associées à des taux élevés de pathologies telles que l'hypertension artérielle (cf. spiruline et maladies cardio-vasculaires) ou l'obésité (cf. spiruline & surpoids).

Parmi les populations à risque, figurent également les personnes âgées en institution (hôpitaux et maisons de retraite). On évalue qu'environ la moitié d'entre elles souffrent de dénutrition ou de malnutrition – quel que soit le coût d'hébergement – contre 4 % à domicile[208]. Statistiques incluant, il convient de le préciser, les personnes souffrant de pathologies alimentaires telles que l'anorexie et la boulimie (cf. spiruline & surpoids).

Chap 3

Spiruline et cancer

Le cancer

Le cancer est plus vieux que l'humanité. On sait qu'il sévissait déjà chez les sauriens du Jurassique : des tumeurs cancéreuses parfaitement préservées ont été retrouvées dans des ossements de dinosaures datant de 150 millions d'années[209]. Les premiers écrits médicaux – des papyrus égyptiens datant de 3 500 avant Jésus-Christ, des écrits mésopotamiens, indiens, et persans – le décrivent. Mais c'est Hippocrate qui lui donne son nom – *karkinoma* du grec *Karkinos* qui signifie crabe – et explique que cette maladie s'étend et s'accroche aux tissus adjacents « comme les pinces d'un crabe ».

Pourtant, il ne prend des proportions épidémiques qu'à partir de l'ère industrielle, avec une augmentation de 60 % dans la plupart des pays industrialisés au cours des 50 dernières années. En France, cette progression est de 63 % en 20 ans[210], toutes localisations confondues. Selon l'Institut National du Cancer, un homme sur deux et une femme sur trois sont touchés par cette maladie responsable d'un décès sur trois chez l'homme et d'un sur quatre chez la femme. Et, selon les *National Cancer Institute* (NCI) et *American Cancer Society*, son taux devrait doubler dans les 50 ans à venir.

Si l'on en croit les statistiques de l'OMS, le cancer a augmenté dans les mêmes proportions que le PNB par habitant[211]. Cette vénérable institution, qu'on ne peut en aucun cas accuser d'être révolutionnaire et qui, pour des raisons économiques évidentes[212] est proche des industries, reconnaît pourtant que si 20 % des cancers sont d'origine génétique,

80 % pourraient être évités parce que liés à la pollution. Les dirigeants y vont tous de leurs très médiatiques plans de lutte contre le cancer. Mais tous, de celui du Président Nixon à celui du Président Chirac, occultent la pollution de l'air, de l'eau, de l'alimentation et des produits domestiques et les cancers professionnels[213].

Et comme les politiques ne sont pas à une contradiction près, ils n'hésitent pas à signer une lettre ouverte[214] adressée à Romano Prodi, Président de la Commission européenne, pour lui demander de modérer le projet de législation européenne sur la gestion des produits toxiques pour « ne pas porter atteinte à la compétitivité de l'industrie chimique ».

« On soigne les malades atteints du cancer, constate le Professeur Belpomme, Président de l'association française pour la recherche thérapeutique anticancéreuse, et non l'environnement qui est lui-même malade. »

« Nous sommes… littéralement plongés dans un océan de carcinogènes » proclame le Professeur Lucien Israël[215].

L'industrie du cancer[216], qui représentait 20 milliards de dollars en 2003, devrait atteindre les 45 milliards en 2011. Quant aux pesticides agricoles dont on connaît les risques[217], ils pèsent 30 milliards de dollars annuels sur le marché mondial. Rien de surprenant lorsqu'on sait que les politiques d'agriculture intensive ne subventionnent que les agriculteurs qui utilisent les pesticides et engrais chimiques, et non la minorité d'agriculteurs qui tentent de développer une agriculture dite « biologique » ou bio. Les agriculteurs français sont au demeurant premiers utilisateurs européens d'organochlorés, organophosphorés et autres pesticides, et troisième au rang mondial derrière les Américains et les Japonais, avec quelques 100 000 tonnes par an.

Les pays décidés à réduire leur consommation de pesticides sont confrontés aux coûts de cette réduction auxquels s'ajoutent ceux, énormes, de leur stockage ou de leur destruction – toujours problématique et à la charge des États – les risques de fermeture d'usines, de pertes d'emploi et d'augmentation des prix. Les problèmes sont les mêmes pour les autres polluants[218].

Les différents plans anti-cancer se contentent donc de décourager l'exposition au soleil et la consommation de tabac et d'encourager celle des légumes et des fruits pour leurs effets antioxydants démontrés[219], mais sans prendre en compte les pesticides et les autres produits toxiques, aussi nombreux que variés, dont ils sont chargés[220] – y compris, dans une moindre mesure, ceux de l'agriculture dite « bio »... l'« océan de carcinogènes » décrit par Lucien Israël. Et lui de poursuivre : « Nous respirons les uns, nous ingérons les autres, et nous en produisons nous-mêmes tous les jours par notre métabolisme et la radioactivité de certains des atomes qui nous constituent ».

Les remèdes : lutter en tout premier lieu contre les effets délétères du stress oxydatif. C'est toujours le Professeur Lucien Israël qui synthétise plusieurs axes de combat : enrayer l'enchaînement engendré par les radicaux libres, grâce à une prévention personnelle la nutrition a un rôle capital, mais aussi grâce à une prévention collective...

Le 18 septembre 2007, le Professeur Dominique BELPOMME rend public, à l'Assemblée Nationale, un rapport d'enquête sur l'usage des pesticides dans les Antilles françaises. Accablant, celui-ci n'hésite pas à parler d'empoisonnement massif », « beaucoup plus grave que l'affaire du sang contaminé » concernant les deux îles, Guadeloupe et Martinique, où les pesticides – notamment le chlordécone et le paraquat aujourd'hui interdit - ont été pendant des années larguées massivement par les airs. Aujourd'hui, les sols et les rivières sont contaminées « pour un siècle au moins... », les taux de cancers, notamment de la prostate chez l'homme flambent, de malformations fœtales et de stérilités chez les femmes.

Une des conséquences flagrantes de ces déséquilibres contemporains conjuguant facteurs environnementaux et facteurs personnels se retrouve dans le parallélisme entre cancer et vieillissement, « l'avers et le revers d'une même médaille ».

« Cancer et vieillissement : même combat », tel était le titre de cette conférence remarquable lors d'un congrès international de gérontologie, au cours de laquelle le cancérologue, Pr Lucien Israël[221] et le Gérontologue, Pr Jean-Pierre Michel[222], ont pu exposer la similitude d'approches des microphénomènes qui induisent subrepticement le processus de vieillissement comme celui de cancérisation, les analogies dans les phénomènes dégénératifs respectifs, mais aussi dans les mesures préventives... notamment diététiques.

Nonobstant la multiplicité des publications liées aux effets délétères des facteurs environnementaux sur la santé, singulièrement sur le risque d'apparition de cancers, la constance des résultats et la qualité des auteurs, il est encore et toujours, pour des raisons trop évidentes d'ordre économique que nous venons d'aborder très largement, des publications qui surgissent périodiquement d'instituts idoines pour annoncer l'inversion de croissance de la courbe des affections cancéreuses, démontrer les vertus de l'élevage industriel en batterie, voire dénoncer l'action des antioxydants naturels quand on ne les accuse pas eux-mêmes d'actions cancérigènes...

S'agissant de la spiruline, qui prospère dans des eaux chaudes, saumâtres et alcalines où presque toute autre forme de vie est impossible, les pesticides et les herbicides sont inutiles. Non seulement la cyanobactérie ne pollue pas les eaux dans lesquelles elle pousse mais sa grande capacité à absorber rapidement les métaux en font l'instrument idéal pour les dépolluer.

Mais attention, de nombreuses études[223] démontrent que la spiruline possède cette propension à absorber tout ce qui se trouve dans son milieu nutritif. Ainsi est-elle capable de fixer des particules de métaux lourds par exemple, lorsqu'elle est cultivée dans des eaux polluées par ceux-ci. Comme grand nombre de plantes, elle répond à la toxicité des métaux par divers mécanismes de décontamination, dont la chélation. Différents composants des algues, dont les polysaccharides et la chlorophylle font fonction d'aimant et attirent ces gros atomes des métaux lourds.

Par voie de conséquence, la plus grande prudence s'impose donc sur l'origine, les conditions de culture, de récolte et de conditionnement, de la spiruline que vous vous apprêtez à consommer. (cf. composition).

La plupart des spirulines artisanales ne peuvent garantir les conditions rigoureuses de culture, la constance dans les taux de produits finaux et leur traçabilité.

Pour le corps humain, les métaux lourds sont des nutriments comme les autres. Un exemple : le plomb et le calcium vont être absorbés sans discernement au niveau des os. Mais à la différence du subtil équilibre du métabolisme phosphocalcique qui préside normalement à la fonction et au renouvellement de la trame osseuse, une fois intégré dans l'organisme le plomb, lui, s'accumule dans l'os et y demeure toute la vie pour y exercer une action délétère sur la moelle osseuse et sur la production de nouvelles cellules sanguines. De même pour tous les autres métaux lourds qui peuvent également se fixer dans les os, la moelle et les tissus mous – surtout le foie et les reins.

Or, l'efficacité de la spiruline pour absorber ces métaux lourds, et autres produits toxiques accumulés dans l'organisme humain est remarquable. C'est un véritable aspirateur qui attire les substances toxiques et les neutralise. Au Bangladesh, les médecins[224] l'utilisent depuis des années pour faire face à la véritable catastrophe nationale que sont les empoisonnements par l'arsenic. Soixante-dix millions de personnes sur une population de 120 millions sont contaminées par l'eau des puits polluée par ce métal. Au Japon, la spiruline administrée à des rats dont les reins présentaient des taux élevés de mercure ainsi que de produits pharmaceutiques a permis de réduire les taux de toxicité[225].

S'agissant spécifiquement du processus de prolifération cancéreuse, ces équipes spécialisées en oncologie fondamentale estiment que certaines formes de cancer sont le résultat de l'altération de l'ADN cellulaire, provoquant ainsi une croissance cellulaire déchaînée. Par ailleurs, il a été clairement établi que nous produisons tous les jours des cellules cancéreuses.

En temps normal, notre organisme sait reconnaître ces cellules atypiques et les éliminer grâce à un système immunitaire extrêmement complexe et performant. La réparation de l'ADN endommagé met quant à lui en jeu un processus également complexe où intervient un ensemble d'enzymes et de coenzymes spécifiques. Mais cette belle mécanique peut s'enrayer. Sous l'effet notamment de radiations ionisantes ou de toxines, ces enzymes sont alors désactivées, elles ne réparent plus les erreurs structurelles de l'ADN, les cellules anormales prolifèrent et le cancer se développe.

En fait, il n'y a pas un cancer mais des dizaines de formes différentes, qui ont toutes en commun deux caractéristiques : des cellules qui se multiplient sans limites, indéfiniment, sous l'effet d'une enzyme aberrante, la télomérase, et d'autre part la capacité de se propager dans le corps et de se refixer à distance (métastases).

Selon des études in vitro[226], ce sont les polysaccharides uniques de la spiruline qui stimulent les principaux intervenants dans l'immunité : l'activité enzymatique du noyau cellulaire et la synthèse réparatrice de l'ADN.

Exemple célèbre et très médiatisé : Tchernobyl.
Après la catastrophe de l'explosion du réacteur nucléaire soviétique de Tchernobyl, les médecins de l'Institut de la médecine des radiations de Minsk, qui avaient entendu parler des effets favorables de la spiruline sur les enfants vietnamiens contaminés par les armes chimiques de l'écocide américain, ont utilisé la spiruline pour traiter les enfants malades. Victimes des radiations, ils étaient immunodéprimés – leur moelle osseuse endommagée par les radiations ne pouvait produire que des globules rouges anormaux et en quantité très insuffisante, de même pour les globules blancs.

Anémiques, ils souffraient de surcroît de graves réactions allergiques. Des études[227] portant sur 270 enfants ont montré que la prise quotidienne de cinq grammes de spiruline pendant 45 jours avait renforcé leur système immunitaire, normalisé leur taux de lymphocytes T et diminué la radioactivité sans aucun effet secondaire. Par contre, les enfants qui n'avaient pas pris de spiruline sont restés gravement immunodéprimés[228]. Depuis 1994, la spiruline est autorisée en Russie comme « aliment thérapeutique » dans le traitement des maladies liées aux radiations[229], ainsi que nous l'avons déjà évoqué.

Par la suite, différents groupes d'enfants irradiés ont été traités par la spiruline (5 à 10 g/jour pendant 3 à 6 mois). Les résultats ont été tout particulièrement probants au niveau des cancers de la thyroïde, le plus fréquemment rencontré suite à la contamination radioactive. 82 % des enfants ayant bénéficié de la supplémentation par le protocole spiruline n'ont pas développé de cancer de la thyroïde. À l'inverse : 100 % de ceux non traités en ont développé un.

Par la suite, des scientifiques israéliens ont traité des enfants de Tchernobyl avec des doses de bêta-carotène naturel, ce qui a permis de normaliser leur chimie sanguine[230]. Le bêta-carotène naturel est un grand tueur reconnu comme co-facteur responsable des processus cancéreux[231].

Il est à noter qu'en 2007, le « sarcophage » de béton construit autour de la centrale nucléaire accidentée de Tchernobyl pour empêcher la prolifération des centaines de tonnes de produits radioactifs encore présents, est fissuré à plusieurs endroits, laissant s'écouler des eaux radioactives qui cheminent jusque dans le fleuve Dniepr, lequel approvisionne en eau quelques 30 millions d'Ukrainiens… Un important budget vient d'être voté par la Communauté Européenne pour construire un second sarcophage qui viendra enserrer le premier. Et une demande émanant de la compagnie multinationale chargée de sa construction, pour monter conjointement au chantier une unité de production de spiruline fraîche destinée à alimenter quotidiennement le personnel, et agir préventivement sur les risques majeurs de contaminations ionisantes.

Différentes études[232] indiquent que le bêta-carotène semble également ouvrir le processus de communication entre les cellules normales, précancéreuses et cancéreuses. C'est lui qui permettrait au corps d'envoyer des signaux qui empêcheraient les cellules de se diviser de façon anarchique, et qu'il pourrait ainsi inverser le processus cancéreux. Plusieurs études américaines[233] sur des hamsters ont démontré les effets du bêta-carotène de la spiruline sur des tumeurs cancéreuses buccales. Ces résultats ont été confirmés par la première étude humaine sur le potentiel de la spiruline pour traiter le cancer de la bouche. Une étude[234] sur des chiqueurs de tabac au Kerala montre qu'après une prise quotidienne d'un gramme de spiruline pendant un an, les lésions ont disparu chez 45 % des patients. Après un an d'interruption du traitement, 45 % des lésions étaient revenues.

La phycocyanine s'attaque elle aussi aux radicaux libres responsables du cancer. Différentes études ont montré que cette substance influe sur les cellules souches situées dans la moelle osseuse. Ces cellules sont les « grand-mères » des globules blancs qui constituent le système immunitaire cellulaire et des globules rouges qui assurent l'oxygénation de l'organisme.

Des investigations chinoises[235] confirment l'effet de la spiruline sur la production de nouveaux globules rouges et blancs. Elles ont prouvé que la phycocyanine stimulait l'hématopoïèse (synthèse des globules rouges ou hématies) en reproduisant l'effet de l'hormone érythropoïétine (ÉPO). Celle-ci, produite par des reins sains, règle la production, par les cellules souches, des globules rouges dans la moelle osseuse. Ils affirment également que la phycocyanine règle la production des globules blancs. Et ce, même lorsque les cellules souches dans la moelle osseuse sont endommagées par les radiations ou autres produits chimiques toxiques.

Aux États-Unis, des chercheurs[236] ont traité le sang de volontaires sains avec une solution contenant de la spiruline. Au bout de soixante-douze heures, le sang traité à la spiruline contenait treize fois plus de cellules immunitaires que le sang non traité. Dans le cadre d'une étude japonaise[237], le nombre et l'activité de leurs cellules tueuses naturelles (NKC) de sujets également adultes ont été mesurés avant et après l'administration de spiruline. Les cellules tueuses naturelles détruisent les cellules cancéreuses en s'attachant à elle et en libérant une substance toxique.

À la fin de l'étude, les chercheurs ont noté une augmentation significative de la production et de la capacité à tuer des cellules tueuses des différents sujets. Ils ont conclu que la spiruline agissait directement et indirectement sur les cellules dites NKC (*Natural Killer Cells*). L'étude suggère également que les effets stimulants de la spiruline sur le système immunitaire sont durables : Cinq semaines après l'arrêt du traitement, le système immunitaire des douze cobayes était toujours optimal.

Les chercheurs japonais travaillent très activement sur certains extraits de spiruline susceptibles de traiter spécifiquement ces cancers. Une petite dose quotidienne de *calcium spirulan®* permettrait de maintenir ou d'accélérer le contrôle des fonctions cellulaires normales. Il empêcherait également les cellules cancéreuses de se fixer sur les tissus et inhiberait tout un groupe de virus, y compris les virus du VIH-1, de l'herpès, des oreillons, de la grippe… [238].

D'autres études très prometteuses[239] montrent que la spiruline permet de réduire le nombre de tumeurs de divers types de cancers. Les tumeurs de souris présentant un adénocarcinome gastrique ont été divisées par deux chez celles qui prenaient de la spiruline à haute dose.

Dans le cas de cancers de la peau, certaines études retrouvent une disparition des tumeurs dans trois-quarts des cas après traitement à la spiruline[240].

En conclusion, et en restant raisonnablement prudent pour conserver le recul et le discernement qu'imposent toute démarche scientifique (attitude qui souvent fait défaut aux propos dithyrambiques sur la spiruline qu'à la suite des publications sur les irradiés de Tchernobyl on trouve largement dans la littérature et sur « la toile ») on peut affirmer que la spiruline, avec les réserves que l'on rappelle périodiquement quant aux critères de qualité qui s'imposent sur son choix, représente assurément une des voies les plus prometteuses dans prévention et la lutte contre les cancers.

La multiplicité des différents modes d'action dans lesquels elle intervient, antioxydant, anti-radicalaire, anti-Cox 2, cicatrisant, stimulant immunitaire, stimulant des « cellules tueuses » NKC, et la synergie de ces modus operendi fait de la spiruline un produit déjà unique sous sa forme actuelle, et dont il est à prévoir des dérivés et/ou des extraits beaucoup plus ciblés.

Témoignage

Michel Z.

« - Allô, Professeur ?.. Je me permets de vous appeler car Il faut absolument que vous rencontriez Michel ! Depuis deux mois à peine qu'il a commencé la spiruline, il est absolument méconnaissable… !

-… Michel… ?
- Oui, vous savez ce monsieur que sa femme avait traîné à votre conférence et qui ne s'est d'ailleurs presque pas exprimé tellement il était fatigué… C'est Marie-Noëlle, à ses côtés, qui vous harcelait de questions sur la spiruline et le Cancer… »

Oh, que oui je m'en souviens… !
J'avais fait un « tir groupé » de plusieurs soirées dites de « sensibilisation » autour du thème de la Santé et de la spiruline. Soirées dites « tous publics » où s'interpellent pêle-mêle des professionnels de santé, des « mamies – robes à – fleur », des sportifs, des seniors, des ados, des gens atteints de pathologies hyper lourdes, des hypochondriaques…

J'ai longtemps pensé que c'était l'apanage de certains prédicateurs que de rassembler ainsi, par centaines, des publics aussi disparates.
Mais pour certains il est vrai, la quête n'est-elle pas du même ordre ?

Pour en revenir à Michel, je ne me serais pas souvenu de son prénom.
Mais de son faciès assurément… ayant tous les stigmates du quidam « en pleine chimio ».

D'une parfaite lucidité sur la gravité de son état et les effets secondaires des thérapies ; Que lui ont au demeurant parfaitement expliqués les oncologues du CHU. Sur les courbes statistiques des rémissions et ses « chances » de survie idem.

Alors vous pensez bien que les envolées lyriques des « mystiques de la Spiru » qui soutiennent, « preuve » de leur bouquin édité à compte d'auteur à l'appui, qu'ils se sont « guéris du cancer grâce à la spiruline » (sic) il n'en a cure, le Michel !…Et il a bien raison !

C'est toujours un exercice assez singulier et périlleux, dans ces cas d'espèce loin d'être exceptionnels de témoignages dithyrambiques de gens dont on ne peut certes pas douter de la bonne foi, que de devoir leur apporter la contradiction. Rigueur scientifique oblige. S'imposer de s'en tenir strictement à ce qui a été constaté, voire démontré, ou qui peut être démontrable.

Pour autant, et pour ne pas me dérober aux questions aussi précises que, j'exposais les résultats d'un certain nombre de travaux rigoureux, notamment sur les rongeurs, faisant état de rémission spectaculaire chez ceux ayant reçu concomitamment à l'administration du matériel cellulaire cancéreux des extraits de spiruline. J'enchaînais sur les publications et statistiques relatives aux études humaines°°, confirmant l'effet positif de la spiruline sur la dynamisation des « cellules tueuses » et la puissante action immunitaire notamment de la phycocyanine…

Qu'en tout état de cause, les protéines et micronutriments apportés par la spiruline ne pouvaient qu'avoir un effet favorable… Mais qu'il convenait de poursuivre les traitements en cours et les examens de surveillance.

À sa demande, je lui concoctais un protocole de l'ordre de 10 grammes/jour.

Deux mois plus tard, c'est donc l'organisatrice de la conférence qui me donne, par ce coup de téléphone, des nouvelles de Michel.
Je le revois. Et c'est lui-même et son entourage qui me narrent la suite.

Flash back

Visite périodique dans le service d'oncologie du CHU un peu moins d'un mois après la fameuse soirée. Il avait, bon gré mal gré, mis en application le protocole « Spiru » dès le lendemain.

Contre toute attente : reprise de poids de cinq kilos, repousse des cheveux spectaculaire, remontée de la numération tant de la lignée rouge que « des blancs »… et le moral à l'avenant !
À tel point que le Professeur qui le suit depuis le début de son affection lui demande ce qui a bien pu interférer…

« On n'a pas osé lui en parler la première fois… » reconnaît Michel et son épouse.

Par contre, la consultation suivante, les progrès cliniques se poursuivant ainsi que la rémission confirmée par radios et autres scanners, on lui a confié qu'il nous « semblait que la spiruline n'y était pas pour rien »…
- L'aspirine ?…
- Non, la SPI-RU-LINE.
- La spiru quoi ?…

Visiblement le Professeur G. n'en avait jamais entendu parler.
Par contre, esprit ouvert et curieux, il accepta volontiers qu'on rentre en contact, que je lui adresse de la documentation, que l'on poursuive concomitamment les deux approches ; Puis de me communiquer les résultats des examens complémentaires et différentes analyses pratiquées périodiquement chez Michel.

Car son parcours ne fut pas linéaire.
Il a connu, « nous » avons connu, deux récidives.
Mais chacune d'elles a été moins invalidante, les traitements rapidement plus efficaces et les effets secondaires moindres.
Michel a introduit la spiruline dans son « rituel alimentaire »
Texto d'il y a moins d'une semaine : « Michel va super bien. Les résultats sont excellents. »

Chap 4

Spiruline et VIH-SIDA

Les algues sont utilisées comme remèdes dans le monde entier depuis des milliers d'années[241] mais leur exploitation pharmacologique n'est vieille que d'un siècle. Un certain nombre d'antibiotiques a été isolé à partir des algues[242]. Les extraits de plantes contiennent souvent plusieurs composants qui agissent en synergie et permettent d'augmenter cet effet tout en diminuant le risque de résistance. Par ailleurs, certains de ces extraits ont également un effet modulateur sur le système immunitaire, ce qui permet d'augmenter l'effet protecteur contre les virus et les bactéries.

La première étude documentée sur le potentiel des microalgues comme complément alimentaire date des années 1940, avec les descriptions que font deux scientifiques, Jorgensen et Convit, de leurs effets bénéfiques sur la lèpre[243].

En administrant des soupes élaborées à base de concentrés de chlorella à quatre-vingts patients d'une colonie de lépreux au Venezuela, ils constatent une amélioration spectaculaire de leur état. Quarante ans plus tard, des scientifiques japonais découvrent que des extraits de Chlorella administrés à des souris contaminées par la listériose, augmentent considérablement le taux de survie des rongeurs et de leurs défenses immunitaires[244].

La même chlorella donne également d'excellents résultats contre les attaques de la très résistante bactérie Escherichia coli et du cytomegalovirus[245]. Ces propriétés antivirales, antibactériennes et antifongiques de la chlorelle se retrouvent également dans des douzaines d'autres microalgues[246], dont la spiruline ou encore l'*Aphanizomenon Flos Aquae*. Elles inhibent la croissance de souches bactériennes de salmonelle[247]. Des chercheurs brésiliens[248] ont développé un gel microbicide utilisé à titre préventif contre le virus du SIDA à partir d'une substance isolée dans une algue marine (*Dictyota pfaffi*).

Les vertus de la spiruline contre le SIDA sont reconnues dès 1989. Une publication[249] de l'*US National Cancer Institute* annonce que des extraits de cyanobactérie – des sulpholipides – ont été extrêmement efficaces dans les tests de laboratoire contre le virus VIH. D'autres essais cliniques[250] sur les animaux et les hommes ont confirmé ces découvertes.

En 1996, pendant la 7e conférence d'algologie appliquée, des chercheurs du Laboratoire de la pathogenèse virale du *Dana Farber Cancer Institute*, de la faculté de médecine de l'université de Harvard et de l'entreprise Earthrise annoncent que : « L'extrait aqueux de la *spirulina platensis* permet d'inhiber la réplication du VIH-1 dans des lymphocytes T d'origine humaine et dans les cellules sanguines mononucléaires périphériques. Une concentration de 5-10 µg/ml permet de réduire la production virale[251]. »

En clair, ils expliquent que cinq doses de 10 gr de spiruline ont bloqué le virus VIH-1 pendant des tests de laboratoire. Les chercheurs précisent également que des concentrations plus fortes de spiruline ont empêché le virus de se répliquer et l'ont neutralisé sans aucune toxicité pour les cellules humaines.

Quelques mois plus tôt, la même année au Japon, une étude[252] sur le Calcium spirulan (Ca SP), « Extrait unique à la spiruline », indique qu'il inhibe la réplication de plusieurs virus à enveloppe, dont le virus herpès simple du type 1, le cytomégalovirus humain, le virus de la rougeole et des oreillons, le virus de la grippe A et le VIH-1[253]. L'étude précise également que pour toutes ces maladies, le processus d'infection commence par un virus qui s'attaque à une cellule en pénétrant sa membrane. Or l'extrait de spiruline, le Ca-SP, empêche de façon sélective le virus de pénétrer cette membrane pour infecter la cellule. Le virus est arrêté, incapable de se répliquer, tout en présentant une grande innocuité pour les cellules humaines.

Les défenses naturelles de l'organisme finissent par l'éliminer. De plus, la spiruline complète possède une paroi à membrane souple, sans cellulose, dotée de propriétés immunostimulantes, apte à stimuler les défenses immunitaires déficientes des malades infectés. Il a été constaté une production d'anticorps et une fonction immunitaire accrues chez les animaux qui consommaient des algues bleues[254]. Plusieurs études[255] ont démontré la capacité de la spiruline à multiplier et activer les macrophages – (du grec *makros*: grand et phagein : *manger*) – ces cellules grosses mangeuses dont le rôle est de phagocyter les débris cellulaires et les agents pathogènes étrangers à l'organisme, ainsi qu'à stimuler la production d'anticorps.

Des demandes de brevet, à base d'extraits de spiruline, ont été déposées dans cette optique antirétrovirale contre les VIH1 et VIH2[256], à l'instar de celle déposée par Hubert Durand Chastel et Quod Kiet Pham.

La spiruline présente donc un intérêt majeur chez les porteurs du virus VIH, tant par son action sur le virus lui-même, que sur les autres infections virales ou bactériennes présentes chez ces sujets immunitairement déficients. Enfin, en tant que complément alimentaire d'une particulière richesse. Selon l'OMS[257], « les carences en micronutriments constituent un problème important pour les personnes vivant avec le VIH. [...] un risque accru d'infections opportunistes. » L'OMS recommande donc « un régime alimentaire fournissant tout l'éventail des micronutriments essentiels[258]. » L'effet préventif de la spiruline a également été étudié. Les scientifiques américains estiment que la spiruline pourrait devenir « la thérapie antirétrovirale hautement active (TARHA) des pauvres[259] ».

Cette thérapie, très efficace en Occident, permet de prolonger la vie des patients infectés par le VIH, en faisant reculer les taux d'infection et en agissant aussi comme remède préventif chez les individus susceptibles d'avoir été exposés au virus, notamment de retarder significativement l'apparition des premiers signes cliniques de sida chez les sujets séropositifs asymptomatiques. La thérapie antirétrovirale hautement active a permis à des gens qui n'avaient auparavant aucun espoir de rémission de bénéficier d'une durée de vie quasi normale mais à des coûts très élevés.

Lors du Congrès Mondial sur les cyanobactéries tenu sur l'île des Embiez[260] en mai 2004, Amha BELAY fait le point sur les publications scientifiques relatives à l'action de la spiruline (arthrospira) sur le SIDA/VIH et conclut que « la spiruline régule favorablement le système immunitaire, en augmentant l'activité des macrophages, des cellules T et des *Killer Cells* ».
« Il a été aussi démontré :

- Que la spiruline augmente la production de gamma-interféron, ce qui peut rendre les virus inactifs.
- Que l'eau extraite de la spiruline avait une activité antivirale contre notamment le virus humain immuno-déficient (VIH 1) et le virus de l'herpès simplex (HSV 1).
- Enfin, les polysaccharides sulfatés poly-anioniques de la spiruline sont également des candidats potentiels aux microbicides anti-HIV. »

Enfin, il a été démontré que le virus HIV induit un stress oxydatif majeur qui réprime notamment les gènes de la Super Oxyde Dismutase (SOD) endogène et de la glutathion peroxydase, phénomènes qui induisent la mort des lymphocytes T par apoptose. Aussi, la teneur en SOD active contenue dans la « bonne » spiruline permet-elle de compenser ipso facto les effets délétères du virus VIH sur la SOD endogène et le stress oxydatif.

En se basant sur les différentes études épidémiologiques sur le VIH/SIDA indiquant que les algues inhibent le VIH in vitro et in vivo, les chercheurs émettent l'hypothèse que la consommation quotidienne d'algues est la caractéristique commune des pays où le taux de VIH/SIDA est « anormalement bas », comme le Japon, la Corée ou, encore plus probant les populations des rives du Tchad.

Ces populations, en Asie comme en Afrique, présentent en commun de consommer quotidiennement de la spiruline, en moyenne de 1 à 2 cuillers à soupe par jour (3-13 g[261]). Rappelons que, s'agissant des peuplades Kanembous des rivages du lac Tchad, leur consommation quotidienne et parfois exclusive de spiruline, leur a véritablement assuré survie et prospérité. Par ailleurs, leur taux très bas de HIV/séropositivité – en comparaison, il convient de comparer des éléments comparables, des taux de tous les autres pays africains sahéliens d'alentour – n'a, à ce jour, aucune autre explication que cette particularité nutritionnelle en regard de la spiruline. Ce qui confirme, épidémiologiquement, l'effet protecteur de la spiruline contre l'infection à HIV-SIDA.

Chap 5

Spiruline
et maladies cardio-vasculaires

Chez un individu moyen, le cœur est à peine plus gros qu'un poing fermé. Une petite chose qui mesure environ 13 centimètres de long sur 8 centimètres de large et pèse entre 300 et 350 grammes. Et pourtant, ses 100 000 battements par jour, environ 40 millions par an, propulsent 5 à 6 litres de sang par minute dans près de 100 000 km de vaisseaux – deux fois et demie la circonférence de la terre. Les maladies cardio-vasculaires sont provoquées par le rétrécissement de ces vaisseaux. Lorsqu'une ou plusieurs des artères coronaires – qui doivent leur nom à la couronne qu'elles forment autour du cœur – se bouchent, la partie du muscle cardiaque qui n'est plus approvisionnée par le flux sanguin meurt après quelques heures et ne participe plus au travail de pompage : c'est infarctus. Si la partie qui n'est plus irriguée est étendue, l'issue risque d'être fatale.

Le processus de rétrécissement des artères prend des années. Avec l'âge, les tissus qui les constituent perdent leur élasticité et deviennent plus rigides. Le vieillissement normal des artères porte le nom d'artériosclérose – « sclérose » désigne la dégénérescence fibreuse d'un tissu ou d'un organe. L'artériosclérose s'accompagne très souvent de dépôts qui épaississent et obstruent la paroi interne des grosses artères – aorte abdominale, coronaires, artères cérébrales, artères de jambes. Ces dépôts sont composés de différentes substances dont la plus grande partie est constituée de cholestérol. Il forme des plaques blanchâtres ou athérome – du grec *athérê*: bouillie – qui donnent ce qu'on appelle l'athérosclérose.

Les maladies cardio-vasculaires sont aujourd'hui la première cause de mortalité dans les pays développés. On connaît les facteurs de risque qui exposent à ces maladies. Le vieil adage « on a l'âge de ses artères » est confirmé par la science. Mais le vieillissement n'est pas seul en cause. Si le terrain est « à risques » (antécédents personnels et-ou familiaux), et si de surcroît s'y associent plusieurs autres facteurs de risques – excès de cholestérol (cf. cholestérol), hypertension, tabagisme, mauvaise alimentation, sédentarité, stress,...– Les problèmes peuvent apparaître avant 65 ans.

La spiruline peut jouer un rôle important dans la prévention de ces maladies. Les antioxydants et les acides gras essentiels contenus dans les microalgues contribuent à la santé cardio-vasculaire. Le bêta-carotène et la vitamine E permettent de normaliser le taux d'oxydation LDL chez les patients diabétiques (cf. diabète) et ainsi de ralentir l'apparition ou le développement de l'artériosclérose chez ces patients[262].

Les Oméga 3 qu'elle contient sont connus pour soutenir la fonction cardiaque, diminuer la viscosité du sang et prévenir la formation des caillots, aider à combattre l'artériosclérose et diminuer l'hypertension selon les recherches du laboratoire de biotechnologie des microalgues en Israël et du ministère de l'Agriculture américain[263]. Des tests[264] sur des lapins blancs japonais soumis à un régime riche en cholestérol et en algues ont montré qu'ils étaient moins sujets aux lésions athéromateuses de l'aorte que leurs petits camarades privés d'algues. Toujours au Japon, la spiruline a démontré des effets positifs sur des rats diabétiques souffrant d'hypertension[265] ainsi que sur des sujets humains[266]. La chlorelle a également permis de réduire l'hypertension de sujets humains[267] sans pour autant réduire une tension normale.

On sait aussi que la souplesse de n'importe quelle membrane cellulaire est proportionnelle à la quantité et au type d'acides gras polyinsaturés (cf. composition de la spiruline) qu'elle contient. Une étude chinoise démontre l'effet de la spiruline sur la fluidité de la membrane cellulaire des globules rouges de rats[268]. Les recherches indiquent que la consommation d'algues permet d'augmenter de manière significative les taux d'Oméga 3 dans le sang chez ces rongeurs[269]. Les acides gras essentiels des microalgues bleues sont plus faciles à assimiler que ceux contenus dans l'huile de soja et, à quantités égales, sont trois fois plus efficaces[270].

Un autre aspect intéressant de la spiruline, selon une étude indienne[271] sur des souris, est que la petite spire protège le cœur des dommages provoqués par la chimiothérapie à base de doxorubicine sans interférer avec son activité anti-tumorale.

Des expérimentations humaines en cours semblent confirmer les conclusions obtenues sur la souris. La souris restant la référence pour tester les futurs médicaments à usage humain.

Le cholestérol

Témoignage

René T.

« Allô ? ... oui Docteur, je vous confirme ! Ce n'est pas une erreur de transmission du labo. C'est bien 47 grammes 50 de cholestérol et non 4,75… avec 14,95 de triglycérides,… Nous l'avons fait vérifier trois fois !…

Certes, le sérum était particulièrement opalescent, mais on ne s'attendait quand même pas à trouver de tels taux. En 30 ans de carrière, je ne me souviens pas avoir jamais vu pareille analyse.

Tu m'étonnes, 47 g 50, des taux à figurer au Guiness des records !

O.K. je le connais bien notre René. Le bonhomme est restaurateur, de père en fils depuis 3 générations, et il a tôt fait de s'enfiler deux douzaines d'escargots de bourgogne arrosés au « vertouji » local en guise de petit-déjeuner…

Mais quand même : Quel tonus ! Car malgré son diabète, son artérite, son emphysème, et son angine de poitrine… entre autres « petites misères », il trône fièrement et sans défaillir derrière son piano, dès l'aurore, et pour une douzaine d'heures non-stop. Premier lever ; c'est encore René qui fait le tour des cuisines et du laboratoire avant l'extinction des feux. La salle elle, c'est l'affaire « des femmes » !

Cette anecdote date de près de trente ans. René avait à peine la cinquantaine.

Depuis, il en a coulé de l'eau sous la Vézère, et du Juliénas dans son gosier. Certes René s'est payé – dans le désordre et au dépoté - trois infarctus, deux pontages, a été amputé de trois orteils à gauche, deux à droite, présente une quasi cécité pour rétinopathie diabétique, on ne compte plus les hospitalisations en urgences pour O.A.P.…

Son foie est plus « gras » que celui des oies.
N'empêche – foin des statistiques – il est toujours là, prompt à décocher une remarque acerbe aux « petits », les deux générations suivantes, qui lui ont succédé aux fourneaux !

Cette anecdote n'a certes pas valeur de statistique, mais seulement d'exemple. Tant il est vrai qu'en dépit des études savantes et des publications scientifiques fort étayées, la « matière humaine » a cela de spécifique et de merveilleux, qu'il n'est pas deux individus sur les milliards que cette planète supporte, qui réagissent strictement de façon identique. Que nous possédons des capacités d'adaptation admirables, même dans des situations réputées « désespérées ».

Qu'enfin l'observation rigoureuse et sans a priori, au quotidien, de l'homme dans sa globalité, dans sa complexité, dans son environnement, dans sa relation à l'autre et à lui-même, rend très humble le plus savant d'entre nous quant à nos connaissances réputées avérées. Merci, Professeur Jean BERNARD pour les partages passionnés que nous avons eus à cet égard. Je me remémore le plissement rieur de vos paupières quand je vous affirmais « n'avoir encore jamais vu une courbe de Gauss venir s'asseoir devant moi pour me demander conseil et assistance… »

Depuis que des acteurs célèbres mettent leur cholestérol au service d'un grand groupe agroalimentaire, la France cathodique a pris conscience de la nécessité de limiter sa consommation d'aliments riches en celui-ci. Elle sait qu'elle doit réduire son « mauvais cholestérol » et augmenter le « bon » pour diminuer les risques de maladies cardio-vasculaires qui, avec près de 180 000 décès par an, sont la première cause de mortalité en France[272]. Le cholestérol – l'excès de mauvais cholestérol et/ou le manque de bon cholestérol – est avec les trois autres bourreaux du cœur que sont le tabac, l'hypertension artérielle et le diabète, l'un des principaux facteurs de risque de ces maladies.

Telle est du moins la position « officielle » globalement validée à ce jour parce qu'il est convenu d'appeler la « communauté scientifique ».

Qu'est-ce que le cholestérol?

Le cholestérol est l'un des lipides sanguins indispensables à la vie. Il intervient dans la fabrication des hormones et de la bile ainsi que dans le transport des graisses dans l'organisme. La majeure partie du cholestérol est synthétisée par le foie qui le fabrique à partir d'un grand nombre d'aliments. Pour le transport dans le sang, le cholestérol utilise deux véhicules : le LDL-C (*Low density lipoproteins cholesterol*) ou lipoprotéines de faible densité qui assure le transport du foie vers les cellules et qui, en cas d'excès, le déverse dans le sang : c'est ce complexe Lipoprotéine porteur + Cholestérol, (ici à faible densité LDL) qu'il est improprement convenu d'appeler « mauvais cholestérol », vocable maintenant tombé dans le domaine commun.

Le HDL-C (*High density lipoproteins cholesterol*) ou lipoprotéines de haute densité ramasse cet excédent et le ramène vers le foie, pour ensuite le recycler ou l'éliminer. C'est, avec les mêmes réserves que précédemment, ce qu'il est convenu d'appeler le « bon cholestérol » qui nettoie les artères. Lorsqu'il y a trop de « mauvais cholestérol », l'excédent s'amasse et encrasse les artères – notamment les artères du cœur (artères coronaires) – dont il réduit le calibre en formant des plaques, dites plaques d'athérome.

Il rend le passage du sang de plus en plus difficile et favorise la formation de caillots (thrombose). Lorsque le sang ne peut plus passer, les cellules, privées d'oxygène, meurent. Selon l'artère obstruée, cet accident entraîne l'infarctus du myocarde, l'accident vasculaire cérébral, l'artérite des membres inférieurs, la thrombose ophtalmique, auditive etc.

De nombreuses observations montrent que lorsque le « mauvais cholestérol » diminue, il en va de même pour les risques de maladies cardio-vasculaires[273]; qu'une réduction de 30 % du taux sérique de cholestérol entraîne - dans une population à taux élevé - une réduction dans les mêmes proportions du risque cardio-vasculaire[274].

De même a-t-il été également démontré l'importance de faire augmenter le taux de HDL-cholestérol[275] pour les mêmes raisons.

S'agissant du cholestérol, trois problèmes se posent :

1. Quels sont les chiffres considérés comme « normaux », limites et pathologiques?

Il est généralement admis qu'un taux de 2 g/l est considéré comme « normal ». Avec un facteur de pondération de 0,01 g/l par année d'âge au-delà de vingt ans.
Soit 2,40 g/l à 40 ans, 2,60 à 60 ans.

D'autres études considèrent comme « très dangereux » des taux supérieurs à 2,40 g/l quel que soit l'âge.

Dans quelle étude situer l'ami René et ses 47 g 50?
Il est clair qu'à vouloir être trop réducteur, on se déconnecte de la réalité physiologique, s'agissant d'organismes d'une extrême complexité – la matière vivante humaine - dont les différents mécanismes intimes interfèrent en permanence. Et qu'une seule composante, prise isolément, sur l'analyse d'un millimètre cube de sang prélevé à un instant « t » sur cinq litres circulants, ne peut expliquer à lui seul totalement la réaction en chaîne conduisant aux effets pathologiques.

Ainsi, un même taux de cholestérol sérique ne présente-t-il pas le même facteur de risques chez un sujet svelte, sportif, non-fumeur, à l'alimentation équilibrée et sans antécédent pathologique personnel ni familial, que chez une personne sédentaire, obèse, tabagique, sous oestro-progestatifs, et présentant des antécédents d'infarctus du myocarde.

2. Y a-t-il une corrélation, et dans quelles proportions, entre les taux sanguins de cholestérol et les risques cliniques de morbidité (risque de maladies induites) et/ou de mortalité ?

S'agissant donc de la corrélation : taux sanguins – risques pathologiques, nous venons de le voir, il convient de prendre en compte les facteurs de risques surajoutés qui potentialisent considérablement les conséquences délétères rapportées au seul taux sanguin de cholestérol.

De surcroît, tout médecin « senior » qui a contribué – de bonne foi, conforté par pléthore d'études statistiques – à la promotion des premiers hypolipémiants, sait parfaitement qu'il était bien difficile d'établir un lien de causalité : diminution du taux sérique de cholestérol – réduction proportionnelle, voire exponentielle des complications thromboemboliques. Les infarctus survenant sur des patients à taux de cholestérol « normalisés » rivalisaient avec ceux des sujets à taux élevés non traités…

L'explication en est que ces produits-là ont pour effet bien davantage de « masquer » des taux sanguins que d'agir au niveau de la synthèse, notamment hépatique, du cholestérol.

Depuis, plusieurs générations de « statines » leur ont succédé, dont les mécanismes d'action ont été mieux précisés, notamment au niveau de la synthèse du cholestérol. Leur action est assurément plus efficace et ciblée, par contre la fréquence et l'intensité des effets secondaires semble malheureusement proportionnelle : Myalgies, pouvant aller jusqu'à des neuro-myopathies, atteintes hépatiques toxiques, souvent irréversibles, sanguines etc.…

3. Quels sont les différents traitements dont on dispose, leur efficacité, leurs effets secondaires, indésirables voire dangereux ?

Il est heureusement bien d'autres moyens de limiter l'accumulation du cholestérol dans l'organisme, même et y compris d'inverser la bascule LDL sur HDL, « mauvais » « bon » cholestérol.
En premier lieu : la DIÉTÉTIQUE.

« **Que la Nutrition soit ta Médecine** » enseignait Hippocrate, il y a quelques 2400 ans !

S'il est un domaine où cette sentence d'Hippocrate est particulièrement pertinente, c'est bien dans celui-ci. Les publications sont légion qui démontrent l'incidence d'une diététique riche en poissons gras[276], ou encore en certaines huiles végétales[277] sur la baisse des taux de lipides sanguins, singulièrement du cholestérol, la diminution du « mauvais » cholestérol, l'augmentation du « bon » et partant, la diminution très significative des affections coronaro-vasculaires et vasculaires cérébrales.

Mais attention, il est bien difficile au quidam de s'y retrouver à vouloir appliquer à la lettre telle recommandation réputée valide. Un simple exemple concernant les apports nutritifs contenus dans les poissons :

Il est vrai que les acides gras essentiels Oméga 3 contenus en quantité dans la chair et les huiles de poissons gras, sardines, harengs, maquereaux, saumons... ont un effet préventif très favorable, nous le verrons dans le chapitre ci-dessous, contre l'encrassement des artères et les maladies thromboemboliques dérivées.
C'est vrai s'agissant de poissons sauvages issus des mers froides !

Que cette même espèce de poissons, le saumon singulièrement, soit issu d'élevages locaux, et l'efficacité est considérablement réduite. Que ces poissons soient nourris avec certaines farines, certes aujourd'hui décriées voire interdites, et l'effet s'inverse !

Du régime Crétois au « *french paradox* » :
C'est également la base du célèbre « régime Crétois où la fêta de chèvre, les tomates, les artichauts et l'huile d'olive sont réputés constituer un élixir de longue et saine vie ! Des publications nombreuses viennent étayer ces données, à l'instar du très sélect JAMMA[278].

Nous verrons ultérieurement, au détour d'une anecdote qui ne manque pas de « piquant », et qui a donné naissance à cette autre célèbre étude où nos collègues U.S. ont publié leurs conclusions sous le titre de « French Paradox », que l'association foie gras et vin rouge peut tout autant avoir des effets favorables sur les affections thromboemboliques coronaires et cérébrales... !

Et la spiruline dans tout cela ?

La spiruline et le cholestérol

Au début des années 1980, des expérimentations animales menées au Japon[279] et en Inde[280] sur des rats ont montré que la spiruline pouvait réduire l'hypercholestérolémie et l'artériosclérose dues à une alimentation surchargée en graisses animales. De même, s'agissant de la stéatose du foie (ou foie gras) causée par une alimentation trop riche en graisse et en cholestérol.

Bien que les travaux sur les sujets humains soient encore limités, différentes publications ont confirmé les témoignages cliniques relatifs aux effets bénéfiques de la spiruline sur l'hyperlipidémie et l'obésité. Dans l'une de ces études, la spiruline a fait baisser les lipoprotéines de faible densité tout en augmentant les lipoprotéines de haute densité[281]. Ils n'indiquent pas d'effets secondaires indésirables et concluent que la réduction du cholestérol est partiellement due au contenu élevé d'acide gamma-linoléique de l'algue spiralée.

Une étude japonaise du service de médecine interne de l'université de Tokai[282] confirme ces découvertes. Aucun effet secondaire indésirable n'a été observé.

Les chercheurs en ont conclu que la spiruline permettait de contrôler les taux de cholestérol et qu'elle avait un effet favorable sur les maladies cardiaques. Ils ont également comparé les effets de la spiruline sur le cholestérol à ceux de l'huile de poisson car comme elle, l'algue bleu-vert contient des taux importants d'acides gras essentiels Oméga 3 et Oméga 6. Qui plus est, ils pensent que les poissons consommateurs de phytoplancton puisent leurs acides gras dans les microalgues riches en acide alpha-linoléique, le chef de file de la famille oméga 3.

Nous ajouterons que la spiruline présente de surcroît la remarquable particularité de présenter le rapport Oméga 3 sur Oméga 6 idéal pour l'organisme humain.

Pour faire bref et synthétique, à la différence des produits de synthèse dont le mode d'action spécifique intervient au niveau d'un organe en bloquant certains processus métaboliques, quitte à ce que ce soit au détriment d'autres – d'où les effets secondaires – la spiruline de par ses principes actifs extrêmement nombreux et complémentaires, agit en « optimisant » les fonctions métaboliques interactives respectives. De sorte que l'organisme fonctionne globalement de façon plus « confortable », et que ce mode d'action n'entraîne ni inconfort ni effets secondaires.

Le cholestérol et l'importance des acides gras essentiels

Si les acides gras essentiels Oméga 3 bénéficient aujourd'hui d'un engouement tout particulier, médiatisation oblige, il ne faut surtout pas méconnaître l'importance des Oméga 6 et de l'équilibre de la bascule Oméga 3/Oméga 6.

Les principales sources d'Oméga 6 sont les huiles végétales comme l'huile de soja et l'huile de maïs, qui contiennent beaucoup d'acide linoléique. On trouve les Oméga 3 dans la graine de lin, le chanvre, les huiles de colza et de noix, le plancton et les poissons gras comme la sardine, le hareng et le maquereau. Le composant principal des huiles végétales citées est l'acide alpha-linoléique, tandis que les principaux acides gras des poissons et des huiles de poisson sont l'acide eicosapentaenoïque (EPA) et l'acide docosahexanoïque (DHA).

Les EPA et DHA appartiennent à la famille des acides gras dits essentiels (EFA) parce que notre organisme en a besoin pour fonctionner mais ne sait pas les fabriquer. Ils doivent donc impérativement être apportés par l'alimentation. Les propriétés des EFA ont fait la preuve de leur efficacité pour modifier les lipides qui contribuent à abaisser le taux de cholestérol sanguin et à diminuer les risques de maladies cardio-vasculaires, d'artériosclérose (diminution de la rigidité des artères et de la formation de plaques d'athérome) et d'infarctus.

L'observation au dix-huitième siècle d'Hans Egede, le premier missionnaire au Groënland, corroborée par une étude[283], deux siècles plus tard, s'étendant de 1950 à 1974 sur la santé des habitants du district d'Upernavik au Groënland, dans le sud du pays, le confirme. Les chercheurs Danois Niels Kromann et Anders Green comparent deux groupes d'Esquimaux : un groupe qui suit le mode de vie traditionnel sur la banquise et un deuxième groupe émigré au Danemark qui a choisi le mode de vie occidental.

Les résultats sont clairs : il y a très peu d'infarctus chez les Esquimaux de la banquise – trois contre quarante dans l'autre groupe. Le taux de mortalité par maladies coronariennes est de 3,5 % chez les Esquimaux, alors qu'il varie de 45 à 50 % dans les pays occidentaux.

Il est constaté que les Esquimaux consomment beaucoup de poissons et de viandes de mammifères marins. Ils en déduisent que la faible incidence de maladies cardio-vasculaires est due à ce régime[284]. Des chercheurs japonais[285] parviennent aux mêmes conclusions lorsqu'ils étudient le régime des habitants de l'archipel d'Okinawa, au sud du Japon, qui détiennent le record de longévité de la planète. Hirai et Terano découvrent que la consommation de poisson y est deux fois plus élevée qu'au Japon et que les maladies cardio-vasculaires y sont aussi plus rares. Et c'est dans l'île de Kohama que le taux de maladies cardio-vasculaires est le plus faible du monde[286].

Les trois-quarts des lipides de la spiruline sont des acides gras insaturés, dont un fort pourcentage d'acide alpha-linoléique et d'acide gamma-linolénique. Après le lait maternel, la spiruline est l'aliment naturel le plus riche en acide gamma-linolénique. Quant à la fraction acide Di homo gammalinolénique, on ne la retrouve que dans le lait maternel et la spiruline.

L'acide gamma linoléique, un acide gras essentiel, est un précurseur des prostaglandines, hormones qui contrôlent de nombreuses fonctions corporelles. La prostaglandine PGE1 est impliquée, entre autres, dans la régulation de la tension artérielle, le ralentissement de la production de cholestérol, la prévention des problèmes cardiaques et la prolifération des cellules[287].

Le Dr Rafail Kushak et ses collègues[288] ont démontré[289] que les acides gras essentiels des microalgues étaient plus facilement assimilables que ceux de l'huile de soja et offraient de meilleurs bénéfices cardio-vasculaires. Alors que l'huile de soja et les algues bleues contiennent de l'acide alpha-linoléique, ces chercheurs ont découvert que les rats devaient absorber trois fois plus d'huile de soja pour obtenir le taux de circulation d'acide alpha-linoléique des rats nourris aux microalgues.

De plus, ces algues augmentaient de façon plus efficace l'EPA et le DHA que l'huile de soja. Selon les recherches[290] du Pr Zvi Cohen[291] et du Dr Helen Norman[292], les Oméga 3 des algues soutiennent la fonction cardiaque, réduisent la viscosité du sang, diminuent artériosclérose (une maladie qui durcit la paroi des artères) et font baisser la tension artérielle.

La flexibilité des membranes cellulaires est directement proportionnelle à la quantité et au type d'acides gras polyinsaturés qu'elles contiennent. Une autre étude révèle que la prise de micro algues bleues peut diminuer les taux trop élevés d'acide arachidonique (AA) – un Oméga 6 essentiel que l'on trouve dans les graisses animales, le jaune d'œuf – dans les lipides sanguins et hépatiques et peut contribuer à augmenter de manière significatives les pourcentages des Oméga 3[293]. L'EPA et le DHA sont essentiels pour une fonction cardio-vasculaire et cérébrale optimales.

Le Pr Karl J. Abrams[294] confirme que : « Les acides gras essentiels ont des qualités lubrifiantes et augmentent la flexibilité de la membrane cellulaire. On sait qu'ils font baisser le taux de cholestérol sanguin et préviennent les maladies cardio-vasculaires. Les acides gras essentiels sont extrêmement utiles en raison de leur efficacité à dissoudre et à nettoyer les dépôts de cholestérol sur la paroi interne des artères… La tendance des plaquettes sanguines à s'accumuler et la tension artérielle diminuent lorsqu'on augmente la consommation d'huile de poisson ou d'acides gras essentiels que l'on trouve dans les microalgues. »

Il convient toutefois de préciser que, selon les souches de spiruline, les taux d'acides gras essentiels varient considérablement[295].

La spiruline HTPA® atteignant des taux supérieurs à 23 % d'acide gamma linolénique, dont près de 3 % pour la seule fraction Di-Homo Gamma linolénique.

Pour revenir à des aspects très pragmatiques d'observation « de terrain », le cas clinique évoqué en début de chapitre de René est (heureusement!) extrême. Pour autant, il incite à la réflexion. Ainsi convient-il, pour compléter l'exposé de ce « cas », de préciser que durant les dix premières années qui suivirent la découverte de ses taux « historiques », il a testé à peu près tous les hypolipémiants alors disponibles, avec une efficacité toute relative. Surtout a-t-il dû arrêter toute prise de fibrates et autres statines en raison de taux d'enzymes hépatiques qui atteignaient d'autres sommets…

Depuis environ cinq ans, il a découvert la spiruline. Cliniquement son état peut être considéré comme « stationnaire », ce qui dans le cas d'espèces singulières est déjà considéré comme un « petit miracle » (sic) par l'entourage familial comme médical. Ses taux sériques de lipides sont encore certes assez fluctuants, mais du moins ne présente-t-il aucun effet secondaire.

À l'instar de nombres d'études, notamment japonaises[296] nous pouvons porter témoignage de nombreux exemples (M.P. Angers, V.F. Paris, N.T. Limoges…) de sujets présentant des taux sanguins élevés de lipides, essentiellement de cholestérol, sans pathologie patente, ayant décidé de substituer leurs divers traitements hypolipémiants par la prise quotidienne de spiruline (4 à 5 grammes en une seule prise matinale), avec une efficacité quasi comparable pour des effets secondaires nuls.

Le témoignage de mon confrère Norbert L. de Lyon est également des plus révélateurs. Après avoir constaté à plusieurs reprises que plusieurs patients et patientes de sa clientèle avaient en commun d'avoir vu notablement chuter leurs taux sanguins de cholestérol, alors que ceux-ci n'avaient rien changé à leurs traitements habituels respectifs, et qu'ils semblaient n'avoir également rien modifié de leur alimentation… Hormis la prise récente de spiruline, le bon Docteur Hubert décrochait son téléphone pour m'appeler.

Ses constatations ne m'étonnaient guère. Ce qui me surprit par contre ce fut sa conclusion : « Faut-il leur faire réduire ou arrêter la prise de spiruline? ».

Et à ma contre-proposition de poursuivre la prise de spiruline et de diminuer au contraire les doses d'hypolipémiants de synthèse, il avoua ne pas y avoir spontanément songé… *De l'influence du 'lobby'de l'Industrie Pharmaceutique sur le prescripteur occidental.*
Il joua le jeu. Fut convaincu. Aujourd'hui Hubert consomme et prescrit de la spiruline en maintes circonstances…

Le cholestérol et l'acide nicotinique ou vitamine PP

L'acide nicotinique, ou nicotinamide est l'une des formes de la niacine ou vitamine B3, encore dénommée vitamine PP, une des vitamines naturellement contenues dans la spiruline.

Il agit à la fois sur le « mauvais cholestérol » LDL, qu'il fait baisser, et sur le « bon cholestérol » HDL, qu'il augmente.

On peut qualifier la vitamine PP de – « première substance hypocholestérolémiante reconnue ». En témoigne l'histoire peu banale des « lapins de Rudolph »…

Nous sommes dans les années 1950, le Dr Abram Hoffer, un médecin canadien s'était aperçu, en testant sur lui-même les effets de la niacine, qu'elle avait arrêté les saignements des gencives dont il souffrait. Il rencontre un collègue, le Dr Rudolf Altschul, un médecin tchèque émigré au Canada, qui avait rendu ses lapins « coronariens » en leur donnant des gâteaux aux œufs confectionnés par sa femme. Hoffer lui propose de tester la niacine sur ses lapins malades.

Altschul, intrigué accepte. En quelques jours, le taux de cholestérol de ses rongeurs hypercholestémiés est revenu à la normale.

Le lendemain, les deux médecins prennent contact avec un médecin clinicien pour monter une étude sur des humains. En quelques semaines, le protocole confirme que l'acide nicotinique fait également baisser le cholestérol des humains[297].

Un an plus tard, l'Américain William Parsons confirme ces observations[298].

En 1966, une étude de prévention secondaire auprès de 8341 hommes ayant subi un infarctus, le *Coronary Drug Project*[299], démontre que parmi toutes les molécules testées, la seule à faire baisser la mortalité est la niacine d'Abram Hoffer et Rudolf Altschul!

Signalons enfin cette voie de recherche des plus prometteuses dans l'étude de la prévention de la maladie d'Alzheimer: le déficit en acétylcholine, un neuromédiateur qui - nous le verrons dans le chapitre spécifique - est une des causes des dysfonctionnements neuropsychiatriques, est dû à une disparition sélective des récepteurs membranaires nicotiniques à l'acétylcholine. Les rares traitements médicamenteux de la maladie d'Alzheimer agissent précisément en inhibant l'action de l'enzyme cholinestérase et permettent ainsi le maintien d'un taux suffisant d'acétylcholine au niveau des synapses. Nous verrons également, découverte des plus récentes, qu'un extrait de cyanobactérie agit strictement au même niveau.

Il est bien difficile d'ouvrir une revue, un périodique, sans trouver un article qui fasse référence à « la santé ». Et sous couvert d'études réputées scientifiques, relayées par LE nutritionniste maison ou LA diététicienne de service, ceux-ci de nous asséner le dernier « régime » en vogue. « Anti-vieillissement », « hypocalorique », contre les rhumatismes, la ménopause…

L'« anti-cholestérol » fait recette !

« Pour faire baisser votre taux de cholestérol, mangez chaque jour :

- 10 fruits crus ou légumes frais » (pourquoi 10 ? 10 cerises ? 10 salades ? 10 pastèques ?).
- Des « crudités », du pain complet, des légumes secs.
- Le lait doit être écrémé, le yaourt à 0 %, le fromage « maigre »…
- Privilégiez les poissons et les viandes blanches, singulièrement la volaille, mais sans la peau !
- Mangez des noix. Pour vos salades, utilisez des huiles riches en acides gras insaturés (olive, maïs, colza, noix, tournesol)
- Attention aux œufs !…
- Limitez le sel.
- Évitez les plats frits, les plats cuisinés du commerce.
- Attention aux pièges des pâtisseries et des crèmes glacées.
- Lisez attentivement les étiquettes… etc. »

O.K.... Tout cela est peut-être pétri de « bonnes intentions », mais s'adresse à quel profil de population?

Peut-on encore s'insurger aujourd'hui contre la « dictature des statistiques », contre la « tyrannie des régimes réputés diététiques », contre l'impérialisme des idées reçues »?...

J'en fais le pari. Le thème du cholestérol nous en donne un excellent exemple.

En d'autres temps, mon confrère Robert ATKINS[300] dénonçait, s'agissant de ce point précis de l'action des différentes graisses de l'alimentation sur l'encrassement présumé des artères, le « *message simpliste de l'establishment médical* », leur opposant l'étude Framingham Heart.

**Mon message, à l'instar de Rabelais :
« Faye ce que voudra ! »...**

Ce n'est nullement de la provocation gratuite. Et je m'en explique : Sauf rares exceptions qui relèvent de cas pathologiques spécifiques d'intolérance génétique à certains nutriments (protéines le plus souvent), notre organisme, omnivore par nature, a besoin de TOUS les nutriments, sans exclusive. Y compris des graisses animales comme végétales. Ce sont les excès qui sont néfastes, mais aussi les déséquilibres, les carences.

Il convient donc d'apprendre certes à VARIER les apports nutritionnels, et à les ÉQUILIBRER, plutôt qu'à restreindre, à interdire...

En d'autres termes, APPRENDRE à SE FAIRE PLAISIR !

Non, DIÉTÉTIQUE et GASTRONOMIE ne sont pas antinomiques[301] !...

Par contre il est clair que, nous le détaillons très largement au chapitre « La révolution bleue », même pour ceux qui ont le souci permanent de privilégier l'origine et la teneur de leur alimentation, les nutriments présentent aujourd'hui des carences très importantes en micronutriments, oligoéléments minéraux et vitamines en premier chef.

Une solution pratique et efficace afin de palier ces inévitables carences dans l'apport quotidien (protéique, vitaminique, oligoéléments minéraux et autres coenzymes) : prenez donc chaque matin quelques grammes de (bonne) spiruline !

4 à 5 grammes en « entretien », voire 10 grammes/jour dans des cas de déséquilibres métaboliques ou d'efforts intenses (sportifs ou intellectuels).

Mais, répétons-le en conclusion de ce chapitre car la bonne compréhension de cet aspect est essentielle :

Ce n'est pas parce que les principes actifs contenus dans la spiruline font baisser le taux de cholestérol sanguin et contribuent à inverser le rapport LDL/HDL qu'elle est utile à la santé en prévenant les affections coronaro-vasculaires, neuro-dégénératives cérébrales et autres…

Mais c'est parce qu'elle agit à différents niveaux intimes de métabolismes synergiques, dont celui de la synthèse hépatique du cholestérol, que les taux sanguins baissent, voire se normalisent, par voie de conséquence.

Chap 6

Spiruline

et maladies neuro-dégéneratives

Les maladies dégénératives touchent le système nerveux central. Elles attaquent l'encéphale, la moelle, les fonctions supérieures, la motricité, les neurones aussi bien que la myéline. Elles peuvent se limiter à des structures très précises ou s'étendre à l'ensemble du système nerveux. Et, si elles font souvent partie des maladies liées au vieillissement, elles touchent aussi les enfants et les jeunes adultes. Leur mécanisme est très variable, mais elles ont un trait commun qui est la dégénérescence progressive et souvent inéluctable causée par la perte de certains neurones.

La maladie d'Alzheimer par exemple, se caractérise par la mort des neurones cholinergiques qui interviennent, entre autres, dans la production du sommeil paradoxal et le fonctionnement de la mémoire. La maladie de Parkinson se définit par celle des neurones dopaminergiques, qui interviennent, entre autres, sur la régulation des mouvements. Et qui tue les neurones ? Le mystère de ces maladies est loin d'être résolu. On sait que pour fonctionner, pour transformer les graisses et les sucres en énergie, l'organisme a besoin d'oxygène. Dans le processus normal du métabolisme, les cellules produisent des molécules d'oxygène instables appelées radicaux libres.

Ces particules extrêmement agressives ne sont pas toutes néfastes, elles sont même indispensables à la vie. Elles jouent un rôle primordial dans les réactions de défense contre les attaques des microbes et des virus. Mais lorsque l'organisme est soumis à trop de pressions, il se lance dans une surproduction anarchique de ces fameux radicaux libres. Et c'est là qu'ils deviennent particulièrement dangereux et provoquent l'oxydation, « la rouille » de l'organisme. Sur le plan chimique, un radical libre est un fragment de molécule – ou électron – extrêmement réactif. Il est aussi très instable parce qu'il s'est échappé de sa « famille atomique » et qu'il possède une charge électrique libre.

Il agresse les molécules voisines et chasse un autre électron pour prendre sa place. L'électron expulsé reproduit immédiatement le même schéma sur son voisin, créant ainsi une réaction en chaîne qui peut toucher des milliers de molécules très rapidement.

Ces radicaux libres sont d'autant plus dangereux qu'ils attaquent les cellules saines n'importe où dans l'organisme à coup d'électron libre : c'est ce qu'on appelle le stress oxydatif. Chaque cellule est composée d'un noyau, d'un plasma, et d'une membrane. La membrane est un filtre qui doit laisser pénétrer dans la cellule les nutriments, l'oxygène et les informations dont elle a besoin pour se développer et vivre. Ce filtre doit également faire barrage à tous les éléments nocifs pour la cellule : toxines, virus, bactéries, etc.

Les radicaux libres attaquent et endommagent la membrane cellulaire, puis ils isolent la cellule et empêchent l'entrée des nutriments et l'évacuation des déchets, ce qui provoque la mort lente de la cellule. Les brèches qu'ils créent dans les membranes sont irréparables, la cellule n'est plus protégée et les éléments nuisibles peuvent attaquer le noyau. Or le noyau contient l'ADN qui renferme le code génétique à partir duquel d'autres cellules seront fabriquées. Si l'ADN est endommagé, il peut donner naissance à des cellules légèrement différentes. Plusieurs études[302] suggèrent que les effets toxiques des radicaux libres sur l'ADN et sa dégradation seraient une composante commune de grand nombre de maladies. Ils seraient impliqués dans la survenue de cancers ou l'aggravation des maladies cardio-vasculaires, d'Alzheimer, de Parkinson, des diabètes de type-2. Ils seraient également responsables du vieillissement prématuré[303] des tissus provoquant des cataractes ou une accentuation des rides. Il semble également que le contrôle des radicaux libres soit un déterminant important de la longévité[304].

Dans cette guerre contre les radicaux libres, les chevaliers blancs sont les antioxydants. Le corps fabrique ces molécules anti-radicalaires et il en puise également dans l'alimentation. On les trouve dans la plupart des légumes et des fruits colorés comme les épinards, les brocolis, la spiruline, les myrtilles, les cerises et autres fruits rouges, les pommes, le melon, le raisin ou le chocolat. Les études sur les effets protecteurs des antioxydants sur le corps et le cerveau contre les ravages du vieillissement sont légion[305].

Quant au stress oxydatif, il a été impliqué dans certaines maladies du cerveau pour lesquelles les antioxydants ont été utilisés comme agents thérapeutiques[306].

Le Dr Bickford, spécialiste[307] du vieillissement du cerveau à l'université de Floride, explique[308] qu'avec l'âge, les communications entre les neurones s'abîment, un peu comme à l'Homme de fer-blanc dans l'histoire du *Magicien d'Oz*. L'oxydation fait rouiller l'Homme de fer-blanc, jusqu'à ce que Dorothy arrive pour l'huiler. Les antioxydants font la même chose. Ils huilent les lignes de communication dans les cellules du cerveau. Pour mesurer l'impact de l'alimentation sur la communication entre les cellules, le Dr Bickford et ses collègues[309] ont placé des électrodes sur la tête de rats de laboratoire vieillissants divisés en trois groupes.

Les rats du premier groupe ont été nourris avec de la spiruline, ceux du deuxième, avec des pommes et ceux du troisième, avec des concombres. Les chercheurs sont stupéfaits par les effets de la spiruline – les plus spectaculaires – et ceux, un peu moins important, des pommes sur les neurones du cerveau de leurs petits rongeurs. Ils ont noté une amélioration des fonctions neuronales, la suppression des substances inflammatoires dans le cerveau et une diminution du stress oxydatif.

Les concombres, par contre, n'ont apporté aucune amélioration. Le Dr Bickford a répété l'expérience pour étudier l'effet des antioxydants de la spiruline, des myrtilles et des épinards sur les lésions cérébrales[310]. Un régime à base d'épinards et de myrtilles a eu des effets positifs sur des animaux souffrant de la maladie de Parkinson[311] et un régime à base d'épinards a redynamisé les capacités d'apprentissage en berne de rats vieillissants[312].

D'autres études[313] menées sur des sujets humains et animaux âgés donnent des résultats identiques. Selon des chercheurs[314] de l'université d'Umeá en Suède, les régimes enrichis à la spiruline protègent et optimisent la fonction cognitive après les accidents cérébraux chez les rats.

Une étude américaine[315] du *National Institute on Drug Abuse* de Baltimore démontre que les rongeurs vieillissants nourris à la spiruline sont protégés de l'attaque cérébrale, avec pour preuve, une réduction significative du volume de l'infarctus dans le cortex cérébral et une augmentation de l'activité locomotrice après l'attaque.

Andrew Valencia[316] et ses collègues de l'université du Nouveau-Mexique ont obtenu d'excellents résultats avec une autre petite algue bleue, l'Aph. flos-aquae, testée sur plus de cent cinquante sujets humains souffrant d'un léger accident cérébral. L'équipe de Valencia a émis l'hypothèse que la microalgue bleue semble encourager « la neuroplasticité réparatrice » ou, pour faire simple, à « recâbler » les circuits du cerveau. Une étude[317] sur des rats nourris avec des myrtilles, va dans le même sens.

Des chercheurs en Israël[318] et au Japon[319] sont parvenus à des conclusions similaires sur des rats âgés, souffrants de traumatismes cérébraux et dont l'ADN était endommagé. Valencia et ses collègues ont également fait des études électrophysiologies sur les ondes cérébrales et ont constaté que l'ingestion de l'algue bleue était liée à des améliorations prononcées des fonctions cérébrales et plus particulièrement la capacité de concentration et de discrimination entre différents signaux auditifs. Une étude du Dr Bickford[320] confirme les effets des antioxydants sur le cortex auditif sénescent.

Tous ces résultats sont particulièrement encourageants lorsqu'on sait qu'un simple petit caillot dans le cerveau peut rendre invalide de façon irréversible, et que ces accidents vasculaires cérébraux (AVC) ou attaque cérébrale sont la troisième cause de décès dans le monde industrialisé et la première cause d'invalidité.

À ce jour, il n'existe aucun traitement véritable des AVC chez l'homme. L'équipe de chercheurs japonais mentionnée ci-dessus indique, dans une autre étude publiée dans la même revue, que les effets antioxydants des épinards avaient amélioré l'apprentissage locomoteur des rats. Une autre série d'études menées par le même groupe, démontre que la capacité d'absorption des radicaux oxygénés ou ORAC des fruits et des légumes, corrélait de manière significative avec l'augmentation d'apprentissage des capacités motrices des rats. Ces chercheurs pensent que la spiruline a le même effet grâce à son indice ORAC élevé.

Les algues bleues ont traversé des millions d'années sans changer. Les paléo-biologistes, dont J. William Schop, pensent que ces micro-organismes ont atteint une sorte de perfection biologique – peut-être due à l'absence de la nécessité d'évoluer – accompagnée par de puissants mécanismes de protection qui ont minimisé les mutations génétiques[321].

Pour certains scientifiques, les cyanobactéries sont les maîtres de la régénération. Deux études indiennes[322] ont démontré la capacité de la spiruline à stimuler la régénération du sérum sanguin et des protéines hépatiques des rats.

L'explication qu'ils en donnent est que les protéines de la spiruline sont composées de chaînes de polypeptides plus courtes et moins complexes mais avec tous les acides aminés essentiels présents en grande quantité, c'est-à-dire plus facilement utilisables au niveau cellulaire.

De plus, il semble qu'une alimentation avec des microalgues soit capable de protéger des cellules contre les mutations génétiques. Les chercheurs[323] de l'institut de biologie moléculaire et sous-cellulaire en Slovénie ont découvert qu'une microalgue bleue démontrait des effets antimutagènes sur des cellules bactériennes exposées à un mutagène – une substance qui altère la transcription de l'ADN/ARN, provoquant des mutations.

Le bêta-carotène[324], que la spiruline contient en quantité (cf. composition), possède les mêmes propriétés antimutagènes. Des recherches[325] à l'université d'Auckland en Nouvelle-Zélande prouvent que les flavonoïdes participent à la réparation des dégâts que font les radicaux libres à l'ADN, et protègent les cellules de certaines altérations génétiques.

Chap 7

Spiruline et cerveau

De l'algue bleue pour la boîte noire

« Votre cerveau et le mien constituent la structure la plus élaborée de l'univers connu ».
Joël Davis[326]

Le cerveau est l'unité centrale qui contrôle l'organisme tout entier. Il stimule les fonctions motrices, la digestion, la croissance, il interprète vos expériences sensorielles et décide des réponses physiques et émotionnelles appropriées : « L'homme devrait savoir que la joie, le plaisir, le rire et le divertissement, le chagrin, la peine, le découragement et les larmes ne peuvent venir que du cerveau » disait Hippocrate[327]. Pour le faire fonctionner, il met à contribution les milliards de neurones qu'il contient.

Que sont ces neurones ? Des cellules tout simplement. Pour que le cerveau fonctionne, il faut des connexions entre ces neurones. Et c'est de cette capacité de connexions des neurones entre eux, et de leur vitesse d'interconnexions – des milliards de connexions par seconde - que dépend l'intelligence, la puissance créatrice, la plasticité d'un cerveau.

Tout ce que nous savons, tout ce que nous sommes dépend de la manière dont nos neurones sont connectés. Lorsque la connexion est mauvaise, que les cellules cessent de communiquer entre elles ou qu'elles communiquent mal, le cerveau n'arrive plus à traiter les données, retenir des informations récentes, les intégrer dans un savoir, une culture déjà pré-imprimée, acquérir de nouvelles stratégies d'adaptation, d'apprentissage, organiser le bon fonctionnement harmonieux des différents métabolismes entre eux, réparer des zones déficientes, voire créer de nouvelles cellules.

Pour fonctionner de manière optimale, le cerveau a besoin de beaucoup d'énergie : le quart de l'énergie corporelle totale ! Le rôle de l'alimentation – même si ce n'est pas le seul facteur en cause – est primordial pour construire, stimuler et entretenir les neurones. Le premier texte connu sur les effets de l'alimentation sur le cerveau est consigné sur des tablettes sumériennes vieilles de 4000 ans. Il décrit les sensations euphorisantes provoquées par l'ingestion de pavot.

On attribue à Galien (130-200), le médecin de Marc Aurèle, soigneur des gladiateurs et grand disséqueur de cerveaux de moutons, les premières bases d'une nutrition adaptée au cerveau. Les remèdes de bonnes-femmes « Mange du poisson, ça rend intelligent » ; « le phosphore, c'est bon pour la mémoire » ne manquent pas sur le sujet, mais les premières études scientifiques datent du milieu du XXe siècle.

Elles se concentrent avant tout sur les processus de production d'énergie et le métabolisme, c'est-à-dire l'ensemble des réactions dans nos cellules qui assurent le maintien en vie de l'organisme. La psycho-nutrition a mis en lumière la façon dont le cerveau utilisait l'énergie dont il a besoin pour fonctionner et les carburants qu'il privilégie, comme le glucose par exemple. Sur les 10 gr/heure que consomme l'organisme humain, le cerveau en réquisitionne 4.

C'est l'Américain Richard Wurtman qui au début des années 70, envisage les relations entre alimentation et fonctions cérébrales sous l'angle novateur des précurseurs : ces molécules fournies par l'alimentation sont transformées en neurotransmetteurs ou messagers chimiques du cerveau. Sans eux, point de mémoire, ni d'émotions. Ces molécules peuvent agir sur la vigilance, le souvenir, le sentiment de bien-être ou le stress. Les chercheurs ont découvert qu'une carence en certains nutriments dans le cerveau pouvait provoquer des problèmes mentaux et émotionnels graves. Un déficit marginal constant de nutriments pour le cerveau et le système nerveux peut se traduire par de l'irritabilité, de la dépression, des pertes de mémoire, un manque d'énergie mentale et un manque de concentration.

Les grandes découvertes de la neurophysiologie et de la neurochimie indiquent que l'action d'un neurotransmetteur peut être modulée par l'alimentation en apportant un peu plus de l'acide aminé qui sert à le fabriquer. Par exemple, des études ont montré que l'on peut induire un effet de relaxation complète, et même accélérer le sommeil grâce à des suppléments de l'acide aminé tryptophane[328], un précurseur de la sérotonine, de la mélatonine et de la niacine. Mais pour pouvoir fabriquer la sérotonine à partir du tryptophane, comme pour fabriquer la dopamine et la noradrénaline à partir de la tyrosine (autre Acide Aminé), les cellules ont besoin de vitamine B6.

Si l'organisme manque de cette vitamine, cette réaction se fera mal et se traduira par un déficit en sérotonine qui se manifestera par une augmentation anormale du niveau d'anxiété, d'irritabilité, d'agressivité. Dans ces cas précis de déficit, la prise de vitamine B6 va permettre de réguler indirectement l'humeur.

Des études[329] indiquent que des taux anormalement bas de sérotonine sont généralement associés à des comportements impulsifs, agressifs, voire très violents y compris des formes violentes de suicide. Par exemple, des taux très bas ont été relevés des sujets ayant assassiné leur famille avant de tenter de mettre fin à leurs jours. L'équipe du docteur Markus Kruesi de l'Université de l'Illinois à Chicago a trouvé qu'un taux bas de sérotonine chez un enfant à problème était le facteur qui prédisait le mieux un comportement criminel ou suicidaire[330].

Il existe plus de cinquante neurotransmetteurs. Les plus importants, pour le contrôle qu'ils exercent sur les neurones, sont la sérotonine, l'adrénaline, la noradrénaline et la dopamine – dont les précurseurs sont les acides aminés phénylalanine et tyrosine ; le GABA (acide gamma amino butyrique) synthétisé à partir de l'acide glutamique et l'acétylcholine qui n'est pas fabriquée à partir d'acides aminés, mais de choline, une substance apportée par les graisses alimentaires.

L'adrénaline permet de réagir dans une situation de stress. Des taux élevés d'adrénaline conduisent à la fatigue, au manque d'attention, à l'insomnie, à l'anxiété et dans certains cas à la dépression.

La noradrénaline stimule la libération de la graisse mise en réserve et contrôle la libération des hormones qui régulent la fertilité, la libido, l'appétit et le métabolisme. Une baisse de noradrénaline affecte l'acquisition de connaissances et d'associations nouvelles. On augmente la sécrétion de noradrénaline des patients dépressifs avec de la tyrosine. Une étude menée sur des enfants américains par le Dr Bruce Perry[331] indique que des comportements « socialement détachés » sont liés à des problèmes de noradrénaline. En Suède, le docteur David Magnusson[332] a suivi tous les garçons d'une petite ville dès l'âge de 10 ans sur une durée de vingt ans. Toux ceux qui sont devenus criminels avaient des taux de noradrénaline bas.

La dopamine est liée à la recherche de plaisir et du désir. Des problèmes dans la synthèse ou la libération de dopamine peuvent se traduire par la démotivation ou la dépression. La maladie de Parkinson est associée à une baisse d'activité des neurones de la dopamine dans une partie spécifique du cerveau (l'axe substance noire ou locus niger - striatum).

Le GABA (acide gamma amino butyrique) est le neurotransmetteur du calme et de la relaxation. Depuis la découverte du mécanisme des benzodiazépines, on sait qu'il joue un rôle essentiel dans le contrôle de l'anxiété. Ces tranquillisants – dont le célèbre Valium® – agissent en se liant sur des récepteurs du type de ceux qui réagissent au GABA.

L'acétylcholine, un neurotransmetteur « à tout faire », intervient dans le contrôle des mouvements, y compris le pouls, ainsi qu'une multitude de fonctions physiologiques. C'est aussi le messager chimique de la mémoire. Lorsque le système qui utilise l'acétylcholine est perturbé, des troubles de la mémoire, voire dans les cas extrêmes des formes de démence, apparaissent. Les parties du cerveau où les neurones qui utilisent la choline sont les plus nombreux sont aussi celles qui dégénèrent dans la maladie d'Alzheimer.

Les autres acteurs importants pour la santé cérébrale et une bonne neurotransmission sont les lipides et plus particulièrement les acides gras essentiels. La présence à des taux appropriés des différentes familles de graisses est indispensable au développement du cerveau (cf. composition). Pour transformer ces précurseurs lipidiques en dérivés actifs comme les hormones prostaglandines, l'organisme a besoin d'enzymes qui à leur tour ne peuvent fonctionner sans micronutriments essentiels comme le magnésium, le fer, le zinc et diverses vitamines.

Tout déficit a une incidence sur l'activité de l'enzyme et de là, sur le taux des divers dérivés actifs. Par exemple, un manque en fer peut contribuer à une baisse de synthèse des bons acides gras membranaires. Et sans une bonne composition lipidique des membranes, les divers transporteurs ou composés présents au niveau sanguin qui en favorisent l'entrée dans les tissus ne sauront pas les reconnaître.

D'autres facteurs déterminants jouent un rôle pour que le cerveau fonctionne correctement. Il faut éviter :

- L'exposition aux polluants environnementaux. Le cerveau est particulièrement fragile et vulnérable face aux attaques des radicaux libres (cf. composition).
- Les traumatismes crâniens. Des microtraumatismes répétés à la tête, même minimes, pendant la jeunesse laissent des traces à long terme au niveau neurologique. Ils augmentent le risque de développer par la suite la maladie d'Alzheimer[333] et de Parkinson à l'instar du boxeur culte Mohamed Ali. Curieusement, chez les sportifs, ce ne sont pas les boxeurs qui présentent statistiquement le plus de risques mais les footballeurs (pratique de la « tête ») et les golfeurs (coups de clubs maladroits et les balles perdues).
- Les médicaments comme les somnifères, les sédatifs et les antidépresseurs.
- Le stress : Des études[334] indiquent que des mécanismes de gestion du stress peu efficaces sont associés à une atrophie de la partie du cerveau responsable de l'acquisition mémorielle et une détérioration accélérée des fonctions cognitives.

Spiruline et trouble de « déficience de l'attention »

Des millions d'enfants ainsi que des adultes souffrent d'un « trouble de déficience de l'attention avec ou non-hyperactivité » (*TDAH* ou *ADHD* en anglais) également appelé par l'OMS « trouble hyperkinétique ». Cette pathologie affecte le système nerveux central et se traduit par plusieurs manifestations de déficit d'attention, d'hyperactivité ou, paradoxalement, d'apathie, d'impulsivité et de manque de concentration.

Une étude[335] indique que les personnes atteintes de *TDAH* sont, la plupart du temps, déficientes en L-glutamine – un précurseur de l'acide gamma amino butyrique (GABA), neurotransmetteur qui calme l'esprit et pourrait jouer un rôle dans l'hyperactivité – ainsi qu'en acides gras essentiels[336]. Une déficience en vitamines[337] peut également se traduire par des comportements antisociaux comme le vandalisme ou les agressions. Une carence en vitamines B influe sur la synthèse des neurotransmetteurs comme la sérotonine, la dopamine et le GABA.

Un manque de vitamine B1 (thiamine) peut rendre nerveux, irritable et sensible au bruit. Observée chez des enfants hyperactifs[338], une déficience en vitamine B6 entraîne une baisse de production de neurotransmetteurs comme la sérotonine. Pour leur thèse de doctorat, deux chercheurs[339] ont étudié les effets d'une prise quotidienne d'1 gramme de spiruline sur 1 567 écoliers.

Ils ont constaté une amélioration spectaculaire des résultats scolaires de 81 %. Leur conclusion est qu'une telle amélioration est due aux nutriments indispensables pour un fonctionnement cérébral optimal dont le GLA et la phycocyanine contenus dans la spiruline et à leur très grande assimilabilité (cf. composition).

Une autre étude[340] sur les effets bénéfiques des algues bleues sur les enfants a démontré une amélioration du comportement et des capacités d'apprentissage des petits chérubins. Ceux-ci étaient plus concentrés, suivaient mieux les directives, se montraient moins agressifs, déprimés et angoissés.

D'autres enfants[341] qui suivaient un programme de lecture spécifique ont été divisés en trois groupes : sans algue, avec 1,5 gr/jour et avec 3 g/jour pendant 3 mois. Les chercheurs ont constaté une amélioration de 40 % de la mémoire et de 20 % de la concentration. Les groupes qui prenaient de la spiruline ont également bénéficié d'une réduction des taux toxiques d'aluminium – taux corrélés à des problèmes d'apprentissage et de concentration.

Spiruline et maladie d'Alzheimer

« Elle a fini par le mener à un endroit où je ne peux plus l'atteindre »
disait Nancy Reagan à propos de la maladie de Ronald Reagan.

La maladie d'Alzheimer, l'une des affections neuro-dégénératives les plus fréquentes et les plus redoutées des pathologies directement liées au vieillissement, s'attaque à la mémoire. Si la maladie reste un mystère dont la cause précise reste inconnue, ainsi que celle des autres formes de démence apparentées, les spécialistes ont réussi grâce aux IRM à suivre la progression de la maladie.

Les lésions attaquent l'hippocampe, rouage cérébral essentiel pour mémoriser une information. Puis elles se diffusent dans les régions néocorticales, dites « associatives », qui traitent les données transmises par le système sensoriel (vue, ouïe, odorat, etc.). En fin de parcours, elles envahissent le cortex moteur, qui commande la marche, la parole, la faculté de déglutir. Sur leur passage, ces lésions détruisent des millions de neurones et les synapses qui assurent leur communication.

Deux mécanismes biochimiques sont à l'origine de ces destructions. On sait que la plaque amyloïde – un amas de protéines anormales qui s'accumulent à l'extérieur des neurones alors qu'un enchevêtrement de protéines inappropriées se construit à l'intérieur – joue un rôle clé[342]. En grandissant, la plaque cause plus d'oxydation[343] et d'inflammation[344] et tue les neurones.

Il n'existe pas de traitement et très peu de choses peuvent être entreprises pour arrêter la destruction de l'identité des victimes, de leur mémoire et de leurs connaissances. Parmi les pistes explorées, un certain nombre d'études indiquent que l'alimentation peut permettre de minimiser la sensibilité du cerveau à l'oxydation et à l'inflammation tout en permettant d'améliorer la capacité des cellules cérébrales à communiquer entre elles[345].

Dans une étude[346] sur plus de 70 vieux chiens *beagle*, le Dr Carl Cotman[347], a découvert qu'un régime riche en antioxydants permettait au cerveau de « récupérer certaines fonctions cognitives perdues avec l'âge. » De plus, des IRM ont révélé des changements structurels dans les cerveaux des chiens dont l'alimentation était riche en antioxydants, dont une diminution remarquable de l'amas de plaques amyloïdes. Des résultats similaires ont été obtenus sur des rats et des sujets humains âgés avec une alimentation enrichie avec de la spiruline, des épinards et des myrtilles (cf. maladies dégénératives).

De nombreuses études ont démontré que les acides gras essentiels, plus particulièrement les Omega 3 et le GLA contenus en quantités intéressantes dans la spiruline, (cf. composition) ont également des effets bénéfiques sur les patients[348].

La maladie d'Alzheimer est, dans l'état actuel de nos connaissances, irréversible. Par contre, il est possible d'en ralentir le processus dans ses différentes composantes, kinesthésiques, physiologiques, psychologiques, mnésiques, cognitives… grâce à la conjonction de méthodes de stimulations neuro-sensorielles et certains « psycho-nutriments ». En 1985, le Dr Gabriel Cousens[349] a publié deux études de cas sur l'utilisation de l'algue bleue AFA pour traiter la maladie. Il rapporte une amélioration de l'attention, de la mémoire à court terme, de l'équilibre chez l'un de ses patients.

Chez l'autre, il n'y a pas d'amélioration des fonctions perdues mais un ralentissement du processus. Depuis, les recherches continuent du côté des algues bleues dont certaines sont très prometteuses.

Notamment celles des chercheurs du laboratoire ETH de chimie organique et de l'université de Zurich. À partir de la cyanobactérie, ils ont isolé une nouvelle substance potentiellement active contre la maladie d'Alzheimer qu'ils ont baptisée nostocarboline[350]. Ils ont constaté que cette substance active neutralisait l'enzyme cholinestérase, en partie responsable de la maladie d'Alzheimer. Or, en neutralisant la cholinestérase, il est possible de ralentir l'évolution de la maladie.

En juillet 2007, le Professeur Bruno Dubois, chef de service de neurologie à l'Hôpital de la Salpêtrière à Paris, faisant la synthèse d'un colloque consacré à l'avancée diagnostique et thérapeutique sur la maladie d'Alzheimer, confirme cette voie de recherche et l'importance capitale de la « psycho-nutrition » dans la prévention des affections neuro-dégénératives.

Spiruline et maladie de Parkinson

La maladie d'Alzheimer « vole la mémoire », la maladie de Parkinson « vole les capacités motrices »[351]. Décrite pour la première fois en 1817 par le médecin anglais qui lui a donné son nom, cette autre affection neuro-dégénérative du système nerveux central se caractérise par la mort prématurée de cellules nerveuses situées dans la substance noire du cerveau – le locus niger -.

Cette zone minuscule est impliquée dans le contrôle des mouvements, contrôle qui s'effectue via le neurotransmetteur dopamine fabriqué par ses cellules. Quand environ 2/3 des cellules produisant la dopamine sont mortes, les premiers signes cliniques apparaissent. Ce sont les chercheurs Ehringer et Hornykiewicz de l'université de Vienne qui, dans les années 1960, ont fait le lien entre la maladie de Parkinson et la baisse d'activité dramatique de la dopamine dans le cerveau. Comme pour la maladie d'Alzheimer, il n'existe aucun traitement curatif et il semble que le stress oxydatif et l'inflammation jouent un rôle capital dans cette pathologie[352].

Les chercheurs ont démontré les effets protecteurs des flavonoïdes contre le stress oxydatif[353] et la mort cellulaire des neurones produisant la dopamine[354]. La spiruline est particulièrement riche en flavonoïdes, nutriments qui stimulent la production de dopamine.

L'équipe du Dr Bickford[355] a reproduit l'activité cérébrale de patients souffrant de la maladie de Parkinson en administrant à des rats une toxine destructrice des neurones qui fabriquent la dopamine. Les chercheurs ont constaté que des rats dont le régime était boosté à la spiruline se remettaient plus rapidement que les autres.

Que cette dernière n'avait pas totalement inversé le processus de dégénérescence cérébrale mais que les cellules restantes avaient une plus grande capacité de régénération et qu'elles parvenaient même à pousser dans les zones endommagées. De plus, en traitant les cellules productrices de dopamine à partir de la zone de contrôle des mouvements avec des flavonoïdes avant de procéder aux dégâts oxydatifs, le Dr Bickford et son équipe ont constaté une augmentation du taux de survie et de guérison des cellules. Ils en ont conclu que les flavonoïdes contenus, entre autres, dans les myrtilles et la spiruline, avaient un potentiel intéressant pour lutter contre les premiers effets de la maladie de Parkinson.

Le rôle neuroprotecteur de la spiruline face aux neurotoxines et au stress oxydatif impliqués dans la maladie de Parkinson a été confirmé par d'autres études[356].

L'hypothèse, longtemps réfutée, des pesticides incriminés dans la maladie de Parkinson, a été prouvée[357]. Récemment en France, le tribunal des affaires de sécurité sociale (TASS) de Bourges (Cher) a reconnu comme maladie professionnelle, la maladie de Parkinson dont souffre un ancien salarié agricole[358].

Diverses études ont démontré que la spiruline absorbe les métaux lourds comme un aimant et qu'elle peut débarrasser l'organisme de ces toxines[359].

Chap 8

Spiruline et diabète

À la fin des années 1970, les chercheurs japonais[360], qui les premiers utilisent la spiruline en complément d'un traitement diabétique, sont surpris par les résultats. Le Dr Takeuchi[361] de la faculté de médecine de Tokyo, explique qu'il s'attendait à ce que la spiruline, de par sa composition, ait un certain effet, mais que les résultats des essais cliniques dépassaient de très loin tout ce qu'ils avaient imaginé ou espéré.

La prise quotidienne de spiruline pendant deux mois, engendre une amélioration très significative de l'état des patients. Non seulement leur taux de diabète a chuté de façon spectaculaire, mais ils ont perdu du poids, ils ne sont plus anémiés et se sentent plus en forme, plein d'énergie. Il explique qu'on ne peut pas guérir le diabète mais qu'on peut le contrôler avec la spiruline. Surtout le diabète de type 2, non-insulinodépendant.

Le diabète – de type 2 dans 90 % des cas – touche maintenant 5,9 % de la population adulte mondiale[362], soit 150 millions de personnes. L'OMS, qui prévoit que leur nombre risque de doubler d'ici 2025[363], a d'ailleurs déclaré le diabète « épidémie mondiale » le 17 novembre 1998. Cette maladie ne date pas d'hier : la première mention écrite remonte à 3500 av. J.-C. Les médecins de l'Antiquité en Égypte, en Asie Mineure, en Grèce, à Rome, en Inde et en Chine décrivent les abcès et les infections, la soif excessive, la perte de poids et l'émission de grandes quantités d'urines sucrées.

Le papyrus d'Ebers recommande un régime à base d'ours, de fruits, de céréales et de miel sensé arrêter « l'urination excessive ». Des écrits indiens et grecs attribuent la maladie à des excès de nourriture et de boisson. Le mot diabète vient du grec *siphon* ou passer à travers (*dia* à travers et *baïno* passer). La paternité en reviendrait à Arateus de Cappadocie qui le décrit comme la maladie des quatre P : polyphagie, polydipsie, polyurie et poly-asthénie. Il remarque que ces malades mangent abondamment (polyphagie), qu'ils ont très soif donc boivent beaucoup (polydipsie), qu'ils urinent beaucoup (polyurie) et qu'ils sont très fatigués (poly-asthénie).

Il explique qu'ils maigrissent parce que leurs chairs et leurs membres « se liquéfient en urine ». Au VIIe siècle av. JC, en Inde, les médecins ayurvédiques Charaka et Sushruta décrivaient des malades dont les urines sucrées étaient aussi abondantes qu'une pluie de miel.

L'Ayurvéda donne d'ailleurs le premier test de diabète : si les urines du patient attirent les fourmis et les mouches, le test est positif. En Occident, dès le XIe siècle, le test est délégué à des « goûteurs d'eau » humains. Le médecin personnel du roi Charles II d'Angleterre, totalement dévoué à son souverain, n'hésite pas à tremper un doigt dans le pot de chambre royal et à goûter l'urine « merveilleusement sucrée, comme si elle était imprégnée de miel ou de sucre » de son souverain. Fort de cette expérience inoubliable, il donne à la maladie le nom « diabète mellite » – du latin *mellitus*, miel – par opposition au diabète salé qui s'accompagne d'une grande quantité d'urine plutôt salée.

Les spécialistes attribuent l'« épidémie » contemporaine de diabète à l'obésité mais aussi par des facteurs génétiques et environnementaux, parmi lesquels le manque d'exercice physique et les déséquilibres alimentaires qui jouent un rôle majeur.

Pour en revenir à l'action de la spiruline sur le diabète, des chercheurs japonais pensent que son efficacité s'explique par la présence de polysaccharides hautement assimilables par l'organisme qui maintiennent un taux constant de sucre dans le sang. Cette théorie est confirmée par une étude chinoise[364] sur des rats. Depuis d'autres études ont mis en évidence le rôle des autres composants de spiruline pour traiter le diabète de type 2.

L'une d'elles[365] conclut que l'acide gamma-linolénique, les antioxydants, les acides aminés, les acides gras et la Super Oxyde Dismutase (SOD) qu'elle contient agissent sur ce type de diabète en réduisant le taux sanguin de sucre et de cholestérol. Et que l'ingestion quotidienne de spiruline est donc recommandée pour le contrôle du taux glyco-lipidique chez les diabétiques.

On sait qu'un taux d'insuline trop bas et un taux de glucose trop élevé dans le plasma sanguin peuvent empêcher la conversion de l'acide linoléique en acide gamma-linolénique. Les diabétiques ont donc besoin de quantités plus importantes d'acides gras essentiels que les non-diabétiques. L'importance de l'acide gamma-linolénique pour prévenir ou inverser le processus diabétique a également été démontré[366].

Dans le cadre d'une étude indienne[367] sur vingt-cinq sujets atteints de diabète mellite de type 2, la prise quotidienne de 2 gr de spiruline pendant deux mois a permis de contrôler leur taux de glucose et d'améliorer leur profile lipidique. Ces résultats ont été confirmés par des tests[368] sur des rats au Mexique.

D'autres études, très prometteuses en Russie, ont associé la spiruline à différents oligoéléments. La spiruline associée au chrome[369] a une influence positive sur la glycémie basale et postprandiale ainsi que sur le taux de cholestérol et de tryglycérides dans le sérum sanguin. La spiruline associée au zinc[370] donne des résultats comparables. Ces découvertes ont fait l'objet de brevets[371].

Notre petite algue présente également le double avantage de limiter les fringales sucrées en apportant tous les micronutriments nécessaires et de favoriser la perte de poids et donc de réduire le besoin d'insuline des patients.

Témoignage

Benoît D.

Benoît D. est journaliste.

Il avait eu l'occasion de couvrir un congrès médico-sportif dans lequel je faisais une communication sur la pratique du dopage dans le sport, en l'occurrence sujet toujours d'une brûlante actualité.

En marge, nous avions eu l'occasion d'aborder, avec plusieurs dirigeants de Fédérations présents, l'intérêt de la spiruline comme véritable alternative à certaines pratiques dangereuses et illicites.

Je retrouve Benoît un an plus tard, dans un autre contexte. Et tout naturellement nous en venons à deviser sur « les » spirulines, sujets qui l'interpelle et sur lequel il s'est déjà fort bien informé.
À tel point qu'il se propose, afin de se faire une opinion personnelle, de l'essayer.

Deux semaines plus tard, je reçois ce courriel :

« …En ce qui concerne la spiruline, j'en prends donc depuis le 4 septembre à raison de 5 g par jour. J'ai remarqué au moins deux choses, sans avoir encore de certitudes compte tenu de la trop courte période de « traitement ».

- J'ai remarqué que j'ai moins besoin de sommeil. Il n'est pas rare que je dorme profondément pendant 8 à 10 heures. Aujourd'hui, j'ai constaté que même si je ne dors que 5 ou 6 heures, je ne suis pas fatigué du tout dans la journée.

- Je suis sous traitement anti-diabète. Mon taux de glycémie le matin à jeun variait entre 1,1O et 1,25 ; et même parfois jusqu'à 1,30 ou 1,40. Depuis quelques jours, je suis plutôt en dessous de 1 g. J'ai eu deux résultats à 0,87 et 0,85. Il me semble pourtant que je n'ai pas changé mes habitudes alimentaires.

Coïncidence ou spiruline ? Je ne te pose pas la question car je connais ta réponse. En revanche, je me la pose… ! »

S'agissant de l'effet positif de la spiruline sur le sommeil, que l'onse réfère au chapitre spiruline & sommeil…

S'agissant de l'effet de la spiruline sur le diabète, je peux personnellement témoigner de fréquents appels téléphoniques émanant de confrères ayant constaté une sensible diminution du taux de glycémie (mais également souvent de triglycérides voire de gamma GT) chez ceux de leurs patients leur ayant avoué la prise de spiruline sans rien changer par ailleurs à leurs habitudes alimentaires ou de vie, à l'instar de Benoît.

Et plusieurs de ces confrères de me demander alors s'ils devaient diminuer ou faire suspendre la prise de spiruline.

Ce à quoi je leur conseillais bien au contraire de diminuer les prises d'hypoglycémiants oraux, biguanides, sulfamides ou autres, tout en continuant les contrôles sanguins réguliers.

L'effet s'est avéré le plus souvent pérenne.
L'explication physio-pathogénique est très intéressante, car confirmant la complémentarité, mieux la synergie d'actions métaboliques intervenant dans plusieurs processus, dont le taux sanguin de glycémie, n'est au final qu'une des conséquences.

Rappelons que le profil-type du diabétique de type II est classiquement un homme ou une femme, alentour de la cinquantaine, présentant une surcharge pondérale et – souvent – une prédisposition familiale.

S'agissant du surpoids nous savons (cf. spiruline et surpoids) que la spiruline concoure efficacement à la réduction pondérale de façon durable, donc facilite les autres actions métaboliques.

Surtout, nous avons aujourd'hui une connaissance assez précise des quatre différents niveaux cités ci-après où interagissent les micronutriments et enzymes contenues dans la spiruline.

1. Régulation de la production de glucose hépatique, la résistance hépatique à l'action de l'Insuline étant un des facteurs avérés d'hyperglycémie à jeun.
2. Stimulation de la néo-glycogénèse musculaire, autre lieu de stockage du sucre sous forme de glycogène. L'insulinorésistance musculaire étant un autre facteur contribuant au déclenchement puis à l'établissement pérenne du diabète.
3. Stimulation d'Insuline au niveau du pancréas exocrine, grâce à l'action conjuguée du fer et de la phycocyanine. En effet, les îlots de Langherans dans lesquels se synthétisent l'insuline, hormone régulatrice du métabolisme des sucres, la sécrètent en quantité insuffisante chez le diabétique de type II. Ils restent malgré tout fonctionnels, à la différence de la plupart des diabétiques insulinodépendants chez lesquels la sécrétion d'Insuline est nulle ou négligeable, définitivement.
4. Enfin, conséquence des trois facteurs précédents, régulation du stockage des sucres en phase postprandiale (après le repas) au niveau du foie et des muscles.

Encore un point relatif à ce sujet tellement important en fréquence et aux conséquences particulièrement sévères, notamment cardio-vasculaires : coronarite, athérosclérose, artérite, rétinopathie, névrites, embolies,...

Moins connues, mais démontrées conjointement par des équipes canadiennes, américaines et israéliennes, l'incidence sur la survenue du cancer du pancréas, liée à la chute de « cellules tueuses » (*Killer Cells*) par mutations génétiques (cf. cancer).

Or, la spiruline grâce à l'action notamment de la phycocyanine qu'elle renferme, possède une capacité unique à mobiliser lesdites *Killer Cells.*

Rappelons également que la spiruline présente le taux d'ORAC (*Oxygen Radical Absorbing Capacity*) le plus important de toutes autres substances contenues dans la nature.

Chap 9

Spiruline et rhumatismes

Spiruline et maladies auto-immunes

Dans cette merveilleuse machine qu'est le corps, le cœur fait circuler le sang dans les 100 000 km de vaisseaux sanguins, les poumons l'approvisionnent en oxygène et le débarrassent du dioxyde de carbone. Des centaines de muscles lui permettent de bouger. La digestion des aliments fournit le carburant indispensable pour fonctionner et produire les substances nécessaires pour se réparer et se protéger des envahisseurs étrangers. Lorsque la machine est bien réglée, toutes les parties fonctionnent en parfaite harmonie et vous êtes en bonne santé.

Mais dans le cas des maladies auto-immunes, la machine se dérègle, elle fonctionne en surrégime et de façon anarchique. Le corps produit des cellules anormales ou des anticorps antinucléaires totalement incapables de reconnaître les cellules saines. Le système immunitaire, hyperactif et totalement perturbé, les prend pour des envahisseurs.

Il attaque alors les cellules saines au lieu de défendre le corps contre les vrais envahisseurs comme les infections virales et les cellules mutantes. Cela pose un problème au niveau des cellules-T mémoires, ces sentinelles qui normalement reconnaissent et attaquent l'agent pathogène qu'elles ont été entraînées à dépister.

Toutes ces maladies ont la même cause. Une blessure, une infection ou tout simplement une usure peuvent provoquer le déplacement d'une minuscule parcelle corporelle comme un peu de cartilage ou de myéline. Et c'est là que le processus se met en marche. Les globules blancs, connus sous le nom de macrophages jouent un rôle dans le processus immunitaire en entourant, ingérant et détruisant la bactérie ou le corps étranger envahisseurs. Le procédé qui consiste à manger la cellule – ou « phagocytose » – fait partie de la réaction inflammatoire.

Ces cellules macrophages mangent les particules cassées et font un compte-rendu de leurs activités aux fameuses cellules-T mémoires. Lorsque ces cellules-T mémoires dormantes sont activées, elles mettent au point un programme de nettoyage agressif.

Si par malheur, elles sont incapables de faire la différence entre des tissus sains et des tissus endommagés, leur hyperactivité déclenche une hyperactivité macrophage qui, à son tour, stimule l'hyperactivité des cellules-T : le processus d'autodestruction est en marche.

Une réponse inflammatoire est souvent associée à cette réponse immunitaire aberrante. Mais il faut parfois des années, longtemps après la disparition du facteur déclencheur, avant que les effets ne se fassent ressentir. Tant que le processus n'a pas fait suffisamment de dégâts, la maladie dégénérative n'est pas identifiée. Dans la plupart des cas, l'arthrose s'installe plus de dix ans après une blessure, un accident ou une opération.

Parce qu'elle le fait progressivement, sur une durée très longue, la plupart des gens ont tendance à l'ignorer jusqu'à ce qu'elle devienne insupportable. Une fois installée, la maladie auto-immune continue à se propager sans avoir besoin du facteur déclencheur. La destruction s'accélère et les symptômes deviennent plus douloureux. Parce que les cellules-T mémoires sont perturbées, le renforcement du système immunitaire peut renforcer la maladie. Ainsi, un remède qui ne traite pas le défaut des cellules-T mémoires et qui se contente de traiter les symptômes provoqués par le problème n'aura aucune efficacité. Le traitement des symptômes apportera peut-être un soulagement temporaire mais ne guérira pas la maladie.

Les maladies auto-immunes touchent 7 % des Français. Leur traduction clinique peut revêtir des formes extrêmement diverses : atteintes articulaires (polyarthrite rhumatoïde, pelvispondylite rhumatismale, rhumatisme psoriasique), atteintes digestives (maladie de Crohn, rectocolite hémorragique), atteintes cutanées (psoriasis, lupus érythémateux aigu disséminé), atteintes pulmonaires (B.B.S...), etc.

Leur fréquence, leur chronicité, la gravité des lésions qu'elles entraînent, leur résistance fréquente aux médicaments font de ces affections un véritable fléau. Certains médicaments dits « immunomodulateurs », censés corriger le problème, sont en fait immunostimulants ou immunosuppresseurs. En d'autres termes, soit ils stimulent, soit ils suppriment l'immunité, mais ne sont pas capables de réparer les cellules-T mémoires défectueuses.

Il existe de véritables immunomodulateurs naturels. Le colostrum, certaines plantes[372] et les microalgues[373] par exemple, en contiennent. La plupart des immunostimulants naturels sont riches en polysaccharides, glycoprotéines ou peptides complexes[374] et en phycocyanine.

Plusieurs études sur les animaux et les humains ont confirmé le rôle immunostimulant des microalgues[375]. La chlorelle a été associée à une activité accrue des cellules tueuses[376] et macrophages chez des souris atteintes de listériose[377] La spiruline augmente la production de cytokines selon une étude américaine[378] sur des échantillons de sang humain. Également connues sous le nom de facteurs d'immunisation, les cytokines sont des protéines produites naturellement par le système immunitaire.

Elles interagissent sur d'autres cellules de ce dernier en modulant la réaction du corps à la maladie et à l'infection. L'étude indique que les augmentations de cytokines suggèrent que la spiruline permet de protéger le corps contre les infections et les micro-organismes potentiellement dangereux. De nombreuses études sur des sujets humains[379] et des animaux indiquent que la spiruline est un immunomodulateur efficace.

Les tests sur des souris, des hamsters[380], des poulets[381], des lapins[382], des chats[383] et des poissons[384] montrent que la spiruline régule la fonction du système immunitaire de manière positive en augmentant le nombre et/ou l'activité de cellules immunitaires spécialisées.

Plus récemment, on s'est aperçu que les mélanines avaient également une action sur l'immunité : comme celles contenues dans le thé noir[385] ou dans différentes micro et macro-algues : diverses souches de spiruline, de *chlorelle*, *l'aphanizomenon flos-aquae*, *l'haematococcus pluvialis* et le *fucus vesiculosus*[386]. D'autre part, les propriétés anti-inflammatoires de la spiruline constatée sur les souris[387] ont été confirmées par plusieurs autres études[388].

Témoignage

Laurent C.

Laurent est vétérinaire. Sa clientèle est rurale et ses horaires impossibles.

Il évacue le stress en s'adonnant très régulièrement à la course à pied. 10 km, semi, puis marathon. Marathon de Paris, Marathon de New-York…

Entraînement quasi quotidien… lorsque les aléas des vêlages lui en laissent le temps.

Laurent a découvert la spiruline il y a plusieurs années. Elle est largement utilisée chez les coureurs de grand fond, et conseillée de bouche à oreille dans les pelotons. Il en est devenu un adepte inconditionnel.

Lors d'une rupture d'approvisionnement, je suis obligé de lui demander de patienter quelques semaines.

Relances itératives. Intermédiation de Caroline, son épouse. « C'est que depuis qu'il n'a plus sa spiruline, sa situation s'aggrave, et il ne peut même plus courir. »

Surpris d'une telle affirmation, je viens aux nouvelles, et découvre que Laurent présente en fait une affection dont il ne m'avait jamais parlé, une Pelvi-Spondylite Rhumatismale déjà fort avancée. Maladie auto-immune encore appelée il y a peu : Spondylarthrite Ankylosante.

J'apprends également qu'il prend depuis de nombreuses années un traitement quotidien fort lourd, et aux effets secondaires importants, notamment sur les fonctions hépatiques.

Il se trouve que les prises initiales de spiruline ont coïncidé avec une rémission spectaculaire de sa symptomatologie clinique (diminution très notable des douleurs, amélioration des amplitudes articulaires) ainsi qu'une nette diminution de ses taux d'enzymes hépatiques.

D'autant que la prise régulière de spiruline lui avait permis de réduire de moitié ses prises médicamenteuses.

En bon clinicien, notre « veto » a bien évidemment pratiqué des « fenêtres thérapeutiques » à plusieurs reprises, périodes pendant lesquelles il s'est astreint de ne plus prendre de spiruline.

Ipso facto les douleurs reprenaient et s'intensifiaient. Les prises de salazopirine et de corticoïdes devaient être augmentées, et les enzymes hépatiques de regrimper dangereusement.

De sorte qu'après plusieurs tentatives, Laurent ne se posait plus de questions quant à l'efficience de « sa » spiruline quotidienne.

Il aura fallu cette rupture d'approvisionnement pour que je prenne conscience que la spiruline n'était pour lui pas seulement un élément de confort afin de s'adonner à son sport favori, mais surtout un nutriment « thérapeutique » à l'égard de sa pathologie rhumatismale auto-immune particulièrement invalidante, lui permettant de limiter les posologies médicamenteuses, et parallèlement les effets secondaires.

Chap 10

Spiruline
et pathologies digestives

L'appareil digestif, qui fonctionne comme une véritable usine avec ses différents ateliers, absorbe puis transforme les aliments ingérés en protéines, glucides, lipides, capte sels minéraux, oligoéléments et autres substances de façon à ce qu'elles soient utilisables par l'organisme. Celles-ci sont transportées par la circulation sanguine afin d'être transformées par certaines unités, utilisées par d'autres... Ce sont les matières premières pour la fabrication, la réparation et le contrôle des différents systèmes de l'organisme.

Une irritation ou un mauvais fonctionnement de l'un des ateliers (paroi digestive, glandes annexes...) peut provoquer divers troubles digestifs. Des petites « tripalgies », souvent fonctionnelles, aux graves pathologies organiques (le cancer du colon est le plus fréquent, toutes populations confondues). Elles sont le premier motif de consultation chez le médecin. Sept Français sur dix en souffrent de manière intermittente.

Les premières études démontrant l'efficacité des algues dans le traitement des troubles digestifs ont été faites au Japon. Les chercheurs ont d'abord utilisé la chlorelle dans les hôpitaux pour traiter les malades ayant des problèmes de constipation. Surnommée la « grande régulatrice », elle normalise le transit même chez les paralysés. Le Dr Takechi[389] et ses associés ont découvert qu'elle multipliait par quatre la production de lactobacilles. Un de ces micro-organismes composant la flore intestinale, encore dénommés probiotiques, indispensables au bon fonctionnement du système digestif.

Le colon humain en abrite plus de 100 espèces différentes pour une quantité de plus de 100 000 milliards de bactéries saprophytes (bénéfiques) et parfois pathogènes (néfastes). La composition de la flore intestinale varie avec l'âge et dépend, pour une grande partie, de l'alimentation. On sait, déjà depuis la fin du XIXe siècle, que la composition de la flore intestinale d'une personne saine est notablement différente de celle d'un organisme malade.

C'est Élie Metchnikoff[390], père du yaourt moderne et de la gérontologie qui, au début du XXe siècle, découvre qu'on pouvait contrecarrer les effets des bactéries pathogènes en consommant des bactéries lactiques. Pour preuve : grâce au lait maternel, les bébés ont, dès le premier mois, une flore intestinale riche en bifido-bactéries qui les rend plus résistants aux infections et moins enclins aux diarrhées.

Metchnikoff encourage la consommation d'aliments fermentés riches en probiotiques pour stimuler les défenses immunitaires et prévenir les infections gastro-intestinales. Ses découvertes ont été confirmées : Les probiotiques agissent par trois principaux mécanismes[391]. Ils modulent l'activité du système immunitaire intestinal[392] en l'augmentant si elle est trop faible – notamment chez les enfants et les personnes âgées – et en la diminuant si elle est trop active – dans les cas d'allergies ou de maladies inflammatoires de l'intestin.

Ils augmentent la fonction de barrière de la muqueuse intestinale en stimulant la production de mucus ou des anticorps. Et ils ont des effets antimicrobiens directs, inhibant l'invasion des bactéries pathogènes et leur adhésion aux parois intestinales. Les probiotiques s'avèrent extrêmement efficaces dans le traitement des diarrhées – notamment celles qui sont provoquées par la prise d'antibiotiques[393] et les diarrhées infectieuses aiguës[394] – grâce à leur rôle de barrière vis-à-vis de bactéries pathogènes. Un polysaccharide[395] présent dans les membranes cellulaires des microalgues favorise la fixation et l'élimination des pesticides dans les intestins.

Les mêmes effets ont été démontrés avec la spiruline qui stimule la digestion et l'élimination. Elle supprime les bactéries hautement indésirables telles que l'e-coli et le candida tout en stimulant les bactéries salutaires telles que le lactobacille et la bifido-bactérie. Le lactobacille participe à la digestion et à l'absorption de la nourriture, prévient les infections et active l'immunité.

La spiruline augmente la production de lactobacille dans l'intestin et améliore l'absorption des vitamines. Des tests[396] sur des rats, dont la nourriture comprenait 5 % de spiruline, indiquent une augmentation de lactobacille de 327 % et de 43 % de vitamine B1.

Certaines spirulines utilisées dans lesdites expérimentations ayant un taux de vitamine B1 extrêmement faible, les chercheurs en ont déduit que la spiruline facilitait l'absorption de la vitamine B1 du bol alimentaire. Ainsi que de toutes les autres vitamines (cf. vitamine C).

En France des équipes[397] ont démontré pour la première fois que l'administration orale de *lactobacillus acidophilus* avait une forte action antidouleur au niveau intestinal, « similaire à celle de la morphine mais sans les effets secondaires indésirables ».

Dans les années 1970, des scientifiques japonais[398] avaient constaté cet effet antalgique sur des patients souffrant d'atonie gastrique, de gastrites et d'ulcères. Ils expliquaient alors les effets thérapeutiques de la spiruline sur les problèmes gastriques et les ulcères, dont cette action sur la douleur, par la chlorophylle[399] qu'elle contient, et cicatrisante est reconnue depuis longtemps[400].

Les troubles hépatiques

Le foie, la plus grande glande de l'organisme humain avec un poids respectable de 1,5 kg, assure plus de cinq cents fonctions différentes dont les plus importantes sont l'analyse et la synthèse des aliments, le stockage des nutriments qui ne sont pas utilisés immédiatement (glucose stocké sous forme de glycogène) et l'épuration du sang. En effet, le foie est un filtre qui retient les substances toxiques avant d'envoyer le sang purifié dans le corps.

Le foie intervient directement dans le processus de digestion, notamment en synthétisant les sels et les acides biliaires qui seront ensuite stockés dans la vésicule biliaire et libérés en fonction des besoins. Il peut lui-même subir les conséquences d'une mauvaise digestion, d'un « engorgement » ou d'une alimentation déséquilibrée. Si cette dernière est trop riche en glucides, en lipides, en alcool… Par rapport à ses propres capacités de synthèse, il peut se dégrader et présenter des modifications structurelles irréversibles. C'est le foie cirrhotique des intoxiqués chroniques, c'est le foie stéatosique des oies gavées, ou « foie gras ».

Le foie reçoit aussi les produits des différentes décompositions qui se produisent dans la lumière intestinale, comme des molécules toxiques, qui proviennent de la dégradation des protéines. Le rôle du foie consiste à détoxiner ces substances en les modifiant. Une fonction qui provoque également des surcharges si la quantité de toxines est trop importante.

C'est aussi au niveau du foie que sont filtrées toutes les substances chimiques indésirables de l'alimentation : pesticides, herbicides, conservateurs, stabilisants, etc. Cette fonction est aussi le talon d'Achille du foie : s'il n'arrive pas à se débarrasser de ces toxines, elles peuvent générer des lésions fibreuses et cirrhotiques des cellules hépatiques à l'instar de la cirrhose alcoolique.

Des études cliniques au Japon, dont celle du Pr Noburu Iijima[401], ont démontré le rôle – tant préventif que curatif - de la spiruline sur les « foies gras », les hépato-cirrhoses et les fibroses. Le Pr Iijima a constaté, entre autres, que les sujets ayant pris 4-5 comprimés de spiruline avant de boire de l'alcool ne souffraient pas des effets secondaires indésirables habituellement provoqués par des libations importantes. Ces découvertes ont été confirmées par des études sur des rats[402]. La spiruline limite également les dégâts hépatiques provoqués par les abus de certaines drogues et l'exposition aux métaux lourds[403]. Toute agression chronique du foie induit une cicatrice fibreuse, appelée fibrose, et qui peut évoluer vers une cirrhose.

Une étude chinoise[404] montre que la spiruline désactive la prolifération des cellules hépatiques étoilées – cellules qui sont activées lorsque le foie subit des lésions. D'autres études démontrent le rôle protecteur de la spiruline contre des toxines chimiques[405]. En Russie[406], les résultats des examens de soixante patients souffrant de maladies hépatiques chroniques et de soixante-dix animaux de laboratoire affectés de maladies hépatiques toxiques et qui prenaient de la spiruline, ont démontré l'efficacité de la petite algue bleue. Les propriétés hépato-protectrices de la spiruline peuvent être attribuées à ses effets anti-inflammatoires, antioxydants et immuno-correcteurs.

Les chercheurs ont validé l'utilisation de la spiruline pour traiter les maladies chroniques diffuses du foie car elle permet de stabiliser le processus et empêche l'évolution d'une hépatite chronique en hépato-cirrhose. L'hépatite est provoquée par différents facteurs : infection virale, alimentation non hygiénique ou effets secondaires de médicaments. Différentes recherches[407] faites par des médecins japonais montrent que la spiruline est extrêmement efficace dans la prévention et le traitement de l'hépatite chronique, aiguë et virale.

Une observation japonaise extrêmement intéressante atteste que la zéaxanthine, un pigment de la famille des caroténoïdes, contenue dans la spiruline, permet l'inhibition des tumeurs métastatiques du foie chez les souris[408].

La pancréatite

C'est Hérophile, premier anatomiste de l'Histoire et chirurgien (331-250 avant JC) qui, le premier, décrit, entre autre, le foie et le pancréas, mais c'est Ruphos, chirurgien à Éphèse, qui lui donne son nom de « tout en viande » (*pan* (tout); *kréas* (viande)) au Ier ou au IIe siècle après J.-C. Si cet organe est resté méconnu jusqu'au XVIIe siècle, c'est parce que Galien (Claudius Galenus (138-201) le médecin des gladiateurs) a décrété, que sa seule fonction était de protéger les grosses veines qui se trouvaient en arrière de lui. En fait, le pancréas a essentiellement deux fonctions : d'une part il sécrète des hormones – dont l'insuline, régulatrice du taux de sucre dans le sang – et d'autre, il sécrète des enzymes – amylases, lipases, protéases - indispensables à la fragmentation et la digestion des aliments.

La pancréatite est une inflammation du pancréas. Elle peut être aiguë ou chronique. La forme aiguë est subite, très grave et peut entraîner la mort. La forme chronique se produit lorsque le pancréas est l'objet d'une agression permanente liée à des excès. Elle peut provoquer une douleur constante et une baisse irrémédiable de ses fonctions. Une étude du Dr Minoru Tanaka[409] indique que la spiruline donnait rapidement d'excellents résultats sur des patients de jour souffrant d'une pancréatite chronique. Les mêmes observations ont été faites par des médecins roumains[410].

Chap 11

La spiruline contre les allergies

« L'aliment des uns peut être poison pour les autres ».
Lucrèce, De rerum natura, Liber IV.

L'Organisation Mondiale de la Santé classe les maladies allergiques au 4e rang mondial. En hausse dans tous les pays, elles sont sans doute liées à des modifications de l'environnement telles que l'alimentation, l'écologie et le mode de vie. Elles prennent différentes formes : allergies alimentaires et aux médicaments, rhinites allergiques (dont le fameux « rhume des foins »), asthmes, eczémas (dermatites atopiques, eczémas de contacts), urticaires, conjonctivites, etc. Les allergies respiratoires sont les plus courantes. En France, 10 à 20 % de la population souffre de rhinites allergiques et 2,5 millions de personnes sont asthmatiques. Les allergies alimentaires, qui touchent entre 3 à 10 % des Français, sont en augmentation constante depuis quelques années.

C'est le pédiatre viennois Clemens Peter Pirquet von Cesenatico qui a donné en 1906 le nom d'allergie à ces divers désagréments. Le bon docteur avait remarqué que certains de ses patients étaient hypersensibles à des substances habituellement inoffensives pour les autres, comme le pollen, la poussière ou certains aliments. Il baptise le phénomène « allergie » du grec *allos* (autre) et *ergon* (réaction). Les allergies sont des réactions immunitaires anormales de l'organisme au contact de certaines protéines étrangères – appelées allergènes ou antigènes – auxquelles il est sensibilisé. Aliments, médicaments, acariens, pollen, poils d'animaux, venin de certains insectes peuvent provoquer des allergies.

La peau et les muqueuses protègent le corps des agressions extérieures. Mais lorsque l'allergène parvient à passer ces barrières de protection, il provoque une allergie. Le corps l'identifie comme un envahisseur. La première fois que l'allergène pénètre dans le corps par la peau, les voies respiratoires ou digestives, les cellules du système immunitaire l'identifient et enregistrent toutes ses caractéristiques.

La deuxième fois qu'il franchit les barrières, les cellules immunitaires reconnaissent l'intrus déjà fiché et déclenchent une allergie en activant des anticorps et/ou des cellules spéciales appartenant à une variété de globules blancs – les mastocytes – qui sécrètent un neuromédiateur : l'histamine.

Les anticorps activés pour lutter contre les allergènes sont appelés immunoglobulines (IG) classifiées (IgA, IgD, IgE, IgG et IgM) selon leur structure chimique et leurs fonctions. Ainsi les anticorps IgE sont uniquement responsables des allergies immédiates, qui se déclenchent chez les personnes génétiquement prédisposées. Une libération rapide d'histamine provoque des manifestations allergiques : écoulement nasal, éternuements, larmoiements, urticaires, rougeurs, œdèmes et autres bronchospasmes, voire troubles digestifs.

Dans l'absolu, le meilleur traitement des allergies consiste à éviter les allergènes qui en sont responsables, ce qui le plus souvent n'est guère aisé. Un seul exemple : il est classique de demander à un sujet atteint d'allergies respiratoires voire des muqueuses (rhinites, conjonctivites) de décrire l'environnement végétal dans lequel il se trouve afin de tenter d'orienter les recherches vers un éventuel responsable « trophallergène » et proposer des techniques de type désensibilisation. Il y a des pollens, tels celui du bouleau de Scandinavie, qui essaiment jusqu'à... 1 800 km au gré des vents porteurs. Ce qui relativise beaucoup la portée de l'enquête de proximité !

Pour empêcher l'action de l'histamine et diminuer les symptômes de l'allergie, on prescrit généralement des antiallergiques antihistaminiques dont bon nombre produisent des effets secondaires déplaisants comme la bouche sèche, des nausées ou une somnolence. Une autre solution consiste à utiliser des suppléments nutritionnels et des plantes qui donnent des résultats encourageants pour prévenir les allergies et soulager certains de leurs symptômes.

Parmi eux... la spiruline ! Elle a démontré son efficacité sur plusieurs fronts. Tout d'abord en stimulant le système immunitaire défaillant des sujets sensibilisés. C'est ainsi qu'en Russie[411] elle a permis de traiter les réactions allergiques conséquences des radiations ionisantes (cf. cancer).

Des doses quotidiennes de spiruline pendant 45 jours ont réduit le taux d'IgE dans le sang des enfants malades de Tchernobyl et, par conséquent, la sensibilité des petits patients aux allergies.

La rhinite allergique, le « rhume des foins »

Le rhume des foins est un excellent exemple des mécanismes de défense naturelle du corps face aux pollens. Au contact de l'allergène – le pollen en l'occurrence – l'organisme libère de l'histamine dans le sang. Différentes études sur des rats[412] et des hommes indiquent que d'une part la spiruline joue un rôle préventif en diminuant la sensibilité des patients au pollen et que d'autre part, elle a agi comme un antihistaminique chez les allergiques aux foins. Des chercheurs de l'université de Liverpool ont passé en revue les différentes études[413] in vivo sur des patients sujets au rhume des foins. Trois études démontrent les effets positifs de la spiruline chez ceux qui ont pris des doses quotidiennes pendant 12 semaines. Le Dr Éric Gershwin de l'université de Californie[414] a fait appel à trois douzaines de « renifleurs-éternueurs » saisonniers pour tester la spiruline dans une étude en double aveugle. Deux grammes de spiruline par jour pour la moitié du groupe contre 2 grammes de placebo pour l'autre. Et les heureux gagnants qui ont vu leurs réactions allergiques diminuer de plus de 30 % étaient les consommateurs de la petite spire. Le Dr Gershwin explique lors d'une conférence[415] que, pour la première fois, un « alicament » – la spiruline – a démontré des effets bénéfiques sur la machine qui provoque les allergies humaines. Et de conclure que la « spiruline possède un immense potentiel pour soulager les personnes allergiques ». Un potentiel déjà révélé par une étude pilote basées sur des données statistiques nationales[416] indiquant que les consommateurs d'algues bleues étaient moins sujets aux allergies, aux problèmes cutanés et à l'asthme.

La dermatite atopique

Les allergies dites atopiques désignent une prédisposition héréditaire à réagir de manière symptomatique aux divers allergènes. Elles comprennent l'asthme bronchique allergique, le rhume des foins, la dermatite atopique et les allergies alimentaires. La dermatite atopique – ou eczéma atopique – du nourrisson est, comme son nom l'indique, une maladie fréquente chez les nourrissons mais aussi chez les enfants et elle peut se poursuivre à l'âge adulte. Elle débute généralement entre 2 et 18 mois et touche surtout le visage, le cuir chevelu, le creux des coudes et l'arrière des genoux. La peau, très sèche et fissurée, laisse pénétrer les allergènes dans la peau. Ces intrus provoquent une inflammation qui s'accompagne de démangeaisons, d'érythèmes (plaques rouges), de suintements, puis de croûtes. Comme pour les autres allergies atopiques, l'origine de cette dermatite est imputable à un dysfonctionnement du système immunitaire. Les aliments, les pollens, les acariens des poils et salive d'animaux sont le plus souvent impliqués.

Une étude du Pr Marc Pascaud[417] indique que l'acide gamma-linolénique contenu dans la spiruline (cf. composition) donne d'excellents résultats dans le traitement de l'eczéma atopique des enfants en stimulant les défenses immunitaires. Cette théorie est confirmée par diverses études[418] indiquant que les asthmatiques peuvent présenter un déséquilibre au niveau du métabolisme des acides gras et qu'une supplémentation en acides gras essentiels EPA et DHA[419] (cf. composition) peut jouer un rôle clé dans la gestion de l'inflammation qui se produit dans les maladies atopiques comme l'asthme, l'eczéma et les rhinites allergiques. Et réduire les réactions aux allergènes qui peuvent déclencher des crises chez certains asthmatiques[420].

Les allergies alimentaires

Certaines allergies alimentaires peuvent être liées à des altérations de la muqueuse digestive, ou encore des glandes (foie, pancréas). Au Japon, le Dr Minoru Tanaka[421] qui a utilisé la spiruline pour traiter la pancréatite chronique (cf. maladies digestives) indique que la petite algue a la capacité de réguler les sécrétions enzymatiques des pancréas malades. Ses constatations sont confirmées par des chercheurs roumains[422].

Le « syndrome de l'intestin poreux » est une autre source d'allergies. Lorsque des espaces suffisamment grands se développent entre les cellules de la paroi intestinale, celle-ci devient très perméable.

Des protéines non digérées – bactéries, toxines, aliments – passent donc dans le sang et le système immunitaire, qui les prend pour des envahisseurs étrangers, les attaque. C'est une affection très courante, responsable, entre autres, de la sensibilité chimique, des fibromyalgies et de l'augmentation des allergies alimentaires. La chlorophylle et les carotènes, les Omega-3 contenus dans les algues bleues permettent de réparer la paroi intestinale et donc de prévenir ce type d'allergies[423].

L'asthme

L'asthme est une maladie inflammatoire chronique des voies respiratoires. Il se manifeste par des crises au cours desquelles le malade éprouve des difficultés à respirer - essentiellement à expirer (bradypnée expiratoire) - accompagnées par une sensation d'oppression, et un « sifflement » caractéristique. L'oxygénation du sang pulmonaire étant contrariée, l'asthmatique en crise présente une extrême fatigue au moindre effort, des sueurs profuses etc.... L'asthme touche tous les groupes d'âges, mais se déclare souvent pendant l'enfance.

Les causes sont loin d'être toutes identifiées mais on sait que certains éléments de l'environnement sont très souvent liés à son développement: un contact allergique (plumes des oreillers), l'exposition à des toxiques (fumée de tabac) ou, en bas âge, à certains types d'infections respiratoires.

Toutes les formes d'asthmes ne sont pas allergiques. Certaines crises d'asthme sont provoquées par l'effort ou le stress. Dans ce cas précis, comme dans celui de l'asthme allergique, la spiruline permet de prévenir et de soulager. Deux observations[424] sur des petits rongeurs chinois indiquent qu'un régime alimentaire agrémenté de spiruline contribue à réduire leurs réactions allergiques en inhibant de manière significative la production d'histamine et d'acide arachidonique.

Ce dernier produit des molécules – les leucotriènes –, qui déclenchent des réactions allergiques et contribuent à la rétention d'eau (œdèmes) et aux gonflements. Ces molécules, beaucoup plus problématiques que l'histamine, contribuent à la broncho-constriction asthmatique et à l'augmentation des sécrétions nasales pendant la saison du pollen[425].

Dans le cas de petits rats sportifs américains, les chercheurs[426] du Massachusetts[427] ont constaté que l'algue bleue réduisait considérablement les taux d'acide arachidonique de cobayes. Une autre étude[428] indique que des doses quotidiennes de bêta-carotène extrait de la spiruline ont un effet protecteur contre l'asthme provoqué par l'effort.

La spiruline a également donné de bons résultats dans le traitement d'asthme bronchique. Des tests cliniques[429] menés sur trois groupes (A, B et C) de malades sont très encourageants. Les chercheurs ont donné des médicaments au groupe A, de la spiruline au groupe B et de la spiruline et des médicaments au groupe C. La quantité de spiruline était de 1 g/jour. Après deux mois, les tests indiquaient que l'état des malades s'était amélioré dans les trois groupes, de façon identique dans les groupes A et B mais avec des résultats optimaux pour le groupe C.

Une étude[430] indienne publiée en 2003 indique que les niveaux sanguins de malades avec un asthme bronchique montrent un déséquilibre oxydants/antioxydants, avec un stress oxydatif plus important que chez les personnes non asthmatiques. En conclusion, les chercheurs émettent l'hypothèse qu'une supplémentation en antioxydants pourrait être bénéfique. La richesse naturelle de la spiruline en antioxydants en fait l'aliment idéal pour traiter ce déséquilibre. Une étude japonaise[431] en double-aveugle a montré que sa richesse en EPA et en DHA, a permis à des enfants souffrant d'asthme bronchique de voir les symptômes de leur maladie s'améliorer significativement avec un apport d'huile de poisson.

Chap 12

Spiruline et vue

« Les yeux sont la fenêtre de l'âme»
Confucius
«Les yeux sont le miroir de l'âme»
Mencius
«Du point de vue de l'ophtalmologue, les yeux sont le miroir du corps. »
Dr Yoshito Yamazaki[432]

L'œil est assurément un des organes qui subit le plus précocement les outrages de l'âge.

L'espérance de vie, singulièrement dans les pays industrialisés, a considérablement augmenté en quelques décennies, et continue de croître globalement d'un trimestre par an. Par contre l'œil humain est encore « programmé » - même en dehors de toute prédisposition familiale ou pathologique intercurrente - pour se détériorer dès… la quarantaine!

C'est la classique presbytie, qui contraint au port de verres correcteurs, puis la cataracte qui nécessite l'exérèse et le remplacement du cristallin. Plus grave et invalidante la dégénérescence maculaire.

Toutes les sommités médicales de l'Antiquité ont prescrit de l'huile de poisson et d'autres animaux pour traiter la mauvaise vision nocturne. Du Papyrus d'Ebers[433] aux traités d'Hippocrate, de Galène et d'Oribase, le remède fait l'unanimité. Pendant la Renaissance, le médecin hollandais Jacobus Bontius (1592-1631) redécouvre ce remède de bonne femme et prescrit de l'huile de foie de requin.

Mais ce n'est qu'au XIXe siècle que la « déficience en nutriments » est incriminée dans la xérophtalmie[434] qui se manifeste par une sécheresse de la cornée et une conjonctivite et dans les cas sévères, d'ulcération de la cornée ou kératomalacie. Des taches apparaissent sur la cornée, dites « tache de Bitot » – du nom de celui qui a établi de façon définitive que la mauvaise vision nocturne et la xérophtalmie sont les manifestations de la même maladie[435]. Le médecin japonais Mori découvre un peu plus tard qu'on pouvait soigner les deux avec de l'huile de foie de morue[436].

Mais il faut attendre la découverte et l'identification de la vitamine A en 1913 pour que soit établie la forte teneur en vitamine A contenue dans le foie.

Cette confirmation de la validité de l'antique remède fait entrer la vitamine A dans la pharmacopée officielle de l'ophtalmologie car elle peut être administrée pour d'autres problèmes de la vue. D'autres études[437] ont confirmé le rôle essentiel des nutriments pour traiter les problèmes de vue. On sait maintenant que la vitamine A est indispensable pour voir dans le noir et qu'elle est directement impliquée dans la production de la rhodopsine – pigment indispensable à la transmission des informations visuelles. Une carence en vitamine A, selon son intensité, peut provoquer des troubles qui vont d'une simple fatigue visuelle jusqu'à l'absence totale de vision nocturne.

S'il est un nutriment riche en vitamine A, singulièrement en bêta-carotène, le précurseur de la vitamine A, et dont la biodisponibilité est excellente, c'est bien la spiruline.

On commence à trouver des études sur l'efficacité de cette dernière pour traiter ces pathologies provoquées par des carences alimentaires. Celle[438] du Dr Seshadri à Madras pendant un an sur 5000 petits patients d'âge préscolaire souffrant de mauvaise vision nocturne due à une carence en vitamine A fait autorité. Le médecin qui a donné 1 gramme de spiruline par jour pendant un an aux enfants constate que la « tache de Bitot » a diminué de 80 % à 10 %.

Cette dose de spiruline leur a apporté la quantité de bêta-carotène quotidienne nécessaire pour guérir et prévenir ces pathologies. Une autre observation[439] sur 400 enfants, parrainée par le gouvernement indien confirme la biodisponibilité – c'est-à-dire l'assimilabilité – du bêta-carotène contenu dans la spiruline.

Les conclusions de l'étude indiquent que non seulement cette dernière contient plus de bêta-carotène que n'importe quelle autre plante mais qu'il est facilement assimilable. L'OMS reconnaît que la spiruline avec quelques autres de ses petites camarades bleues est une excellente source de bêta-carotène, de vitamine B12 et d'acide gamma-linolénique – tous indispensables pour une bonne vue.

La petite algue donne également d'excellents résultats pour traiter d'autres pathologies ophtalmiques comme la cataracte, les saignements de la rétine ou le glaucome.

Dans une publication de 1976, le Dr Yoshito Yamazaki[440] explique qu'il a obtenu 90 % de réussite sur un total de 480 cas de cataractes gériatriques. Deux autres études ont par ailleurs démontré l'efficacité thérapeutique de la spiruline pour traiter d'autres formes de cataractes : la cataracte radionucléide[441] et celle provoquée par du naphtalène[442], un composant du pétrole brut extrêmement toxique.

Dans le cadre de ses recherches, le Dr Yoshito Yamazaki donne également, en adjuvant à d'autres traitements, de la spiruline à des malades présentant d'autres pathologies oculaires telles que des rétinopathies provoquées par le diabète, les problèmes rénaux, l'hypertension ou le durcissement des vaisseaux rétiniens ainsi que des maladies plus fréquentes en Asie, comme la maladie de Harada, la maladie de Behcet et le SMON. Il en conclut que, dans tous les cas, la prise quotidienne de fortes doses de spiruline a eu des effets inespérés sur ces maladies et que de plus, elle a accéléré le processus de récupération des patients.

Depuis, le rôle des antioxydants pour prévenir et traiter la cataracte[443], la dégénérescence de la macula - le centre de la rétine - a été démontré. Notamment celui de la lutéine, de la zéaxanthine[444] et de la crypto xanthine. On sait qu'un apport suffisant et prolongé de ces caroténoïdes[445] et de vitamine E[446] diminue le risque en dégénérescence maculaire et que les glaucomes réagissent aux antioxydants[447].

Un point sur lequel les ophtalmologues insistent de plus en plus est la pertinence de supplémenter en vitamines antioxydantes et surtout en vitamines A et E avant les interventions, notamment celle de la cataracte.

En effet, la chirurgie de la cataracte est une des plus gratifiante pour l'opérateur lorsqu'il s'agit d'un patient relativement jeune et en bonne santé par ailleurs. On retrouve, presque du jour au lendemain une vision d'une qualité exceptionnelle. Par contre, on opère aujourd'hui des sujets de plus en plus âgés, dont les yeux ont été agressés par de nombreux stress, solaires, oxydatifs, des atteintes vasculaires sous-jacentes évoluant pour leur propre compte.

De sorte que le « changement de pièce » du cristallin ne paraît plus du tout avoir la même efficacité.

Que l'on supplémente pendant des mois, mieux des années, la personne en vitamine A, vitamine E, vitamine B1, sélénium, zinc et autres antiradicalaires afin de prévenir les détériorations, essentiellement vasculaires, liées à l'âge, et les résultats de la même intervention, paraissent beaucoup plus probants. Tout le monde s'y retrouve, patient comme thérapeute.

La (bonne) spiruline, est-il besoin de le rappeler, est le plus complet des tous les compléments nutritionnels, dont la biodisponibilité des principes actifs est la plus pertinente. De surcroît, rappelons que la complémentation en vitamine A peut s'avérer délicate avec certains produits risquant d'engendrer des complications graves et irréversibles par surdosage. Ce qui n'est pas possible avec la spiruline qui contient peu de vitamine A libre mais essentiellement du bêta-carotène, le précurseur de la vitamine A, lequel va être libéré et capté par l'organisme en fonction de ses besoins spécifiques, et grâce au matériel enzymatique qu'elle contient également.

Chap 13

Spiruline et peau

Les fonctions de la peau sont multiples et complexes :

- De protection.
- De perception.
- De régulation.
- De synthèse.
- De réparation.
- De support.
- De miroir…

Fonction de protection. Contre la chaleur, le froid, les agressions physiques et chimiques, les radiations solaires, ionisantes, contre les bactéries, les champignons, les parasites, contre les entrées et les sorties d'eau… bref un rôle de défense unique que nulle substance, la plus sophistiquée soit-elle, ne peut remplacer.

Fonction de perception. Munie d'une multitude de récepteurs, la peau est le plus grand organe sensoriel de l'organisme, en connexion directe avec le cerveau. Algorécepteurs de la douleur, thermorécepteurs de la chaleur, du froid, barorécepteurs de la pression, des chocs, mécanorécepteurs du toucher, de l'effleurement, tous ces différents capteurs sont logés au sein de corpuscules (dits de Golgi de Meissner, de Ruffini, de Krause, de Pacini, de Merkel etc.…selon leur fonction très spécifique) dans le mésoderme, c'est-à-dire la partie de la peau située entre l'épiderme, la partie la plus superficielle de la peau et l'endoderme, la partie graisseuse, la plus profonde.

Fonction de régulation et d'échanges. Ce rôle est également essentiel au bon fonctionnement de l'organisme, régulation thermique par le biais de la transpiration, mais aussi régulation ionique (sels minéraux) et d'élimination des toxines accumulées ou produites par l'organisme lui-même.

Les pratiques fort anciennes et universelles des bains thermaux, sauna et autres spa, témoignent des bienfaits constatés empiriquement par nos anciens. Par exemple, les « vieux coloniaux » savaient, que l'ingestion de vitamine B1, éliminée par la peau en un composé à l'odeur si particulière, a un effet répulsif pour les moustiques transmetteurs potentiels de la maladie du sommeil et autre paludisme.

Les pratiques plus contemporaines de thalassothérapie et autres usages « tendance », parfois plus exotiques que scientifiques, procèdent de la même démarche : utiliser les fantastiques capacités de filtre détoxiquant et détoxinant de la peau.

Fonction de synthèse biochimique : la plus connue est la synthèse de la vitamine D par la peau exposée aux radiations solaires. Le taux de rachitisme important que l'on observait naguère chez les enfants sevrés de soleil, pour des raisons sociales ou culturelles, et même s'ils bénéficiaient d'une alimentation suffisamment riche en calcium, provenait de ce défaut de photosynthèse cutanée génératrice de vitamine D qui est indispensable à la fixation du calcium sur le squelette. L'autre source, alimentaire celle-là, est fournie par certains lipides, notamment contenus dans les poissons gras des mers froides. La célébrissime « huile de foie de morue ».

C'est parce que cette faculté physiologique de photosynthèse cutanée nécessite une maturité que le nourrisson met près de deux ans à acquérir, que la jeune maman doit donner à son bébé une dose quotidienne de vitamine D (vitamine D3 ou l'associations de vitamine D -Fluor) jusque vers l'âge de 18 mois. Chez les enfants de couleur, plus la peau est foncée, moins la photosynthèse est efficace : Il convient donc de les supplémenter pendant une période plus longue.

Fonction de réparation. Cette capacité d'autoréparation qu'ont la plupart des organes de réparer les dégâts commis par des agents extérieurs s'exerce de manière d'autant plus probante sur la peau que l'on peut suivre l'évolution de la cicatrisation par la simple observation visuelle. La régénérescence cutanée est d'autant plus rapide et de qualité, que l'organisme est sain – correctement vascularisé – et qu'il n'existe pas d'interférences externes. Il est clair que l'épithélialisation d'ulcères variqueux ou artéritiques est considérablement contrariée par une pathologie vasculaire ou diabétique sous-jacente. On n'a pas encore trouvé de tissus synthétique qui soit aussi efficace et rapide pour faire cicatriser une lésion cutanée, qu'elle soit accidentelle (plaie/brûlure étendue…) ou post-chirurgicale, que la peau elle-même (autogreffes).

Fonction de support. La peau est le support des phanères, ongles, poils, cheveux, cils et sourcils. Ils contribuent de façon synergique à plusieurs fonctions évoquées ci-dessus. Les ongles sans lesquels le tact épicritique n'aurait pas la même précision, les poils interviennent lors de la régulation thermique par la réaction ensérine (dite « chair de poule »), etc....

Fonction de « miroir ». Cet aspect-là n'est certes pas décrit dans les précis de physiologie dermatologique, pourtant la peau contribue très largement à apprécier l'état physique, physiologique, voire psychologique et mental d'un individu. Ce rôle de « miroir » qu'on peut légitimement lui attribuer ne joue-t-il pas jusqu'à un rôle social? Pour preuve:

- La couleur de la peau. Qu'elle soit naturellement teintée, elle indique une origine ethnique. Qu'elle soit artificiellement colorée ou bronzée, elle traduit une préoccupation sociologique.
- Autres distinctions tinctoriales: jaunâtre, elle va trahir un dysfonctionnement hépatique (la « jaunisse » ou ictère), pâle on suspecte une anémie, rubiconde une exogénose éthylique...
- La peau peut tout autant constituer un miroir intérieur de l'état psychologique: l'érythème du timide, la pâleur accompagnée de transpirations profuses du grand angoissé, voire d'atteintes psychosomatiques (psoriasis, certains eczémas) etc....
- Y songe-t-on? Lorsqu'on exprime des sentiments ou des états d'âme, c'est par les muscles peauciers situés très exactement sous le plan cutané, dont les contractions confèrent à la peau les expressions du visage, que l'on perçoit les expressions de joie, de tristesse, d'angoisse, de peur, de colère, et tant d'autres nuances infiniment subtiles.
- C'est enfin et toujours par les modifications conjoncturelles ou structurelles de la peau que l'on peut appréhender un état de fatigue ou l'âge d'un individu. Les ridules et les rides de la peau jouent à cet égard véritablement un rôle « social » capital.

C'est assurément l'ensemble de ces éléments qui justifie les innombrables sollicitations de soins aussi variés que sophistiqués, dont la peau et les phanères font l'objet.
Dernière en vogue: la *cosmétofood* !

L'idée d'associer santé et beauté est probablement aussi ancienne que l'émergence du besoin de force, de vitalité et du désir de séduire de l'homme, de celui de santé, de capacité à féconder et du désir d'être séduite de la femme.

Quant à l'idée d'utiliser les aliments comme médicaments et comme cosmétiques ne date pas d'hier. Il y a plus de 3000 ans, Ramsès II appliquait une mixture d'ail et d'oignons écrasés dans un peu de miel sur son crâne chauve dans l'espoir d'inverser sa calvitie.

Et même si la recette de Ramsès n'a pas eu l'effet escompté, il n'empêche que depuis la plus haute Antiquité, les aliments qu'on avale et ceux qu'on étale sur le corps sont souvent les mêmes. Depuis longtemps, la cosmétique se nourrit de l'alimentation, en lui empruntant textures, matières premières, objets et vocabulaire, c'est au tour de l'alimentation d'aller chasser sur les terres de la cosmétique.

Chocolats aux vertus anti-âge, boissons antioxydantes, eaux « bronzantes », *mashmallows* au collagène… à la « gourmandisation de la cosmétique » répond la « cosmétisation de l'alimentaire » constatent Chan Ton That et Christine Martin, experts de l'agence CB'a Design solution[448]. Si le marché mondial des soins de beauté, estimé à 29 milliards d'euros, affiche un taux de croissance de 6,7 % - l'un des plus élevés de l'industrie (source : Cognis 2005) – celui des aliments santé croît de 13 % par an.

Les laboratoires nutraceutiques et cosmétiques rivalisent d'ingéniosité pour trouver la formule « anti-âge » la plus percutante, pour « retendre l'élastine », « vitaliser le collagène », « détoxiner », « nourrir », « détoxifer » et autres slogans racoleurs.

Ici l'association vitamine A, vitamine B2, vitamine B5 est réputée la plus « équilibrée » ; là c'est la vitamine D, la vitamine E et la SOD qui « s'est prouvée scientifiquement » la plus opportune. Ailleurs ce sont les oligoéléments et minéraux anti-radicalaires qui sont en vogue.

S'il existait une formule associant à la fois antioxydants, anti-radicalaires, cicatrisants, tonifiants, détoxinants, régénérants… elle aurait assurément les faveurs du plus large public, professionnels de santé comme utilisateurs.

Et si, de surcroît, on pouvait trouver l'ensemble de ces principes actifs dans un produit naturel, et non de synthèse, à usage nutritionnel comme à usage cosmétique local… ce serait : « trop » !…

Vous l'aurez anticipé, LE produit existe. Tous les principes actifs nécessaires à nourrir la peau, « de l'intérieur » comme « de l'extérieur » sont contenus dans la très étonnante petite algue spiralée… la spiruline.

La spiruline, star mondiale toutes catégories de la *Cosmétofood* !…

Chap 14

Spiruline et phanères

Les phanères, c'est-à-dire les cheveux, les poils, les ongles, les cils et les sourcils sont intimement liés à la physiologie de la peau dont elle est l'organe nourricier de tous ces « prolongements » d'elle-même. Aussi, tout ce qui vient d'être évoqué quant à la pertinence d'une micronutrition aussi complète que possible afin de palier les carences alimentaires au quotidien, vaut pareillement pour les cheveux et les ongles. Stricto sensu, le terme de phanère inclut également les dents qui sont, elles, nourries par les muqueuses gingivales.

Il y a bien longtemps que nos ongles ne nous servent plus de griffes à l'instar de nos lointains ancêtres prénéandertaliens, et notre système pileux de fourrure pour préserver du froid…

Les embryons qui demeurent de nos phanères, aux nuances physiologiques près que nous avons évoqué précédemment, n'ont guère plus qu'un rôle esthétique.

Notons que ce rôle esthétique de séduction des cheveux et des ongles est constant aussi loin que l'Histoire et la Préhistoire nous en laissent des traces, et dans toutes les cultures.

La longueur, la taille, la couleur, la consistance des cheveux présentent d'innombrables déclinaisons, mais conservent en commun une fonction esthétique. La multitude et le raffinement des soins proposés dans les instituts branchés, ou chez le « visagiste » en vogue, n'ont rien à envier à ceux des élégantes égyptiennes ou romaines. Aujourd'hui encore dans certaines circonstances, les soins apportés aux cheveux et aux ongles par les populations tribales réputées primitives, procèdent de la même préoccupation ancestrale. Génétique?.. voire! Qu'on se réfère seulement aux prodiges de transformisme et d'exubérances colorées dont sont capables les mâles, chez les volatiles comme chez les poissons, pour séduire la femelle de leurs désirs…

Mais foin des extrapolations zoologiques et, pour faire bref afin d'éviter les redondances, rappelons que la quantité et la qualité des cheveux et des ongles dépend grandement des apports en micronutriments que notre alimentation contemporaine sur-industrialisée ne peut plus nous fournir. Vitamines du groupe B, singulièrement B2, B5, B8, B12, vitamine D, Ca, Mg, Zn, Aminoacides… autant d'éléments entrant dans la composition des (bonnes) spirulines, avec – est-il besoin de le rappeler – une excellente biodisponibilité.

Témoignage

Delphine L.

Il est parfois difficile de garder de la distance lorsque le climat ambiant incite à la surenchère. Cette conférence de sensibilisation à la spiruline avait été préparée de longue date, et la salle – une salle de conférence de quelques cinq cents places. Les témoignages de « spirulinophiles » convaincus se succédaient arguant des résultats mirifiques obtenus en un temps record, notamment dans des affections dermatologiques réputées particulièrement difficiles et aux causes multiples. Un témoin attestait, joignant le geste à la parole en un strip-tease improvisé, qu'il n'avait plus aucune trace d'un psoriasis qui le rongeait depuis de nombreuses années et auquel nombre de dermatologues s'étaient frottés.

Un autre, arguait de la disparition de son eczéma suintant qui l'handicapait chaque année à la même époque. Autant d'exemples auxquels je m'efforçais d'apporter une réponse argumentée, en tentant de moduler l'enthousiasme des récents convertis, s'agissant de pathologies où l'aspect psychosomatique joue souvent un rôle déterminant, aussi bien dans le mode de déclenchement que lors de la phase d'irruption. Je me retranchais derrière la « rigueur scientifique ». Parmi les nombreux témoignages, je soulignais pourtant ceux – aux aspects certes moins spectaculaires – mais dont le caractère constant et reproductible m'interpellait. Singulièrement les témoignages de nombreuses femmes affirmant avoir eu une qualité exceptionnelle de repousse des cheveux sous spiruline et des ongles aussi. Le lendemain, le hasard a voulu que j'en parle à ma coiffeuse.

Elle-même avait eu l'occasion de consommer un peu de spiruline que je lui avais fournie, à l'occasion d'une convalescence. Non seulement les témoignages que je lui rapportais ne l'étonnaient nullement, mais elle m'avoua qu'elle avait constaté chez elle un effet identique. Devant la fréquence du problème rencontré chez ses clients et clientes, et les bénéfices constatés, elle s'était mise à distribuer la petite algue bleue…

Chap 15

Spiruline et sport

Témoignage

Joël M.

… est “centbornard”.

C’est cette catégorie de coureurs à pied pour qui l’effort d’un marathon ne suffit plus à les combler ou à les motiver, et qui s’adonnent à des courses de très longue distance : 100 km (cent bornes) et au-delà.

D’où le qualificatif de « centbornard » passé dans le langage courant des initiés.

Une des plus anciennes épreuves du genre, créée en 1972, et des plus réputées en France : « Les 100 km de Millau ».

Cette année-là, notre Joël est assez satisfait de sa performance : treizième sur plus de 1 200 participants.

Son chronomètre, assez moyen : 8 h 53 min 48 s.
Des conditions de course dures. Comme toujours. Dénivelé important, chaleur torride…
Surtout, notre athlète reconnaît avoir souffert un vrai martyre : crampes à partir du 50e km, spasmes abdominaux à partir du 60e, puis vomissements et plusieurs arrêts au bord du malaise…

Aussi, dans le contexte n’est-il pas trop mécontent de son résultat.

Par contre, selon son propre aveu il aura mis « plus de 2 mois pour s’en remettre » c’est-à-dire pour retrouver un rythme d’entraînement, de performance et de sensations « comme avant ».

Joël a eu l’occasion, invité par une amie, d’assister à une conférence sur la spiruline ; les références médico-sportives du conférencier l’y ayant incité.

Habitué comme quasiment tous les sportifs, à utiliser forcément et très régulièrement des compléments nutritionnels, des vitamines de toutes sortes et autres boissons dites énergétiques, il avait effectivement lu quelques vagues publicités sur la spiruline et l’activité physique et sportive dans des revues spécialisées. Sans plus.

Ce soir-là, après avoir harcelé l'orateur de questions précises et pertinentes, il fut convenu d'un rendez-vous ultérieur afin de mettre au point un protocole spécifique exclusivement à base de spiruline. Protocole qu'il allait appliquer scrupuleusement dans les mois suivants tant en période de travail foncier, de récupération, comme pendant les épreuves elles-mêmes.

Dans la foulée, notre Joël se présente l'année suivante, confiant au fameux « 100 km de Millau ».

Résultats :

- « Un parcours de rêve » « Pas une seule crampe, pas une fringale… »

- en guise de « récupération » il s'est même offert un marathon (42, 195 km) la semaine suivante…
- quant aux résultats chiffrés : 1er français en… 6 h 59 min !

Près de deux heures de gagnées sur un pareil parcours, avec une telle aisance a, bien évidemment, suscité deux ordres de réactions pour tenter d'expliquer la performance :
- « produit miracle » pour les uns,
- « dopage » pour d'autres !

La réalité est tout autre : ni dopages, ni produit miracle, elle est parfaitement pragmatique et de nature physiologique – au risque de décevoir les adeptes d'une cause comme les détracteurs de l'autre.

L'effort physique imposé par ce type d'épreuves nécessite non seulement un programme d'entraînement physique, mais également et au même titre, un programme d'entraînement physiologique, de rééquilibrage métabolique et nutritionnel. Le tout étant intimement intriqué.

Les crampes, puis les désordres digestifs et les malaises dits « vagaux » ressentis par notre coureur lors de sa première course témoignent, à l'évidence, d'un défaut de préparation avant l'épreuve, de déficits électrolytiques et d'apport hydriques, voire énergétiques pendant l'effort, enfin d'insuffisances dans les rééquilibrages nutritiono-métaboliques au décours.

Les déséquilibres les plus fréquemment rencontrés au cours de ce type d'épreuves sont :

- L'hypoglycémie.
- L'hypokaliémie, ou plus précisément les perturbations hydro électrolytiques intracellulaires incluant le métabolisme du potassium.
- L'accumulation massive de métabolites de la contraction musculaire (improprement appelés « déchets ») au premier rang desquels les lactates (ou acide lactique) et autres Créatines PhosphoKinases (ou C P K), LDH etc.…

Tout le monde connaît les symptômes du malaise hypoglycémique. Certains les ont eux-mêmes ressenti : les jambes de plomb qui commencent à « flageoler », la tête lourde avec sensation de déséquilibre, parfois jusqu'à la perte de connaissance, les troubles digestifs avec nausées, les sueurs profuses etc.…

Piège pour débutant peut-on penser. Pas pour un sportif entraîné qui présente ce genre d'épreuves !
Détrompez-vous. Personne n'est à l'abri. Pour peu qu'un autre type de désordre interfère tels des désordres digestifs (crampes gastriques, nausées ou vomissements) provoqués par un déséquilibre hydro électrolytique, et tous apports énergétiques et caloriques sont contrariés. L'hypoglycémie et son cortège de symptômes pathognomoniques suivent ipso facto.

Ce coureur-là a parfaitement suivi son programme d'entraînement sans anicroche ainsi que ses conseils diététiques :

- Sucres lents sous forme de pâtes dans les jours précédents l'épreuve.
- Nouvel apport calorique, essentiellement de sucres lents, trois heures avant le départ. Puis.
- Hydratation par petites quantités régulièrement jusqu'à l'heure fatidique. Parfait.

Sauf que ce sujet particulièrement anxieux a une véritable hantise d'avoir à subir une nouvelle hypoglycémie. Aussi ingère-t-il dix minutes avant le départ une préparation fortement chargée en glucides (dextrose d'absorption très rapide et miel) afin de palier l'éventuelle carence. Le départ s'annonce, le stress s'intensifie, on piétine sur place pour ne pas se refroidir et surtout se donner une contenance… le coup de feu libérateur. C'est parti.

On s'arrache un peu pour gagner quelques places avant le premier virage et éviter la bousculade, puis, longue ligne droite de faux plat et… les jambes se dérobent, la tête lourde, les sueurs… et tout le peloton le double sans vergogne… Dur !

Que s'est-il passé ?

Pour avoir voulu « trop bien faire », notre sujet a en fait, induit une hypoglycémie réactionnelle. En effet, la prise d'une composition fortement concentrée en glucides dix minutes avant le départ a été détectée par le centre de régulation grâce à des chimiorécepteurs placés dans les gros troncs artériels intra-cérébraux, et provoqué une sécrétion d'insuline réactionnelle pour lutter contre cette hyperglycémie transitoire. Ajouté à cela le sucre utilisé lors des décharges de catécholamines et d'adrénaline engendrés par le stress avant le départ… Et les conditions parfaites d'hypoglycémie réactionnelle étaient réunies.

Situation loin d'être exceptionnelle. Croyez-moi, c'est du vécu !…

La traduction la plus classique de l'hypokaliémie, baisse anormale du taux de potassium dans le sang, est la crampe. À un degré plus important les troubles du rythme cardiaque.

On parle d'« hypokaliémie », c'est en fait un raccourci pour décrire la perturbation la plus facilement objectivable d'un ensemble de réactions électrolytiques complexes concourant à la transmission de l'influx neuromusculaire puis à la contraction synchrone du muscle squelettique, par le biais d'une sorte de « pompe » entretenue par les échanges sodium-potassium – chlore...

L'hypersudation (la sueur est très chargée en ions sodium et potassium) conjuguée à un défaut ou un retard d'hydratation engendrent classiquement cette situation, fréquente notamment en fin de match ou lors de prolongations chez les footballeurs.

Et que dire de ceux, mal conseillés, qui ont cru pouvoir absorber impunément tel diurétique pour passer le couperet de la balance dans les sports à catégorie de poids, et dont l'hypokaliémie est alors dite « iatrogène », induite par le « traitement » aussi illogique que dangereux !

Encore plus fréquents sont les symptômes engendrés par l'accumulation de « métabolites » de la contraction musculaire dans les groupes musculaires les plus sollicités. Cuisses et mollets chez les coureurs à pied et les cyclistes, bras et avant-bras chez les lanceurs ou les rameurs etc....

Ces métabolites, souvent appelés « déchets » – terme particulièrement inopportun, je vais m'en expliquer – sont la conséquence directe du travail musculaire. Le plus connu : l'acide lactique (ou lactate).

Leur concentration, au-delà d'un certain seuil – au demeurant variable d'un sujet à l'autre – provoque douleurs, contractures et jusqu'à une véritable tétanisation du groupe musculaire intéressé.

C'est ce même phénomène, à un degré moindre, que tout un chacun a pu expérimenter lorsqu'on reprend une activité physique après une longue coupure. Les phénomènes douloureux se manifestent généralement le lendemain, et surtout le surlendemain, puis s'estompent en 2 à 3 jours.

Tous ces métabolites, lactates, CPK, LDH etc.... se dosent parfaitement dans le sang circulant. Après des épreuves de longue durée, marathon par exemple, ils peuvent être multipliés par 3 à 6 par rapport aux taux de repos.

La spiruline

le nutriment du sportif par excellence

Il est étonnant de constater que les vertus de la spiruline en matière de physiologie sportive sont connues depuis des millénaires, à l'instar des coursiers de l'empereur Moctézuma, et qu'on semble seulement les redécouvrir aujourd'hui.

La spiruline, « ancêtre » ou « substitut » d'E.P.O. ?

On pourrait effectivement l'affirmer en première approche, tant il est vrai que la structure moléculaire de la phycocyanine - un des plus remarquables pigments spécifique de la spiruline - présente une structure quasi similaire à l'érythropoïétine, le cœur de l'hémoglobine sanguine humaine…

À la différence notable près qu'en l'occurrence, il s'agit d'un processus physiologique parfaitement naturel qui permet à l'organisme de conserver des réserves d'oxygène suffisantes au sein du globule rouge et lui offrir un fonctionnement plus « confortable » même dans des situations d'effort intense.

Mais il y a bien d'autres composants constitutifs de la spiruline qui concourent à en faire LE complément nutritionnel d'exception en physiologie sportive. Sa teneur en :

- Fer particulièrement bio disponible, donc directement absorbable.
- Vitamine B9, ou acide folique, qui participe à la fixation du fer et l'anabolisme musculaire.
- Acides Aminés branchés - les BCAA'S - Leucine, Isoleucine, Valine, particulièrement recherchés pour la prise de masse musculaire.
- Vitamines B1, B6 et B12, dont le rôle est essentiel tant pour la préparation que pour la récupération à l'effort.
- Vitamines liposolubles D, E, A, et surtout provitamine A, le bêta-carotène qui élimine tout risque de surdosage.
- Oligoéléments, Sélénium, Cuivre, Magnésium, Manganèse, etc.
- Enzymes et coenzymes, facilitateurs des différents métabolismes, dont la fameuse Super Oxyde trans Dismutase (SOD), puissant antioxydant.
- Phycocyanine, fabuleux pigment dont on vient en outre de découvrir récemment de puissantes propriétés anti-cox 2, donc anti-inflammatoire naturel.

La phycocyanine est le seul composé naturel capable d'empêcher la formation de leucotriène B4, un descendant métabolique des omega-6, hautement inflammatoire.

Or, il se trouve que la faculté d'inhiber la production de cet eicosanoïde est un des atouts majeurs qui confère à la phycocyanine ses pouvoirs anti-inflammatoires. Tout récemment, la même faculté inhibitrice a été mise en évidence à l'égard de la cyclo-oxygénase-2 (COX-2) et de la lipoxygénase, deux autres enzymes associés aux processus inflammatoires qui engendrent notamment la formation de diverses prostaglandines et de thromboxanes. Ces composés sont responsables de la sensation de douleur associée à l'inflammation. L'enzyme COX-2 est aussi impliqué dans la synthèse des prostanglandines E2 (PGE2).

La spiruline
et la récupération physiologique

La teneur de la spiruline est exceptionnelle en :

- Vitamines : Toutes les vitamines du groupe B sont particulièrement utiles pour la restitution ad integrum des structures musculo-tendineuse malmenées lors des efforts intenses et prolongés.
- Vitamine A, (et surtout provitamine A - le bêta-carotène - qui se transforme en vitamine dans l'organisme grâce aux coenzymes également présentes dans la spiruline, en fonction des besoins spécifiques de l'organisme et élimine ainsi tout risque de surdosage), vitamine D et vitamine E dont les rôles dans la régulation du calcium et la lutte contre la souffrance cellulaire ne sont plus à démontrer.
- Vitamine B9 (ou acide folique) qui participe très activement à la fixation du fer dans l'organisme, un des facteurs limitant de l'effort en cas de déficit ou de défaut d'absorption.

Dans une étude comparative avec la nouvelle génération américaine d'inhibiteurs de la COX-2, la phycocyanine s'est révélée deux fois plus efficace que ces derniers.

Exprimées en nanomôles, les concentrations nécessaires pour un facteur d'inhibition de 50 % sont de 180 pour la phycocyanine et, de 240 et 401 pour ses deux concurrents artificiels (Vioxx, Refoxib).

- Oligo et macro éléments minéraux. Notamment le fer, dont on connaît les besoins accrus chez le sportif, 4 à 5 fois supérieurs au sédentaire. Le fer de la spiruline étant notamment caractérisé par sa haute biodisponibilité, c'est-à-dire son absorption très rapide. Mais aussi :
- Magnésium, Manganèse, Cuivre, Zinc, Sélénium, participant de façon très active aux différents métabolismes musculaires, neurologiques comme endocriniens, tous intimement intriqués.
- Acides Gras Essentiels, dont l'Acide DihomoGamma Linolénique, que l'on ne trouve que dans le lait maternel et la spiruline, dont le rôle unique comme régulateur cellulaire a justifié un Prix Nobel de Médecine en 1982.
- Enzymes et coenzymes antioxydants, singulièrement la SuperOxyde Dismutase (SOD) véritable « aspirateur » de radicaux libres, ces molécules produites lors des agressions de toutes sortes, qui dégradent les membranes cellulaires protectrices et induisent un vieillissement prématuré.
- La teneur exceptionnelle en SOD de la spiruline HTPA® permet une reconstitution cellulaire et une optimisation énergétique uniques.
- Phycocyanine, ce pigment spécifique de la spiruline, dont les puissantes vertus antioxydantes, stimulantes immunitaires, et même anti-inflammatoires naturelles (cf. supra) en font un nutriment d'exception particulièrement adapté à la récupération sportive.

La spiruline et la préparation à l'effort intense et/ou prolongé

Outre les différents facteurs nutritionnels nombreux (qualitativement et quantitativement) développés ci-dessus - et qu'il est superflu de reprendre - qui concourent à l'optimisation et à l'harmonisation des processus physiologiques complexes lors de l'exercice physique, il y a des mécanismes intimes qui permettent à l'organisme sportif de se préparer spécifiquement à des efforts intenses et prolongés, puis d'enchaîner les entraînements et les compétitions en limitant les risques de surcharge et de « casse ».

Les processus parfaitement physiologiques qui - à la différence de la démarche recherchée lors de manœuvres intempestives autant qu'illicites de dopage visant à estomper artificiellement les signaux d'alerte de fatigue ou de surcharge émis par l'organisme - permettent au contraire d'optimiser ses capacités physiologiques propres en économisant les dépenses énergétiques.

Il en est ainsi de la faculté de chacun, grâce bien évidemment à la conduite progressive de l'entraînement pour partie, mais aussi grâce aux apports nutritionnels spécifiques de limiter les effets délétères de l'accumulation des métabolites propres à la contraction musculo-ligamentaires, au premier rang desquels les tristement célèbres LACTATES.

Chaque sportif sait reconnaître ces symptômes douloureux de myalgies (douleurs musculaires) et de contractures générées par l'accumulation des lactates dans les muscles les plus sollicités, lors de la reprise d'activités ou lors des séances intensives.

L'absorption concomitante des oligoéléments, des macro-éléments minéraux et des enzymes contenus naturellement dans la spiruline concourt à :

- **Tamponner les lactates au fur et à mesure de leur production dans les muscles les plus sollicités.**

Parmi les nombreuses études diligentées en physiologie sportive, existe celle menée par l'Université de Memphis, Tennessee, (mars 2001) prouvant la diminution très significative de la douleur musculaire lors des exercices physiques intensifs grâce à la présence de dérivés de phycocyanine contenus dans la spiruline.

- **Permettre une réabsorption précoce desdits lactates dans le foie (cycle de Krebs) par la stimulation de l'enzyme lactate-déshydrogénase, transformant ainsi un « déchet » - facteur limitant de l'exercice physique - en « aliment hautement énergétique » (trente-quatre A.T.P) sont ainsi récupérés par molécule d'acide lactique !**

Il en est de même pour d'autres processus métaboliques expliquant de façon parfaitement physiologique la limitation constante et durable des taux de CPK ou autres LDH pour des efforts physiques de même intensité chez deux athlètes soumis à des régimes de complémentation nutritionnelle différents, ou encore chez le même athlète lors de tests comparatifs à différentes périodes de sa préparation selon qu'il soit soumis ou nom à ce type de régime.

La spiruline et la prise de muscle

Il n'y a plus un seul sport pour lequel la densité physique, la prise de masse « sèche », donc de muscle, ne soit un facteur de performance.

Tenons compte toutefois de deux facteurs limitant :

1. Dès lors que l'on considère un sport dynamique, il faut toujours garder à l'esprit que les règles élémentaires de biomécanique humaine imposent à l'organisme que la capacité optimale soit toujours la résultante masse/vitesse. Et que, de vouloir augmenter exagérément (voire intempestivement) la masse, limite ipso facto la vitesse d'exécution. Les règles diffèrent notablement pour des sports beaucoup plus statiques comme l'haltérophilie, les lancers en apnée…
2. Il y a des pratiques de « supplémentation », certes rapidement efficaces pour la prise de poids, faisant appel notamment à des substances anabolisantes, singulièrement hormonales, qui doivent être proscrites de toute démarche responsable et qui s'inscrivent dans la durée.

C'est en soit une raison largement suffisante - parce que ces pratiques sont prohibées et fort justement sévèrement sanctionnées.

Mais aussi et surtout parce que c'est un bien mauvais « service » à rendre à l'athlète. Certains seraient tentés de booster ainsi artificiellement la synthèse anabolique, car la qualité de la masse musculaire ainsi prise est inconstante et fragile. Provoquant de très nombreuses complications musculo-tendino-ligamentaires. Certaines nations dont la législation et les contrôles sont moins pointilleux alimentent ces contingents de « retraités précoces ».

Par contre, bien différente et parfaitement logique et licite est la complémentation protéinée chez les athlètes en phase de renfort musculaire, singulièrement en acides aminés dits « Branchés ». Les fameux BCAA'S : Leucine, Isoleucine, Valine…

Acides aminés branchés que l'on retrouve en forte proportion dans la spiruline, avec de surcroît le matériel vitaminique, enzymatique et en oligoéléments et minéraux qui participe conjointement à l'anabolisme musculaire et à la réduction du pannicule adipeux.

Témoignage

Annabelle R.

« Dis, Jean-Louis, il faut absolument que tu me dépannes de Spiru-Sport®, j'ai les « Monde » dans un mois et je suis à court… »

Annabelle, je la suis depuis qu'elle est toute gamine : De la dynamite, du haut de ses 48 kg !

Très tôt, on a décelé chez elle ces qualités techniques, de concentration et de volonté sans lesquelles on ne peut atteindre le haut niveau.
Son sport de prédilection, c'est le Judo.
L'INSEP, parallèlement ses études de prof de sport, les podiums nationaux « Excellence ».

Pourtant il manque toujours un petit quelque chose pour accéder à l'élite internationale.
La faute à « pas de chance », et puis à ces blessures au mauvais moment… À ces coups de pompe inopportuns.

Et puis ce satané fer toujours « au plancher », qu'elle n'arrive pas à fixer malgré toutes les spécialités pharmaceutiques essayées.

Ce « fer », qu'elle affaire !
La chance semble enfin lui sourire avec cette qualification au Tournoi de Paris qui signifie l'intégration à l'Équipe de France pour les prochains « Mondiaux » et les Jeux Olympiques qui suivent.

C'est sans compter sur l'appréciation péremptoire du DTN[449] qui lui préfère sa dauphine… plus jeune ! La « faute » d'Annabelle : d'avoir dépassé « la trentaine ».

La rage au ventre, et sur les conseils particulièrement pertinents de son coach, elle vire de bord.
Certes les techniques d'atemis sont plus proches du Karaté que du Judo, mais on va bosser : c'est décidé, elle passe au Jiu Jitsu !

En quelques mois, notre Annabelle acquiert une maîtrise consommée des enchaînements et des « ficelles » de cette nouvelle discipline.

Entre-temps, on a découvert que la spiruline faisait des miracles pour fixer son fer, maintenir sa ferritine, là où toutes les formules de la pharmacopée avaient un effet au mieux éphémère, voire des effets secondaires fort inconfortables…

Copenhague, moins d'un an après sa reconversion :
- « Allô, Jean-Louis… c'est Annabelle. C'est fait ! »
- « Un podium ?… »
- « Le Titre ! »

Elle venait tout benoîtement de ravir le titre de Championne du Monde.

Je l'ai toujours dit, c'est un « fruit tardif » notre Annabelle.
Et vlan pour les sélectionneurs aux schémas par trop rigides !

Depuis lors, elle en a accumulé des titres et des médailles, du haut de ses 48 kg. Car, à cet égard, elle a toujours conservé la même rigueur avec les années.

L'appel que je narrais, au début de cette présentation remonte à fin septembre 2006. La « Spiru-Sport » c'est sa préférée.

Bien sûr que je l'ai « dépannée ».
Rotterdam 17 novembre 2006 : Nouvel appel téléphonique, près de dix ans après le verdict péremptoire qui devait signer sa mise à la retraite anticipée.

Et nouveau titre de Championne du Monde !

À quarante ans passés, elle est plus motivée que jamais notre « Jeanny LONGO des Arts Martiaux ».

La spiruline n'est pas étrangère à son équilibrage métabolique ; Singulièrement du fer et de tous les métabolismes intriqués.

L'explication physio-pathogénique :

Le fer est assurément l'oligoélément le plus essentiel au bon fonctionnement de tout organisme. De l'organisme sportif tout singulièrement.

En effet, il contribue à tous les niveaux de l'oxygénation et de la respiration, puisque constitutif du noyau central de l'hémoglobine, le cœur du globule rouge.

Une carence en fer qui se prolonge entraîne une diminution de la taille puis du nombre des globules rouges, une baisse de l'hémoglobine. C'est la définition même de l'anémie. Elle-même responsable de tout un cortège de symptômes ou de pathologies qui y sont liées : asthénie physique, psychique, essoufflements, voire insuffisance coronaire, etc....

De surcroît le fer, outre ses innombrables interactions métaboliques via sa fonction oxygénatrice, possède une action directe dans les processus anti-infectieux, antioxydants, voire « anti-vieillissement ».

Chez le sportif, et plus encore la sportive que certaines spoliations périodiques surexpose aux pertes de sang, donc de fer, la surveillance très régulière du fer sérique doit être un souci permanent. Et avec le taux de fer sanguin (la sidérémie), le taux de ferritine (témoin des réserves de fer dans l'organisme) de Vitamine B9 et Vit B12 qui contribuent à leur fixation.

En effet chez eux, de nombreux états pathologiques (contractures, claquages à répétition, tendinites,...) ou de simples états de méforme, sont en fait liés à des carences en fer.

Leurs origines sont mixtes. Elles sont dues à un :

1. Excès d'utilisation lié à la nature même de l'activité physique intensive.
2. Défaut d'absorption.

Et c'est ce dernier point qui est le plus piège!

Il est très fréquent de constater des déficits considérables de fer chez des personnes présentant une alimentation a priori équilibrée, et qui devrait théoriquement satisfaire à leurs besoins.

De même ils sont légion ceux chez qui, à l'instar de notre Annabelle, la supplémentation par des pilules réputées fortement chargées en fer n'apporte que de bien piètres et éphémères résultats.

Responsable: la difficulté pour nombre d'organismes d'absorber puis de fixer, le fer ingéré.

Et c'est là que notre spiruline fait merveille: non seulement le taux de fer qu'elle renferme est tout à fait conséquent, mais surtout il est d'une exceptionnelle « biodisponibilité ».

En d'autres termes, il est quasiment totalement assimilé, grâce à cette singularité que le fer se trouve dans la spiruline, non à l'état libre, ou sous forme de sulfates ferreux, comme dans la plupart des spécialités pharmaceutiques, mais sous forme « chélatée ». C'est-à-dire déjà lié aux acides aminés qui permettent son absorption.

Ainsi est-il usuel de lire que la spiruline « contient plus de fer que tout autre aliment »: « trois fois plus que la viande rouge », « six fois plus que les céréales complètes », « quarante cinq fois plus que les épinards »!...

Sur ce dernier point je ne résiste pas au plaisir de vous dévoiler les secrets de la fable « du fer et de l'épinard » que je vous livrerai en fin de chapitre.

Je peux donc témoigner, force preuves biologiques itératives à l'appui de sportifs de toutes disciplines et de tous niveaux suivis depuis maintenant un nombre conséquent d'années, que parallèlement au constat de l'efficacité et du confort de l'équilibrage métabolique martial par la spiruline, la réduction significative des blessures et des états de méforme est bien souvent contemporaine de performances et de « plaisir ».

Ce dernier point est pour moi capital. Au-delà des performances, le « plaisir » que peut éprouver un athlète dont l'organisme fonctionne dans un « confort » optimal pour une même séance d'entraînement ou une compétition, est un gage de longévité et d'épanouissement.

Pour le contingent très important de nos contemporains, dont le sport n'est pas spécialement la priorité mais qui ont pareillement des carences chroniques en fer, une prise quotidienne de 3 à 4 grammes de (bonne) spiruline couvre largement les besoins.

Chez les sportifs, selon l'importance du déficit objectivé, l'intensité de l'activité, le morphotype, et surtout le profil spécifique de chacun, on peut être amené à doubler, voire parfois tripler ces doses.

Chose promise, chose due : de la fable, ou la «légende» du «fer et des épinards» !

Quel est le gamin qui n'a jamais entendu cet aphorisme : « *Mange tes épinards, c'est bon pour ta santé, c'est plein de fer…* »?
« *La preuve, regarde Popeye!…* »

Savez-vous d'où provient cette réputation faite aux épinards de fourbir à l'organisme, tout particulièrement celui des plus jeunes en croissance, du fer à foison? Ce qui n'est, diététiquement, absolument pas justifié!

Et bien précisément de « Popeye », le petit marin espiègle et borgne créé par Walt Disney.

Lorsque celui-ci demanda à son documentaliste de lui trouver un aliment qui décuplerait instantanément les forces du petit marin issu de son imagination, il lui suggéra de trouver quelque chose « très riche en fer ».

Et ce dernier de se plonger le soir même dans les ouvrages rébarbatifs autant qu'« indigestes » de diététique et les tableaux d'équivalences en valeurs caloriques, teneur en vitamines et autres minéraux…

À la ligne du leader en fer « *IRON* », il lut « *SPINACH* », les épinards.

Et toute l'équipe de se creuser la cervelle pour traduire graphiquement un geste facilement identifiable aux cartoon men en herbe.

D'où la boite de conserve à l'étiquette « *spinach* », que le héros en panne d'énergie fait exploser d'une poigne « de fer », sans quitter sa pipe de la bouche…

Peu de temps après que les premiers dessins animés apparurent sur les écrans, des critiques s'élevèrent de nutritionnistes éminents pour faire remarquer qu'il n'avait jamais été démontré que les épinards fussent une source exceptionnelle de fer, et qu'il était bien d'autres nutriments qui en fournissaient bien d'avantage: les lentilles, les pois, le chocolat etc.…

Vérification faite, il s'est avéré que le documentaliste en charge de trouver l'information, en fin de soirée et par un éclairage défaillant, s'était tout simplement trompé de ligne et avait lu « *SPINACH* » à la place de « *SPLIT PEAS* », les pois cassés, à la ligne en dessous…

Il était déjà trop tard pour changer quoi que ce soit.

La machine Walt Disney était lancée.

Popeye contribuait activement à la promotion de l'épinard.
Deux générations plus tard, dans le monde entier, les mamans continuent à gaver leurs gamins d'épinards au motif que « *c'est bon pour ta santé,… c'est bourré de fer!* » Cette anecdote, pour caricaturale qu'elle soit, est tout de même fort significative de la manière dont peut être véhiculée une information, fût-elle erronée, et dont se tissent les « idées reçues » que je n'ai de cesse de dénoncer…

Chap 16

Universelle spiruline

À chacun son profil

Spiruline et troubles du comportement alimentaire Obésité/Boulimie/Anorexie

Obésité

Avec plus d'un milliard d'adultes obèses dans le monde, on parle d'une pandémie – ou de « globésité » selon le néologisme des Nations unies. L'obésité et ses maladies chroniques associées sont devenues un enjeu mondial de taille en raison des lourdes conséquences sociales et financières qu'elles représentent. Aujourd'hui, elles tuent plus que les infections. 60 % des décès de la planète sont dus à des maladies non-transmissibles : cardiopathies, accidents vasculaires cérébraux, diabètes, cancers, affections respiratoires…

Or, ces maladies que l'on soigne essentiellement avec des traitements chimiques fort coûteux et présentant de multiples effets secondaires, sont précisément celles que l'O.M.S. préconise d'aborder désormais par la prévention parce qu'elles comportent toutes des facteurs nutritionnels causaux.

Bien avant que la téléréalité ne s'empare de l'un des dictons favoris des Anglo-Saxons « vous êtes ce que vous mangez » et en fasse un show, Anthelme Brillat-Savarin écrivait en 1826 dans sa *Physiologie du Goût ou Méditations de Gastronomie Transcendante* : « Dis-moi ce que tu manges, je te dirai qui tu es ».

Parmi les coupables de cette pandémie, la nourriture industrielle tient une place primordiale. La grande majorité des aliments préparés « n'ont pas été conçus pour être adaptés aux besoins de l'homme », écrit Christian Rémésy[450], nutritionniste[a], expert en maladies métaboliques et directeur de recherche à l'INRA (Institut national français de la recherche agronomique).

Des recherches anglo-saxonnes[b] démontrent qu'il y a eu une diminution drastique de la teneur en vitamines et minéraux des fruits et légumes frais depuis une soixantaine d'années. Des modifications qui coïncident avec les changements dans les pratiques agricoles. Les fruits et légumes issus de l'agriculture dite biologique présentent quant à eux des teneurs en micronutriments essentiels un peu mieux préservées[c] (cf. Introduction).

Les aliments raffinés, transformés, cuisinés par l'industrie agroalimentaire subissent le même sort. Christian Rémésy donne l'exemple de la baguette de pain. Dans la farine blanche utilisée pour la confection de celui-ci, on ne retrouve qu'un quart des minéraux et vitamines contenus dans le grain complet. Quasiment toute la vitamine B et les fibres (hémicelluloses extrêmement utiles à la digestion qui luttent contre la constipation et captent certaines particules réputées cancérigènes dans le colon) sont restées dans le péricarpe, partie la plus externe de l'enveloppe du grain de blé. Cette partie est inutilisable tant elle est concentrée en pesticides, organochlorés et autres organophosphorés[d].

La spiruline possède quant à elle, une véritable efficacité sur la sensation de faim et sur l'obésité.

Des chercheurs allemands, ont testé l'effet « coupe-faim » de la spiruline sur des patients obèses qui suivaient déjà un régime amaigrissant. Étude en double aveugle où un lot identique d'autres patients suivant le même régime prenaient des gélules réputées identiques, mais sans spiruline. Prises ingérées avant les trois repas. Au bout d'un mois les pertes de poids du lot « spiruline » étaient toutes notablement plus importantes que celles du lot témoin. Avec en prime, des taux de cholestérol abaissés dans les mêmes proportions. Observations confirmées par des équipes japonaises[e] : baisse du taux de cholestérol, amélioration d'affections ophtalmologiques etc.…

Cet effet « coupe faim » peut au demeurant être observé chez tout un chacun, et dès les premières prises de spiruline (dose « de charge » du matin conseillée dans cette indication).

L'explication est parfaitement physiologique. Notre organisme possède des capteurs (chimiorécepteurs) dans certaines zones cibles (artères rolandique et sylvienne) situées à l'intérieur du cerveau. À l'instar du phénomène de régulation déjà décrit lorsque le sang circulant présente par exemple un taux de sucres important qui déclenche la sécrétion d'insuline, de même les centres de la satiété situés dans la zone hypothalamo-hypophysaire cérébrale, sont sensibles à des signaux. Signaux que leur transmettent les capteurs de la circulation périphérique.

Les micronutriments stimulateurs des centres de la satiété (acides aminés, tyrosine et surtout l'association phénylalanine-tryptophane), lorsqu'ils sont détectés en concentration suffisante, déclenchent ipso facto une baisse de l'appétit. La spiruline possède précisément cette particularité de présenter une teneur en phénylalanine et tryptophane suffisamment élevée pour être détectée par les chimiorécepteurs.

D'où l'effet « coupe-faim » ressenti, et parfaitement naturel. Sachez, ce qui n'est certes pas de l'ordre du hasard, que la zone cérébrale incriminée du siège de la satiété jouxte exactement la zone de l'anxiété. L'interférence de l'anxiété sur le comportement alimentaire n'étant plus à démontrer.

Boulimie

La boulimie et l'anorexie sont souvent considérées comme les deux facettes d'un même syndrome. Du grec *bous* (bœuf) et *limos* (faim), boulimie désigne une appétence presque morbide pour la nourriture. Si, en français, on dit « *avoir une faim de loup* », en espagnol, une « *faim de chien* » les Grecs de l'Antiquité disaient « *avoir une faim de bœuf* » parce qu'ils pensaient que les bovins – toujours en train de ruminer – mangeaient en permanence.

Et, pour l'anecdote, les Hellènes antiques utilisaient le préfixe *bou* (bœuf) comme superlatif du nom auquel il était incorporé. C'est sans doute de là aussi que vient l'expression « *un effet bœuf* » ou peut-être même l'adverbe « *vachement* » comme superlatif absolu de « *vachement beau* ».

Il semblerait, selon la majorité des observations[451], que la boulimie soit caractérisée par une altération du métabolisme de la sérotonine. Dans le domaine des déficits en micronutriments, le zinc[452] est incriminé et c'est pourquoi une supplémentation de cet oligoélément donne de bons résultats dans les cas de la boulimie[453] et de l'anorexie[454] et en cas de carence en magnésium[455] et en inositol[456].

Ces micronutriments sont tous présents dans la spiruline qui, de plus, a un effet satiétogène élevé, nous venons de le voir.

Anorexie

Du grec *an* (privation ou manque de) et *orexis* (appétit), anorexie signifie absence du désir de manger. Lorsqu'on évoque cette pathologie, il vient immédiatement à l'esprit des exemples surmédiatisés d'enfants de célébrités politiques ou cathodiques, dont la cause princeps de ce trouble majeur du comportement alimentaire, serait essentiellement due à un conflit psychoaffectif remontant à la prime enfance nommé anorexie mentale.

Les premiers symptômes de l'anorexie à l'adolescence et à l'âge adulte semblent multifactoriels. Parmi eux : les déséquilibres nutritionnels.

Savez-vous par exemple, que les enfants souffrant de kwashiorkor, de malaria ou du béribéri, perdent alors l'appétit et refusent de manger. Ces pathologies apparemment causées exclusivement par des carences d'apports nutritionnels, sont également soumis à des processus psychométaboliques liés à l'anorexie.

Ces phénomènes sont liés à une carence chronique de certains micronutriments, notamment vitaminiques.

Un grand nombre d'études indiquent qu'une déficience en vitamines B1[457] (thiamine), B2[458] (riboflavine), B12 (acide cobalamine), calcium et cuivre[459], zinc[460], magnésium[461] et acides gras[462] (vitamines E et A) peuvent provoquer une insuffisance nutritionnelle majeure qui se traduit par des troubles comme l'anorexie, l'anémie et la maigreur.

Dans un registre totalement opposé, on retrouve des phénomènes identiques. La mort de plusieurs *top-models* - dont la maigreur était devenue de rigueur sur les podiums - est également la conséquence de complications liées à l'anorexie. La consommation de drogues anorexigènes et l'usage intempestif de certains régimes aberrants (exemple « laitue - *Coca light* ») pour arriver à leurs fins, contribuant à créer des désordres métaboliques gravissimes. De nombreux magazines ont enfin dénoncés ces abus.

La large utilisation de la spiruline, en Afrique, pour traiter les états de malnutrition constitue un excellent terrain d'observation. Plusieurs investigations, dont celles du Dr Picard[463], confirment un retour de l'appétit chez les enfants dénutris, souffrant de kwashiorkor. La composition même de la microalgue spiralée sur laquelle il ne semble plus nécessaire d'insister, et l'excellente bio-disponibilité de ses principes actifs, permet le retour à l'équilibre biologique, et physiologique. On peut notamment mettre en exergue une déficience en zinc similaire à celle du kwashiorkor dans l'anorexie[464].

Témoignage

Valérie B.

Valérie vient d'avoir 17 ans. Et d'obtenir brillamment son bac C, avec «*mention Bien*». Fille unique, elle a toujours eu une relation fusionnelle avec Brigitte, sa jeune maman. Ce n'est pas la première fois que je dois absorber la problématique de Valérie à la nourriture. Mais il y a des mots qu'il ne faut pas prononcer. Même à 36 kg pour 1m70, une aménorrhée de plusieurs années, tous les bilans strictement normaux, il ne faut surtout pas parler d'« anorexie ». Et encore moins « mentale ». « Dans notre famille, c'est impensable », tranche Brigitte, « J'ai beaucoup lu sur cette maladie, mais chez nous il n'y a jamais en le moindre conflit affectif, ni dans l'enfance, ni dans l'adolescence ! »

Dont acte !... Il va falloir biaiser.
Aujourd'hui l'inquiétude de Brigitte est évidente et semble légitime. C'est l'objet de la consultation qui avait été précédée d'un appel téléphonique : « surtout Docteur, ne lui parlez pas d'anorexie... ni de mon appel ! ». Tant que Valérie prenait ses repas « à la maison », maman parvenait tant bien que mal à négocier quelques bouchées supplémentaires par-ci, une demi-tranche par là... mais la perspective de se retrouver dans quelques semaines étudiant à 200 km de la maison lui fait redouter une aggravation de son état.

Tous les arguments relatifs à la nécessité d'une alimentation variée et équilibrée, ne serait-ce que pour apporter les « bons » micronutriments au cerveau, elle les connaît la Valérie. Elle serait même capable de citer des articles scientifiques très actuels. Mais tout cela ne la concerne pas. Pour preuve : elle est excellente élève et réussit parfaitement à ses examens. C'est exact, toutes les anorexiques mentales, « les vraies »..., ont un niveau intellectuel généralement nettement supérieur à la normale.

Je n'insiste pas. Par contre, je perçois un autre angle d'attaque : Valérie est très sportive. Excellente nageuse, elle vient de se mettre au triathlon. Très prudemment, j'arrive à lui faire admettre que, depuis qu'elle a ajouté le vélo et la course à pied à sa discipline de base, elle présente des « coups de pompe » proches du malaise, des crampes à la récupération, qu'elle tente d'attribuer à un défaut d'hydratation.

Après en avoir longuement discuté, j'arrive à la faire adhérer à un protocole associant spiruline et diététique protéinée. C'est un programme comparable à celui des athlètes en phase d'« assèchement ». C'est-à-dire pour « perdre du poids ». Entendre perdre le coussinet graisseux sous-cutané tout en conservant la masse musculaire. Valérie, enfin convaincue que ce protocole ne lui fera pas prendre les kilos tant redoutés, l'accepte. De même que de me tenir informé du moindre incident.

Pas de nouvelle de Valérie jusqu'à la fin de l'année universitaire. Presque un an après cet épisode, je vois arriver à la consultation une splendide jeune fille, parfaitement épanouie et à la plastique très harmonieuse. J'ai eu un instant d'hésitation avant de la saluer par son prénom : elle avait bien dû prendre une bonne dizaine de kilos ! L'année s'était déroulée sans aucun problème au plan universitaire, elle avait bien progressé en triathlon. Je me suis bien gardé de la faire monter sur le pèse-personne au risque de réveiller quelques vieux démons… C'est elle qui, sur le ton de la plaisanterie, m'a décrit la poursuite du protocole « spiruline » qu'elle avait renouvelé d'elle-même tant elle s'était sentie améliorée dans tous les domaines. Bien sûr elle avait assisté à la prise de poids progressive… « mais puisque c'était du muscle, je ne me suis pas inquiétée. Et puis ensuite, je m'y suis faite » (sic). Elle plafonnait maintenant à près de 50 kg. Ca ne lui posait plus apparemment aucun problème. Ses règles étaient revenues d'elles-même.

Je me garderai bien d'affirmer sans discernement que le « protocole spiruline » l'aura – isolément - « guérie » de son anorexie mentale comme se plaît aujourd'hui à en plaisanter Valérie. Il est certainement d'autres facteurs qui y auront contribué, notamment la rupture physique du milieu familial, le changement de cadre de vie et d'activités etc. Par contre parmi les éléments micronutritionnels qui auront assurément joué un rôle déterminant : la teneur exceptionnelle en protéines, en vitamines, en oligoéléments et autres coenzymes, mais aussi celle en acides aminés susceptibles d'induire une stimulation des neuromédiateurs hypothalamo-hypophysaires (cf. spiruline et cerveau) et partant, une action désinhibitrice sur les perturbations initiales de son schéma corporel et de sa relation à la nourriture.

Dans le cas d'espèces, la simple complémentation en spiruline aura contribué activement à traiter une anorexie mentale, ce qui - compte tenu de la lourdeur des protocoles classiques proposés, et de la pauvreté des résultats obtenus, tous profils confondus - vaut bien d'être essayée, non ?

Spiruline au féminin

Si la spiruline a un tel succès quasi-immédiat auprès de la majorité de la gent féminine, c'est que la nouvelle adepte, généralement conseillée par une amie, une copine ou une parente elle-même consommatrice, peut en constater des effets probants sur elle-même très rapidement dans des domaines particulièrement « sensibles » comme la qualité de la peau, la pousse des cheveux, la résistance des ongles, la forme, le tonus…

Autant de témoins qui justifient la quête fébrile des derniers-nés des produits réputés « anti-âge » dans les sociétés à fort pouvoir d'achat. Rappelons que le marché mondial des soins de beauté est estimé à 29 milliards d'euros par an, avec un taux de croissance de 6,7 %, l'un des plus élevés de l'industrie. Quant à celui des aliments liés à la santé, son taux de croissance atteint 13 % par an.

À cet égard, notre petite algue spiralée soutient très facilement la comparaison avec TOUS les produits du marché de la nutraceutique, dans la mesure où sa composition est la plus complète de tous les compléments alimentaires que l'on peut trouver, avec en prime un équilibre micronutritionnel naturellement optimal.

De nombreuses utilisatrices ont au demeurant remplacé avec bonheur les savants mélanges vitamino-oligo-minéralo-nutritifs, dont les associations varient au gré des modes et des préconisations, par la seule bonne spiruline.

Par contre il est incontestable que – pour l'heure – il n'est pas encore de palette de choix suffisante pour répondre aux exigences d'un marketing « moderne ». Surtout en matière de produits dermo-cosmétiques à base de spiruline.

Que l'on patiente encore un tout petit peu…

Pour les consommatrices les plus averties, l'importance d'une complémentation nutritionnelle quotidienne à la spiruline se justifie bien d'avantage dans des domaines où les effets sont sans doute moins spectaculaires, mais qui – physiologiquement – revêtent un intérêt majeur dans la prévention et la sauvegarde de son « Capital Santé ».

Pour n'aborder que les domaines les plus spécifiques à la femme, à tout âge de sa trajectoire, nous avons au premier rang :

- **L'amélioration des symptômes prémenstruels, et la lutte contre la carence en fer et en folates.**
- **L'équilibrage des besoins vitaminiques et oligo-minéraux tout le long de la grossesse.**
- **La lutte contre les symptômes liés à la pré-ménopause et à la ménopause, et la diminution du risque d'ostéoporose.**

Spiruline et grossesse
Spiruline et stérilité

Témoignage

Aurore G.

Aurore est radieuse à l'approche de la quarantaine.
« La quarantaine épanouie », l'expression semble avoir été créé pour elle.

C'est qu'elle est redevenue amoureuse, notre Aurore, après tant d'années de doute et de galère.
Mariée trop tôt. Maman trop tôt. Sa Betty a l'âge d'être maman elle-même.

Puis, après qu'« Il ait divorcé de nous »… L'expression d'une petite Betty alors âgée d'à peine quatre ans est restée, maintenant comme un souvenir moins brûlant, cette longue période d'amour fusionnel entre elles deux, exclusif, conjuratoire.

Elle le savait, Aurore, qu'un jour viendrait… Où le cœur de Betty palpiterait très fort pour quelqu'un d'autre. Elle s'y était préparée. Elle n'y ferait pas obstacle. Pas elle !

Mais pourquoi, diable, s'était-elle laissée inviter à cette soirée, alors qu'elle devait seulement y amener Betty, toute excitée, et qu'il était convenu que les parents de Paul la raccompagneraient à l'heure dite.

Et pourquoi ?… Cette étrange sensation, à l'instar des palpitations d'adolescente, qu'elle croyait enfouie à jamais. Ou qu'elle s'était interdite de laisser ressurgir un jour !

Tout s'est passé très vite.
Encouragée, il est vrai, par une Betty passée du statut de protégée à celui de confidente, de complice.

Il avait eu – lui aussi – sa part de galère, depuis ce terrible accident de moto qui le rendit, en une fraction de seconde, à la fois veuf et tétraplégique.
Garches. Cette volonté inébranlable de survivre et de se battre.

Aujourd'hui, la « cinquantaine épanouie », il l'incarne pleinement.
Leur mariage fut célébré dans l'intimité des vrais amis.
Et ce désir commun qui s'impose – avait-il jamais été avoué ? – d'avoir un enfant. Vite. Très vite.
Jamais ils ne s'étaient senti aussi jeunes. Lui, comme Aurore. N'empêche…

Après six mois infructueux : gynéco, labo, sexo, spermo….
Tout est O.K.
Après une année : Toulouse, Bordeaux, Paris… toujours rien !
À l'aube de la troisième année : première stimulation, première fécondation in vitro … Échec.

Deuxième f.i.v.… nouvelle déception.
Puis cette décision prise de concert : « Tant pis, on arrête tout ! »

20 mars : un discret bip m'annonce un texto. Je suis en réunion, furtivement je consulte :
« - C'est Aurore : bêta HCG = 15800 !… »

Super ! Je suis tellement heureux pour eux.

C'est Aurore qui dès mon retour se précipite au cabinet et me raconte :

« Vous vous souvenez, Docteur, mon fer, mes folates. ? »

- Oui, et alors ?
- On n'arrivait pas à les faire remonter, et puis le traitement me provoquait des diarrhées, alors vous m'avez proposé de prendre de la spiruline…
- Oui, oui, et alors ?
- Ben alors, c'est la spiruline, c'est elle, j'en suis sûre, qui m'a permis de tomber enceinte. J'ai lu quantité d'articles sur le web. C'est sûr… D'ailleurs elle s'appellera « spiruline »…
-… Et si c'est un garçon ?…
- Euh… « spirulin » !

Éclats de rire.

Je reste perplexe. Je me sens « débordé sur mes ailes ».

Généralement on m'accorde un certain lyrisme pour défendre tous azimuts les vertus de la spiruline. Là, c'est moi qui demeure interdit par l'assurance d'Aurore et de Jean-Pierre, ne démordant pas – mordicus – que seule la spiruline a pu équilibrer les déficits microbiologiques responsables de la stérilité, et que la Faculté ne pouvait nullement le découvrir, ne s'agissant ni d'un dysfonctionnement organique, ni d'un déficit hormonal décelable…

C'est qu'ils avaient des arguments les coquins… !

Aurore avait pillé tout ce qu'elle avait pu glaner sur la « toile » et me le ressortait : les deux mois de prise quotidienne de spiruline « HTPA® » (rien ne manquait dans son argumentaire) étaient venus à bout de ce que plus de deux ans d'acharnement thérapeutique spécialisé n'avaient pu réussir à vaincre.

- Ma foi, concluais-je, même si l'effet déterminant a pu se produire au niveau d'un déblocage psychologique, ce qui est loin d'être rare, seul le résultat compte en la circonstance !

Et d'adapter sa posologie de spiruline pour la suite de sa grossesse.

Les derniers contrôles biologiques confirment une nette amélioration de ses taux de fer sérique, de ferritine, et de folates.

L'anecdote est plaisante. Elle a tout au plus valeur d'exemple, et ne saurait trouver sa place dans une étude statistique que dès lors que des cas similaires suffisamment nombreux et concordants conduiraient, dans des circonstances superposables, aux mêmes conclusions.

Pour autant il convient de rappeler que les perturbations hormonales inhérentes à l'état de grossesse lui-même, provoque chez beaucoup de jeunes femmes, des répercussions physiologiques et psychologiques singulières.

Il est habituel que cet état s'accompagne de carences vitaminiques et en oligoéléments. Notamment de manière assez constante de déficit en vitamine B9, en vitamine B12 et en fer.

Les supplémentations martiales de la pharmacopée, nous l'avons déjà évoqué, présentent deux inconvénients majeurs : d'avoir une assez mauvaise absorption, et de générer des effets secondaires assez désagréables, notamment en termes de transit.

La spiruline particulièrement riche en vitamine B12 et B9, et en fer est idéalement indiquée pour la femme enceinte. La supplémentation se faisant de façon douce, efficace et sans effets secondaires.

Par ailleurs c'est un moyen pratique de palier d'éventuelles autres carences que les symptômes nauséeux et les adaptations nutritionnelles imposées par nombre d'intolérances engendrent chez certaines.

Enfin s'il est une période où les équilibres en acides aminés et leur action régulatrice sur les neuromédiateurs est particulièrement utile et pertinente, c'est bien au cours et au décours de la grossesse. Limitant les accès d'irritabilité souvent ressentis, voire l'état dépressif du post-partum.

L'enfant et la spiruline

« L'enfant est le père de l'Homme»...
Lacan

Certes, la formule du psychanalyste se veut provocatrice, mais n'est pas sans fondement.

En effet, à bien des égards, l'enfant possède très tôt tous les éléments, définitifs ou en développement, d'ordre biologique, physiologique ou psychologique, qui feront de lui l'homme, la femme, de demain.

De ce point de vue, l'enfance ne constitue qu'une phase de croissance, de développement et d'apprentissage de ses propres « outils ». Certaines écoles de psychologie ont traduit cette idée par la formule « *à quatre ans: tout est joué!* ». Sentence sans doute quelque peu abrupte.

Il est incontestable que l'enfant possède des potentiels d'apprentissage, d'acquisition, de mémorisation, extraordinairement efficaces, probablement exponentiels par rapport au développement physique de son organisme dont les vitesses de croissance et de transformation sont déjà phénoménales!

Le corollaire, c'est que cet organisme en croissance est d'une grande vulnérabilité. Un incident, une cicatrice – qu'elle soit d'ordre physique ou psychologique – auront des répercussions définitives toute la vie durant.

Une carence en un de ses constituants primaires, en premier lieu les nutriments nombreux et variés nécessaires quotidiennement à cet organisme en pleine croissance, se paie comptant.

La célèbre «métaanalyse» d'Anderson démontrant que les enfants nourris au sein maternel développent un Q.I. de 5 à 10 points supérieurs à celui des enfants qui n'en ont pas bénéficié, tend à démontrer que la qualité de la nutrition lors de la structuration neuro-membranaire et de la myéline du nourrisson a une incidence directe sur les capacités mnésiques et cognitives du jeune enfant, et partant de l'adulte en devenir qu'il renferme.

L'occasion est trop belle pour que l'on ne s'offre pas le plaisir de rappeler que la spiruline est – avec le lait maternel - le SEUL aliment contenant parmi ses acides gras essentiels de l'acide di-homo-gamma-linolénique! (cf. composition).

Pour ne pas s'étendre en des développements et des références que l'on retrouvera dans des chapitres précédents, il convient simplement de souligner de façon logique et pragmatique :

- **L'impérieuse nécessité pour tout organisme en croissance, en tout premier lieu celui des enfants, de bénéficier d'une alimentation équilibrée et variée, et d'insister sur le rôle prépondérant des apports protéinés, des apports vitaminiques et des micronutriments oligoéléments et minéraux.**
- **La difficulté que peuvent éprouver de nombreux parents à sensibiliser leur jeune descendance aux vertus d'une diététique équilibrée, face à un comportement souvent rebelle plus enclin à privilégier des produits trop gras et sucrés offerts il est vrai très tôt comme récompense (!) ou intempestivement télésuggérés…**
- **Qu'à défaut, une dose quotidienne d'un gramme de bonne spiruline, dont les formes adaptées spécifiquement aux enfants sont en instance de commercialisation, vient palier les inévitables carences en apports nutritifs de nos chers bambins… Et déculpabiliser leurs parents attentifs.**

Spiruline et « ados »

Par définition et par essence, l'adolescence est une période de transition, de contrastes, voire de conflits internes.

L'adolescent, coincé entre l'enfant et l'adulte, soumis à des tempêtes hormonales et des bouleversements physiques, physiologiques, biologiques et psychologiques, peut éprouver des difficultés à sortir de sa chrysalide.

C'est une période qui de surcroît correspond bien souvent à des orientations scolaires déterminantes et un travail intellectuel intense.

Pour toutes ces raisons, les besoins nutritionnels et singulièrement en micronutriments, sont souvent exacerbés. Il est particulièrement difficile, même si l'on a le souci et les possibilités, de proposer aux ados des apports nutritionnels qualitativement et quantitativement équilibrés.

Et comment passer sous silence les sollicitations surmédiatisées de comportements alimentaires imposés subconsciemment par des lobbies dont la priorité n'est pas nécessairement de coller aux besoins spécifiques de cette tranche d'âge, mais bien d'avantage de profiter du besoin d'émancipation inhérent aux adolescents et à leur tout nouveau (et conséquent) pouvoir d'achat…

La plupart des parents sont soumis à ce dilemme : permettre occasionnellement « un Mac Do », rituel initiatique devenu obligatoire dans le « passage », et faire adhérer ses jeunes à des repas réputés plus équilibrés à la maison.

Ce n'est certes pas toujours chose facile, surtout si l'on s'en réfère aux constats que nous avons développés précédemment sur la détérioration qualitative des nutriments que l'on nous propose aujourd'hui sur les étales, dont la teneur en nutriments, tout particulièrement en minéraux et oligoéléments s'est effondrée en quelques décennies du fait des modes de culture industrielle et de l'appauvrissement considérable des sols (cf. La révolution Bleue).

La solution? Il en est une à laquelle adhèrent volontiers les ados dès lors qu'on leur explique les bénéfices par rapport à leurs besoins spécifiques, les effets préventifs, et le rôle « rééquilibrant » même si l'on manque quelque peu de rigueur au quotidien : La prise quotidienne de (bonne) SPIRULINE !

De préférence en prise unique le matin au petit-déjeuner.
Aucune contre-indication.

Bien au contraire. On pourrait développer les multiples avantages au premier rang desquels, et sans ordre de préférence...

- **Les besoins micronutritionnels du cerveau soumis à une activité intellectuelle intense, et les effets de la spiruline comme stimulant les neuromédiateurs.**
- **La qualité des apports protéinés et en Acides Aminés sans qu'il y ait le moindre risque de prise de poids.**
- **Les besoins accrus d'organismes en pleine croissance, et les effets de la spiruline sur la récupération physique.**
- **L'effet régulateur de la spiruline sur le sommeil grâce à son action sur la mélatonine.**
- **Les effets de la spiruline sur la peau et les phanères : diminution des effets cutanés des poussées d'acné, régulation des sécrétions grasses de sébum, amélioration de la qualité des cheveux...**

Autant d'éléments - et bien d'autres que le lecteur attentif aura glané au cours de sa lecture attentive... - auxquels les ados, filles comme garçons, sont très sensibles.

Spiruline au masculin

La « méthode expérimentale » de Claude Bernard nous apprend que seule notre expérience personnelle doit être légitime et valide, celle des autres n'ayant que valeur d'orientation...

Une fois n'est pas coutume, je me dois donc de témoigner de ma propre « expérience » de dix années de prise quotidienne de spiruline (HTPA® en ce qui me concerne), à raison de dix grammes par jour, le plus souvent en deux prises, cinq grammes le matin, idem le soir.

Les effets les plus probants dont je peux personnellement témoigner sont :

- Une action constante et durable sur la dynamique générale, ce que les approches orientales qualifient d'« élan vital ».
- Une résistance exceptionnelle à la fatigue et aux stress de toutes natures,
- Une qualité de récupération qui permet après trois à quatre heures de sommeil de se réveiller parfaitement efficace et dispo, même malgré une nuit précédente totalement « blanche ».
- Le maintien d'une masse musculaire constante avec pour seul exercice un programme d'un quart d'heure par jour (il est vrai très explosif et pratiqué quotidiennement sans un manque...).
- Le maintien d'un poids constant sans prise de masse graisseuse, et ce malgré de nombreux repas dits d'« affaire » et sans aucun interdit (mes associés et collaborateurs peuvent en témoigner!).

- Une « psychovigilance » qui semble en corrélation avec une stimulation accrue des potentiels mnésiques et cognitifs.
- La qualité de la peau, de la pousse des ongles et des cheveux…
- Autant de constats dont tout « spirulinophage » averti et assidu peut, me semble-t-il, témoigner et dont les modes d'action et les références ont déjà été développées dans d'autres chapitres.

Y a-t-il des effets plus spécifiques à l'Homme ?

Des études canadiennes semblent démontrer que la spiruline a des effets fort positifs sur la vitalité sexuelle[465] et sur la fertilité.

D'autres témoignages font état d'une remarquable action sur la congestion prostatique. Mon opinion est que les composants de la spiruline ont une action potentialisatrice sur certaines associations. L'une des plus efficace dans ce domaine étant avec le pigeum africanum, le prunier d'Afrique.

Du reste, tout ce qui a été antérieurement énoncé sur les effets préventifs de la spiruline, ses actions stimulantes sur le système immunitaire et contre les affections métaboliques et dégénératives s'applique a fortiori.

Spiruline et seniors

Pour ma part,
« On a l'âge de ses enthousiasmes »!
« L'âge n'est pas une question d'état civil, mais d'état d'esprit »
« Il faut savoir donner de la vie aux années
et non pas seulement des années à la vie ».

Autant de formules qui sont d'une pertinence particulière aujourd'hui, eu égard à l'allongement de la durée moyenne de la vie, à l'âge précoce des départs en retraite, à la qualité de l'état sanitaire de ces jeunes vétérans, souvent sportifs, à leur investissement intellectuel, à leur nouveau pouvoir d'achat…

Cette population croissante prend de surcroît le temps de s'« occuper » enfin de sa santé, de son alimentation, de sa forme, de ses loisirs…

Les instituts ciblés et les produits *anti-ageing* leur sont tout particulièrement destinés.

Dans le fatras de formules que la nutraceutique et la « cosméto-food » leur proposent, pourquoi privilégier la spiruline?

Parce que c'est la plus complète et qu'elle peut remplacer à elle seule, si elle est de bonne origine, l'ensemble des autres compléments nutritionnels!… C'est effectivement un argument recevable.

Mais sans doute convient-il – chez le senior tout particulièrement – *lady* comme *lord*, d'insister sur trois points qui leur sont relativement spécifiques :

- **Passé la soixantaine et bien avant chez certains, bien peu se réveillent le matin sans présenter quelques douleurs et raideurs articulaires. L'action antiCox2, anti-inflammatoire naturel de la spiruline est assez unique. Tout au plus l'arpagophytum peut-elle s'en rapprocher.**
- **Ensuite on n'insiste jamais suffisamment sur le fait que nos cellules sont des organismes « vivants » et que partant de là, ils se régénèrent, cellules cérébrales comme cartilages, même malgré les outrages des ans. Si l'on fournit à ces organismes, qualitativement et quantitativement, les nutriments susceptibles de permettre une régénérescence d'un tissu mieux vascularisé, plus souple, moins scléreux, on retardera d'autant les effets du vieillissement et leur cortège de symptomatologie algique et fonctionnelle. Couplées à une activité physique régulière et appropriée, une réduction des douleurs, une amélioration de la motricité, la lutte contre l'ostéoporose se font sentir.**
- **Enfin, nombre de seniors arrivent à l'âge « mûr » avec des traitements, souvent symptomatiques, pour des pathologies « de surcharge » : Surcharge pondérale, excès de cholestérol, hypertension etc. Déséquilibres contemporains bien souvent d'une période stressante, au plan physiologique comme psychologique, fin de carrière professionnelle etc....**

Que l'on prenne le temps d'être à l'écoute de ses propres besoins physiologiques, de ses biorythmes spécifiques, de ses désirs et de ses envies ; libéré de nombre de contraintes que les exigences de la vie professionnelle trépidante imposent... Et bien souvent les déséquilibres biologiques et physiologiques se normaliseront.

« Sainte Spiru » pourra opportunément servir de catalyseur !...

Spiruline et tabac

Voilà une demande souvent formulée : la spiruline peut-elle permettre d'arrêter de fumer ?

Soyons clair : si la personne n'a pas le désir et la ferme volonté d'arrêter le tabac, nulle substance, nulle thérapie, nulle technique ne pourront se substituer à sa volonté.

Par contre, chez les fumeurs présentant une véritable addiction au tabac, soit par ancienneté, soit par l'importance qualitative de sa consommation, et quel que soit le moyen de sevrage utilisé, il risque de se manifester chez ce dernier un besoin de compenser la satisfaction orale. C'est la stimulation de l'appétit, le besoin de sucer « ce qui tombe sous la main », du sucré de préférence qui a un effet sédatif sur les centres cérébraux de la satiété... Et la prise de poids rapide et inéluctable qui en découle et son cortège de complications !

Cette prise de poids, conjuguée à une irascibilité contemporaine du sevrage, sont les causes les plus fréquentes d'échec et de récidive de l'intoxication tabagique.
À cet égard, oui, la spiruline peut présenter des effets bénéfiques incontestables.

Grâce à sa composition exceptionnelle en acides aminés, nous avons vu que la spiruline agissait sur les centres de la satiété, au niveau hypothalamo-hypophysaire, véritable « coupe-faim » naturel. Par le même mécanisme, elle est en mesure de réguler les sécrétions de neuromédiateurs et limiter la boulimie réactionnelle, et le risque de récidive.

Spiruline et fatigue

« Vivre sans fatigue est une envie très ancienne ».
Proverbe italien

La « fatigue » est un terme ambigu qui peut sous-tendre des réalités très diverses. C'est assurément un des mots les plus usités dans le langage courant, une des causes de consultation les plus fréquentes chez le médecin de famille, qui touche selon une enquête récente[466], plus de la moitié des Français.

La fatigue traduit aussi bien un état passager de lassitude, un syndrome plus global traduisant une asthénie à composante multiple, nous y reviendrons, que le syndrome dit « de fatigue chronique » des *yuppies* (jeunes cadres dynamiques américains), ou pire encore, le *karoshi* qui terrasse les toxicos du travail japonais.

Dans le premier cas d'espèces, la fatigue traduit le plus souvent un état de saturation d'un organisme soumis à une quantité de travail, de veille, d'efforts physiques, ou de stress, qui mettent en jeu un certain nombre de signaux imposant à cet organisme de se reposer. Une bonne nuit de sommeil, une alimentation équilibrée voire un ou deux jours de détente, et tout rentre dans l'ordre.

Passer outre ces signaux - par nécessité professionnelle, par bravoure ou besoin de « dépasser ses limites » - risque de faire basculer dans une phase plus complexe, plus difficile et beaucoup plus longue à équilibrer, qui constitue un tableau clinique connu sous le terme d'asthénie.

Définition de l'asthénie : affaiblissement général de l'organisme se traduisant par un état de fatigue et pouvant entraîner des insuffisances fonctionnelles multiples.

L'asthénie présente généralement trois composantes, le plus souvent, intriquées : physique, psychique et sexuelle. S'il est si difficile de faire préciser au sujet atteint de cette asthénie quel est le symptôme qui a commencé le premier, c'est qu'un symptôme interfère sur les autres.

Tout clinicien curieux sait d'expérience qu'on ne peut établir de frontière tranchée entre la « psyché » (le psychologique, le mental) et le « soma » (les signes réputés plus « physiques », donc d'avantage palpable : les douleurs, les baisses de tonus musculaire, les troubles digestifs, les troubles de la vigilance ou de la mémoire). La fréquence des affections dites « psychosomatiques » en témoigne.

Le praticien aura à cœur, après avoir procédé à un examen clinique général, de faire pratiquer un bilan biologique (sanguin) afin de déterminer si cet état n'est pas contemporain - cause ou conséquence - de perturbations métaboliques. Des carences en oligoéléments et/ou en vitamines (fer, magnésium, certaines vitamines notamment du groupe B, parmi les plus fréquentes) peuvent ainsi être détectées et des apports substitutifs prescrits.

Cet examen mettra en exergue des perturbations plus ciblées laissant entrevoir une véritable pathologie sous-jacente et orienter vers la cause de l'asthénie qui n'aura alors été qu'un signe d'appel – diabète, autres pathologies glandulaires, pathologies infectieuses, virales, allergiques, etc.

Un syndrome de fatigue particulier a été décrit depuis le milieu des années quatre-vingts sous le terme de « syndrome de fatigue chronique » (SFC), ou encore « grippe des yuppies ». Né dans le milieu des jeunes banquiers new-yorkais, il est devenu une maladie people depuis que la rumeur indique que des célébrités comme la chanteuse Cheer et Bill Clinton en seraient victimes. Les causes de ce syndrome sont inconnues.

En France, les spécialistes l'attribuent au stress, à la dépression ou aux troubles chronobiologiques. Aux États-Unis, les dernières recherches indiquent que l'une des manifestations de la maladie est une diminution des lymphocytes CD4, les mêmes lymphocytes qui sont attaqués par le virus HIV.

Mais pour l'instant, aucun virus responsable n'a été découvert. Les remèdes préconisés, avec de bons résultats dans la majorité des cas, sont des vitamines, une alimentation saine et la pratique de l'exercice physique.

Il n'existe pas encore d'étude spécifique sur les effets de la spiruline sur le SFC. Mais la composition même de la petite algue bleue, avec sa teneur exceptionnelle en nutriments indispensables, sa grande assimilabilité (cf. composition), son effet stimulant sur le système immunitaire (cf. spiruline et SIDA) et ses pouvoirs détoxinants (cf. spiruline et cancer), a donné d'excellents résultats sur les formes simples de fatigue et d'asthénie.

Pour être complet, il convient de souligner la fréquence de l'asthénie dite « fonctionnelle », c'est-à-dire sans aucune cause organique, psychique ou toxique précise, qui peut être due à un dérèglement des rythmes de vie. Trop de travail ou pas ; trop de sorties ou aucune vie sociale ; trop de sport ou aucun exercice ; manque de sommeil, insomnies ou au contraire hypersomnie (fuite dans le sommeil), régime déséquilibré, carencé ou excédentaire ; décalage horaire, travail de nuit…

Dire que la (bonne) spiruline ne peut qu'améliorer, voire prévenir, ces différents déséquilibres paraît une évidence à la lumière de tout ce qui vient d'être exposé précédemment et sur des pathologies beaucoup plus sérieuses.

Ici, trois phénomènes physiologiques se conjuguent :

- **Chacun des nutriments essentiels apportés par la spiruline, dont le dosage naturel idéal est impossible à obtenir dans les préparations et les « compléments nutritionnels » les plus élaborés, agit spécifiquement sur tel ou tel système carencé ou saturé.**
- **Ces différents micronutriments, enzymes et pigments y compris, agissent en véritable synergie entre eux.**
- **Cette synergie fonctionnelle permet d'optimiser et de potentialiser les différents systèmes métaboliques de l'organisme.**

Autant de facteurs qui confèrent à la spiruline un statut tout à fait à part dans le monde de la nutraceutique.

Quelques exemples :

- **Le marathonien.**
  Un coup de pompe : une dose de spiruline et ça repart ! Psychologique ? Non. Mais une action énergétique directe et rapide des polysaccharides facilement assimilables qu'elle contient, sans solliciter le pancréas, ni déclencher d'hypoglycémie. Une action conjointe d'oxygénation « érythropoïétine-like » de la phycocyanine, sur la fatigue de surcharge.

- **Le bodybuilder.**
  Douleurs musculaires, crampes, tremblements, baisse de la résistance à l'effort. La principale source d'énergie des muscles est le glycogène, carburant qui n'est que rarement fourni par l'alimentation. La spiruline est la seule plante comestible qui en contient. Plus il y a de glycogène disponible pendant l'effort, plus la charge de travail peut être importante. Dès que le stock de glycogène baisse, la fatigue apparaît. La spiruline permet de soulager le processus métabolique de synthèse du glycogène. Action conjointe anti-cox2 (anti-inflammatoire naturel) de la phycocyanine. Toute la palette de micronutriments permet enfin une meilleure récupération après l'effort.

- **L'insomniaque.**
  Difficultés d'endormissement, réveil au bout de trois heures, ou sommeil agité. Trois situations fréquentes dues à trois causes différentes (cf. spiruline et sommeil). En première intention, la spiruline peut constituer une excellente alternative aux puissantes chimiothérapies anxiolytiques voire neuroleptiques (trop) largement utilisées en la circonstance, et aux effets secondaires majeurs. La richesse de la spiruline en tryptophane – un acide gras essentiel (cf. composition) précurseur de la mélatonine, et en phénylalanine (cf. spiruline et sommeil) – favorise l'endormissement et la phase de sommeil dite paradoxal, prévenant ainsi la fatigue matinale du lendemain.

- **L'étudiant.**
  « Trous de mémoire », difficultés de concentration, diminution du rendement intellectuel, troubles de la mémorisation et de l'attention, prévention de la « fatigue intellectuelle » : Une cure de spiruline !
  Dans le domaine de la « diététique du QI », la spiruline a fait ses preuves

sur les humains comme sur les animaux jeunes et vieux. (Cf. spiruline et fonctions cérébrales). Les vitamines, minéraux et acides gras de la spiruline viennent simplement compenser les insuffisances de l'alimentation, en rétablissant le niveau de certains micronutriments essentiels pour la vigilance, la mémoire et l'humeur. Ces expériences sont confirmées au demeurant aussi bien chez le fœtus que chez la personne âgée atteinte de la maladie d'Alzheimer.

- **Le colopathe/l'épidémie de « gastro ».**
  Troubles digestifs : diarrhée, constipation, modification du comportement alimentaire, spasmes intestinaux…
  Qui n'a jamais attrapé une bonne « gastro », ou une « turista » en vacances ? Combien de jours met-on à recouvrer forme et appétit ? La spiruline facilite la multiplication des bactéries intestinales saprophytes, utiles (lactobacilles) et l'absorption des vitamines. Elle stimule le système de défense immunitaire (Cf. spiruline et maladies digestives). Elle permet de raccourcir notablement la convalescence.

- **L'anxieux.**
  Troubles du caractère, irritabilité, hyperémotivité, baisse de l'initiative, difficultés relationnelles, intolérance au bruit, anxiété, tristesse, pessimisme, démotivation. Les carences alimentaires sont susceptibles d'altérer le caractère et provoquer isolément ou combinés ces nombreux symptômes. Le sélénium, les vitamines B, le magnésium et le tryptophane – précurseurs de la sérotonine – ont montré chacun pour leur part, un intérêt majeur. (Cf. spiruline et fonctions cérébrales et composition).
  Autant de principes actifs contenus dans la spiruline, et particulièrement précieux pour la lutte contre le stress, les troubles du caractère, la « fatigue psychique ».

Et pour conclure, l'algue bleue lutte contre le « blues ».

Spiruline et sommeil

L'effet constaté chez Benoît est assez constant. (cf. Témoignage Benoît).

La prise de spiruline engendre très généralement une régulation de l'endormissement pour ceux – nombreux - qui ont des difficultés à trouver le sommeil, ainsi qu'une nette amélioration de la qualité de celui-ci, singulièrement chez ceux qui se réveillent après deux ou trois heures de sommeil. Malgré une quantité notablement inférieure de sommeil que les sujets considèrent comme « leur » temps minimum de sommeil, il a été constaté une diminution voire une disparition de la « fatigue du réveil ». Mais une sensation de forme physique et d'acuité intellectuelle qui perdurent tout au long de la journée.

L'explication physio-pathogénique :
À l'instar de son action stimulante et/ou régulatrice de nombreuses hormones, la spiruline agit – grâce à sa composition extrêmement complète en micronutriments et à leur remarquable biodisponibilité – sur la sécrétion de mélatonine.

La mélatonine est cette hormone sécrétée par l'épiphyse ou glande pinéale, localisée exactement au centre du cerveau, dont le rôle est la régulation 24 heures/24 de notre horloge biologique.

C'est d'elle dont dépend directement notre sommeil et les rythmes dits « nycthéméraux » (jour/nuit), qui lui a fait conférer l'appellation usuelle de « somnifère naturel ».

On sait depuis longtemps qu'il existe une diminution de sécrétion de mélatonine avec l'avancée en âge.
De la même manière qu'un bon nombre d'autres hormones, en premier lieur la DHEA (cf. anti-âge).

Dans de nombreux pays, notamment aux USA, l'insomnie est de manière très usuelle et banale traitée par la prise de mélatonine. Au demeurant en vente libre dans les *drugstores.*

En France, le seul qualificatif d'« hormone » suffit, par amalgame, à en faire interdire la commercialisation. Même sous prescription médicale.

Aussi d'autres habitudes sont nées : celles de l'usage de substance anxiolytique et autres somnifères apparentés aux benzodiazépines, pour satisfaire le « besoin » de sommeil des insomniaques ou réputés tels. C'est ainsi que la France détient le triste record de consommation de ce type de drogues (10 fois plus que la plupart des pays industrialisés comparables où la mélatonine est, elle, accessible).

Parmi les effets secondaires délétères de ce type de produits, on peut noter dépendance et… fatigabilité physique comme psychique.

Comment dès lors s'étonner que notre petite spiruline, agissant par le biais d'un rééquilibrage métabolique « global », ici singulièrement par la stimulation de sécrétion de mélatonine, permette de recouvrer un sommeil naturel et récupérateur, et partant, un fonctionnement physiologique plus efficace et confortable.

Cet effet est, au demeurant, un des plus constamment relatés lors du recueil spontané de témoignages à l'issue de conférences.
Un dernier mot au sujet de la mélatonine :
Le Pr Russel J. Reiter, chercheur U.S. dont les travaux sur la mélatonine font référence, a notamment démontré une action antioxydante des plus puissantes de la mélatonine, capable d'absorber massivement les radicaux appelés hydroxyle et peroxyde libres.

Et cet auteur de conclure sur le rôle préventif de la mélatonine dans la prévention du vieillissement, d'affections neuro-dégénératives comme la maladie d'Alzheimer, et de dégénérescences cancéreuses…
Arguments repris dans des publications scientifiques faisant autorité, tel le prestigieux *New England Journal of Médecine.*

Chap 17

Spiruline
L'anti-âge par excellence

Qu'est ce que le vieillissement ?

Dans l'un des rares mythes à aborder le thème de la vieillesse et de la déchéance du corps, Aurore, la déesse de l'aube, tombe amoureuse du mortel Titon. Elle demande à Zeus d'accorder la vie éternelle à son bien-aimé, mais oublie de lui demander la jeunesse éternelle. Le malheureux Titon, prisonnier dans son corps de vieillard, est condamné à être grabataire pour l'éternité. Aurore met fin à ses souffrances en le changeant en sauterelle.

La quête de la jeunesse éternelle est vieille comme le monde. Et s'il est loin le temps de Balzac où la femme était vieille à 30 ans, les chercheurs de tous horizons tentent frénétiquement, aujourd'hui comme hier, de découvrir l'élixir de jouvence. Paraître jeune à tout prix, vivre le plus longtemps possible ... Mais en bonne santé et sans douleur ni défaillances. Le « jeunisme » élevé comme un nouveau culte, au sommet des préoccupations de tant de personnes qui n'ont pas à se soucier des contingences quotidiennes de la simple subsistance. Quête éternellement vaine ? ... À voir !

On peut aujourd'hui mettre au crédit de ces chercheurs, non pas certes la recette qui figerait l'horloge du temps sur l'organisme, mais des méthodes pour retarder les « effets » du vieillissement. Au plan physique, esthétique, biologique, physiologique et jusque dans les domaines mnésiques et cognitifs aux déficiences tant redoutées. Nous disposons aujourd'hui de moyens, méthodes et produits, susceptibles de limiter les effets de l' «avancée en âge ». À cet égard il convient d'apporter une précision qui, pour paraître seulement de l'ordre de la sémantique, participe probablement à certaines confusions : Le terme anglo-saxon *anti-ageing* a été traduit en français par « anti-âge ». Ce qui est doublement abusif. D'une part parce que – dans l'état actuel de la science (…) - Nul ne peut prétendre lutter contre le cours du temps stricto sensu. D'autre part, parce que le terme anglais *ageing* introduit la notion dynamique d' «avancée en âge », de « phénomènes liés au vieillissement», contre lesquels on peut effectivement agir dans une certaine mesure. Subtilité qui n'apparaît pas dans le néologisme français « anti-âge », qui tend pourtant à s'imposer dans le langage commun.

Toujours est-il que pour vieillir moins vite et surtout en meilleure forme, car comme pour Titon, l'allongement de la vie s'accompagne hélas de pathologies liées au vieillissement, dont les affections rhumatismales et la redoutée maladie d'Alzheimer. Il n'existe pas pour l'instant, de théorie universelle du vieillissement. Les différentes théories avancées[467] pour l'expliquer préconisent différents moyens d'intervention dont l'idée principale est la prévention et la correction des déficits quels qu'ils soient (nutritionnels, hormonaux etc.) dans les corps vieillissants, couplés à l'exercice physique, l'exercice mnésique (la « gym-cerveau »), voire la chirurgie, fonctionnelle ou esthétique.

Les théories hormonales expliquent qu'avec l'âge, la production hormonale diminue. De nombreuses d'hormones, y compris l'hormone de croissance, jouent un rôle primordial dans la vitalité et la force des corps. Une production moins importante et irrégulière contribue au déclin physique de l'organisme. La seule hormone dont le taux augmente avec l'âge, le cortisol – l'hormone associée au stress – déséquilibre tout le cycle hormonal et endommage les cellules. L'un des piliers essentiels des thérapies antivieillissement est la supplémentation d'hormones de substitution pour retarder ou inverser de nombreux effets du vieillissement. La DHEA s'étant dans ce domaine taillée la part du lion. Effet mode ou réalité, nous allons nous en expliquer.

La célébrissime Sulfate de Déhydroépiandrostérone – alias D.H.E.A.– mise en exergue par le professeur français Etienne-Emile Beaulieu[468] dans les années quatre-vingt, est une hormone sécrétée par la glande surrénale et qui interfère sur de nombreux métabolismes. Notamment elle induit la sécrétion de testostérone, possède des propriétés anabolisantes (prise de muscle) et stimule les neuromédiateurs pro-mnésiques cérébraux (favorise la mémoire). On sait que le taux de sécrétion de la DHEA est en relation directe avec l'avancée en âge. À partir de la cinquantaine, chez les femmes comme chez les hommes, le taux de DHEA a une tendance inéluctable à décroître, parallèlement à la survenue des phénomènes de vieillissement : vieillissement cutané, souvent le plus précoce ; articulaire, le plus douloureux; cérébral, le plus pernicieux etc....

Chez certaines personnes, cette diminution des sécrétions de DHEA est anormalement importante, voire effondrée. Ce qui provoque un vieillissement prématuré de tous les organes. Chez ces personnes-là - et chez celles-là seulement – si on vient rééquilibrer le taux de DHEA - par des produits de qualité rigoureuse et à des doses pertinentes - on ne va certes pas les faire « rajeunir », par contre on peut éviter qu'elles ne vieillissent prématurément. Par contre, proposer le même scénario à des personnes qui n'en ont pas besoin, c'est-à-dire dont les taux de DHEA sont normaux pour l'âge, est non seulement inutile mais dangereux. En effet, pour ne prendre qu'un seul exemple des effets délétères d'absorptions hormonales intempestives, tous les systèmes hormonaux étant interdépendant on risque de faire alors « flamber » un cancer hormono-sensible latent. Sein, utérus, ovaires chez la femme, prostate chez l'homme.

Nous savons qu'il est aujourd'hui des moyens – nutritionnels – non pas pour remplacer la DHEA défaillante, mais pour éviter qu'elle ne s'effondre prématurément.

Parmi les coupables mis en cause par les différentes théories du vieillissement, on trouve :

- **L'usure**. Le corps et ses cellules sont endommagés par l'usure, les divers abus alimentaires et les attaques infligés par l'environnement.
- **L'ADN endommagé**. Parce que l'ADN s'abîme avec l'âge, il devient plus difficile pour le corps de produire de nouvelles cellules saines. Une théorie identique, celle de la limite de Hayflick démontre que les cellules de la peau, des poumons, des muscles ont une durée de vie limitée : elles se divisent environ 50 fois avant de mourir, mais la nutrition semble ralentir le rythme auquel les cellules se divisent.
- **Les radicaux libres**. Nous avons largement évoqué ces facteurs agressifs néfastes qui se cachent notamment dans le tabac, l'alcool, les nourritures grasses, l'air pollué et l'eau. (Voir composition p.). Ces molécules déséquilibrées font beaucoup de dégâts au niveau des membranes cellulaires, ce qui entraîne des catastrophes au niveau cellulaire et accélère les symptômes du vieillissement, de la peau ridée aux maladies comme le cancer et les démences séniles.

Le dysfonctionnement des mitochondries : les mitochondries sont des petits moteurs qui produisent de l'énergie dans chaque cellule et qui carburent à l'ATP (adénosine triphosphate). Avec le temps, elles deviennent moins efficaces – un peu comme une vieille voiture – et le corps en produit moins. Donc avec moins de carburants et un vieux moteur cellulaire, la force et l'endurance diminuent et les organes fonctionnent moins bien.

La rigidité des membranes : les membranes cellulaires, qui absorbent les nutriments et qui expulsent les déchets, deviennent rigides et moins efficaces avec l'âge. Donc moins de nutriments peuvent pénétrer dans la cellule et moins de déchets en sont expulsés. Ce qui se traduit par une mutation de la cellule ou sa mort.

Ces théories n'expliquent pas tous les aspects du vieillissement, mais toutes recommandent une nutrition adaptée et des suppléments nutritionnels pour prévenir, retarder et, dans certains cas, inverser les manifestations dégénératives associées au vieillissement, pour aider le corps à se réparer et à maintenir organes et cellules en condition optimale.

Ne parle-t-on pas aujourd'hui de « psycho nutrition » ?

Selon le Pr Lucien Israël, professeur émérite de Cancérologie et le Pr Jean-Pierre Michel, chef de service Gérontologie des Hôpitaux universitaires de Genève, les moyens préventifs pour lutter contre le vieillissement sont les mêmes que ceux qui sont utilisés pour lutter contre les maladies dégénératives. « Cancer–Vieillissement : même combat », surtout dans le domaine de la nutrition (cf cancer et maladies dégénératives).

Tout simplement parce que, contrairement à ce que les spécialistes ont longtemps affirmé , toutes les cellules, y compris celles du cerveau, peuvent se régénérer une ou plusieurs fois avant de mourir à condition d'avoir les nutriments nécessaires pour le faire. L'«anti-âge » part du principe que lorsqu'une cellule se remplace, elle a trois possibilités :

1- Elle se remplace par une cellule plus faible lorsqu'elle manque des nutriments nécessaires. Ce processus s'appelle la dégénérescence.
2- Elle se remplace par une cellule identique. Ce qui signifie qu'il n'y a pas d'amélioration. C'est la maladie chronique.
3- Elle se remplace par une cellule plus forte et performante lorsqu'elle a les nutriments nécessaires en quantités suffisantes. Ce processus est appelé processus de régénération.

La spiruline et le vieillissement

Prévenir le vieillissement par la micro nutrition, tel est le nouveau challenge auquel nombres de scientifiques - et non des moindres - se consacrent.

Parmi les apports nutritionnels indispensables requis en quantités suffisantes sont les acides gras Oméga 6, Oméga 3, l'acide alpha-lipoïque, le sélénium, le manganèse, le cuivre, le zinc, les flavonoïdes, toutes les vitamines E, C, A et B.

Hormis la vitamine C, l'intégralité de ces nutriments sont présents en quantité dans la spiruline. (cf. composition). Et même s'agissant de la vitamine C, on a vu que la spiruline favorisait grandement son absorption digestive.

De plus, le pouvoir antioxydant de la spiruline – trois cent fois plus puissant que celui de la pomme prise comme référence dans diverses études[469] - ainsi que son rôle dans le processus de régénération des cellules[470], en particulier des cellules cérébrales[471] (cf. fonctions cérébrales p. et maladies dégénératives p.), ont été démontrés. De même pour la moelle épinière[472], les reins[473], les yeux[474] et d'autres organes[475]. La petite algue intervient également dans le processus de réparation de l'ADN[476] (cf. cancer).

Les manifestations visibles des dégâts provoqués par les radicaux libres sont une peau fripée, ridée, très marquée, sèche, atone, flasque, voire alterée de cancers cutanés, baso-cellulaires le plus souvent. Pour la protéger et pour retarder des ans les irréparables outrages esthétiques, la spiruline figure en bonne place dans la panoplie des produits incontournables à utiliser très tôt, car « c'est à vingt ans et même avant qu'il faut penser aux rides ». Le béta-carotène protège la peau du soleil, les vitamines A et B12 retardent le vieillissement de la peau. Grand nombre des nutriments de la spiruline détoxinent, oxygène et stimulent le renouvellement des cellules de la peau et la pousse des cheveux, même dans des cas d'alopécie importante[477] (cf. peau et phanères).

Au Japon, la petite algue bleue est devenue l'aliment anti-âge par excellence. Sa richesse en nutriments, sa digestibilité en font le complément alimentaire indispensable pour prévenir et retarder le vieillissement. Elle est aussi l'alliée de la longévité, si l'on en croit la théorie de la restriction d'énergie proposée par un gérontologue de l'université de Californie. Le Dr Roy Walford[478] a démontré qu'un régime faible en calories et riche en nutriments sur les animaux, peut retarder le vieillissement fonctionnel. Théorie confirmée par une étude[479] sur les centenaires japonais de l'archipel d'Okinawa – le paradis des centenaires – qui soutient l'hypothèse que ses habitants vieillissent plus lentement, sûrement grâce à leur régime alimentaire pauvre en calories et leur mode de vie actif. Le pouvoir satiogène (cf. obésité) de la spiruline rend les régimes plus faciles et sa richesse en nutriments évite les carences. L'un des auteurs de l'étude, indique[480] que la première autopsie d'une centenaire d'Okinawa – qui était restée en bonne santé jusqu'à l'âge de 97 ans – a révélé des artères coronaires en très bon état, sans plaque d'athérome, suggérant que son cœur aurait pu durer quelques décennies de plus. 90 % des cellules rénales étaient intactes alors que la plupart des octogénaires en ont perdu la moitié.

Ses organes avaient 30 ans de moins que son âge biologique. Cette vieille dame avait eu une activité physique importante toute sa vie. Sur ce dernier point, une étude[481] récente démontre, pour la première fois que les sports impliquant des exercices de résistance, comme la musculation, par exemple, permettaient en six mois seulement, d'inverser le processus de perte de la masse musculaire aussi appelé sarcopénie. (du grec *sarco* (chair) et *pénie* (insuffisance – disparition)). Cette fonte musculaire s'accompagne souvent d'une prise de masse de graisses et de nombreux problèmes osseux comme le mal de dos. La sarcopénie touche tout le monde, les sédentaires comme les athlètes, mais les premiers, plus rapidement que les seconds. La richesse en protéines, notamment en acides aminés « branchés », de la spiruline favorise la prise de muscle (cf. composition et sport). On peut faire le parallèle avec les conclusions de l'étude SUVIMAX déjà citée, notamment de l'incidence extrêmement probante de l'activité physique, même modérée (une heure de marche soutenue par … semaine !) sur la fréquence d'apparition de certains cancers, notamment cancers du côlon.

Une autre théorie du vieillissement est l'exposition chronique aux métaux lourds présents dans l'eau, l'air, le sol et la nourriture. L'accumulation de métaux lourds dans le Système Nerveux Central (SNC), - le plus vulnérable à cette toxicité – accélère le vieillissement cérébral avec pour conséquences la démence précoce, la dépression, les troubles du sommeil, les pertes de mémoire et des capacités cognitives. Les neurotoxiques les plus dangereux sont le mercure, le plomb, le cadmium et l'aluminium, qui favorisent l'oxydation et troublent le métabolisme des protéines (cf. composition). Une fois encore la spiruline est incontournable. Véritable aspirateur de métaux lourds, elle débarrasse l'organisme de ces toxines.

Enfin, pour clore ce chapitre des effets anti-ageing de la spiruline, championne toutes catégories des « cosméto foods », signalons l'apparition des premières gammes cosmétiques et dermatologiques à base de spiruline, afin de coupler une action régénératrice locale[482] aux tissus et aux phanères.

Chap 18

Spiruline et effets secondaires

Le présent chapitre va sembler indigent, mais pour avoir parcouru toute la littérature consacrée à notre petite algue spiralée, je n' ai trouvé que bien peu d'articles ou de témoignages faisant état d'effets secondaires ou d'éventuelles contre-indications.

S'agissant des contre-indications : on peut même affirmer sans ambages qu'il n'en existe pas. La prise de spiruline est même recommandée au nourrisson, au sujet immunodéficient et à la personne âgée. À condition qu'il s'agisse d'une spiruline de qualité et dont les conditions d'algoculture sont rigoureuses et constantes.

Une traçabilité absolue est hautement souhaitable.
En effet, les seules complications connues évoquées dans la littérature font référence à des intoxications provoquées par certaines spirulines cultivées de façon artisanale avec des eaux fortement chargées en métaux lourds, plomb, mercure ou arsenic.

Il est clair que ces intoxications ne peuvent nullement être mises sur le compte de la spiruline en tant que telle, mais bien sur un processus de culture grossièrement déficient.

Pour les mêmes raisons, il est souhaitable que le consommateur s'informe sur la composition spécifique de la spiruline qu'on lui propose. On trouve sur le marché certaines spirulines cultivées à partir d'une eau de mer fortement iodée, qui contiennent donc une teneur en iode non négligeable. Ceci peut parfois être recherché, mais bien plus souvent, risque de présenter une surcharge d'iode inutile, voire néfaste, chez ceux qui, de plus en plus nombreux, présentent des dysfonctionnements thyroïdiens, ou des traitements nécessitant une surveillance thyroïdienne.

Mais, même dans ce cas, s'agirait-il d'une précaution d'emploi plus qu'une contre-indication à la prise de spiruline.

Par contre on peut considérer que nombre de présentations n'est pas adapté à certains profils :

- Poudres de spiruline micronisées dont l'aspect, l'odeur et le goût sont plutôt rebutants,

- Gélules dont le dosage (environ 200 mg) et le contenu (spiruline *low cost* de piètre qualité) nécessiteraient la prise d'une centaine de gélules par jour pour espérer obtenir une concentration suffisante en principes actifs …
- Comprimés de 850 à 1 000 mg de « bonne » spiruline, eux parfaitement adaptés, mais parfois considérés comme un peu « gros » à absorber.

Aussi, des formes nouvelles, attractives, même « gourmandes » vont-elles être prochainement proposées …
Pour être exhaustif et répondre à la question : la spiruline peut-elle produire des effets secondaires ?
Il convient de répondre qu'il y a deux types d'effets secondaires possibles :

- Les uns sont liés à des troubles d'ordre digestif. Généralement ballonnements et accélération du transit. Ils peuvent se produire au début d'une cure, et surtout lorsque la personne a des habitudes alimentaires réservant une faible part aux crudités et singulièrement aux fibres alimentaires. Ces sujets-là peuvent présenter un déficit enzymatique transitoire. Tout se normalise au bout de quelques jours, il suffit d'être suffisamment progressif dans le protocole d'introduction de la spiruline. Ce phénomène se produirait chez 3 à 4 % des sujets qui absorbent pour la première fois de la spiruline. Il est totalement anodin et réversible.
- Un autre cortège de symptômes peut se produire associant céphalées (maux de tête frontaux de type « digestifs ») fatigue, voire quelques éruptions cutanées. C'est ce qu'il est convenu d'appeler un phénomène de « détoxination ». On admet que certains organismes présentent effectivement une concentration importante de déchets « toxiques » et que la spiruline agit alors comme catalyseur, au niveau de tous les organes susceptibles de contribuer à son épuration. Y compris au niveau de la peau. Cet effet est également transitoire, souvent fugace. Le constat de phénomènes de cet ordre est généralement d'excellent augure quant à l'efficacité de la cure et à l'adhésion du quidam spirulinophage.

Chap 19

Spiruline et spirulines,

des techniques d'algoculture

La révolution bleue

Avec Al Gore, Arthus Bertrand et Nicolas Hulot qui militent pour l'environnement, l'avenir de la planète est enfin devenu une cause glamour. Pour preuve, après les Nations Unies qui en ont fait l'un des huit objectifs du Millénaire en 2000, les têtes d'affiche dans la course à l'Élysée ont, lors de la campagne à l'élection présidentielle 2007, en France, paraphé le *Pacte écologique.* L'heure de la révolution bleue est arrivée. Et ce n'est pas un *scoop*, car depuis les années 1970, les spécialistes de la spiruline ont démontré – études à l'appui[483] – que sa culture pourrait être la réponse aux ratées de la révolution verte.

Cette révolution qui n'a de verte que le nom, était censée régler le problème de la faim dans le Monde. Les exemples des États du Haryana et du Punjab en Inde, pour ne citer que ceux-là, prouvent le contraire. Dans ces zones de la révolution verte par excellence, la malnutrition a considérablement augmenté. À tel point que certains spécialistes indiens comptent sur la spiruline pour faire une autre révolution verte[484], écologique cette fois.

Plusieurs études ont été faites dans différents pays, dont la Hollande et l'Allemagne, pour évaluer les coûts environnementaux et sanitaires totaux de l'agriculture moderne. La plus complète à ce jour est celle du professeur Jules Pretty, de l'Université d'Essex, pour le Royaume-Uni. Les chiffres sont révélateurs et peuvent donner une indication des coûts de l'agriculture productiviste dans la plupart des pays d'Europe.

« Les coûts externes annuels totaux de l'agriculture au Royaume-Uni en 1996 s'élèvent à 2343 millions de livres sterling soit 208 £/ha de terre arable et de pâturage permanent. 120 millions de livres par an sont imputables à la contamination de l'eau potable par les pesticides, 16 millions de livres aux nitrates, 23 millions au Cryptosporidium et 55 millions aux phosphates.

125 millions aux dégâts à la faune et à la flore sauvages, aux habitats, aux haies et aux murs en pierre, 1113 millions aux émissions de gaz dans l'atmosphère, 106 millions à l'érosion du sol et aux pertes de carbone organique. Enfin, 169 millions aux empoisonnements alimentaires et 607 millions à l'ESB.

Cette étude a uniquement estimé les externalités négatives qui entraînent des coûts financiers et risque donc de sous-estimer les impacts négatifs totaux de l'agriculture moderne… Les agriculteurs du Royaume-Uni ont réussi à augmenter la production alimentaire au cours du XXe siècle. Depuis 1950, les rapports à l'hectare de blé, d'orge, de betterave sucrière et de pommes de terre ont plus que triplé et la production laitière par vache a plus que doublé mais les coûts en matière d'environnement, de santé et de problèmes sociaux sont énormes.

Le bilan des biotechnologies modernes, au sens large du terme, est négatif du point de vue économique[485] – surtout pour les plus pauvres – autant que du point de vue écologique[486]. Nous avons déjà mentionné que la spiruline donnait 50 tonnes de protéines par hectare par an, soit 260 fois plus que la viande, 230 fois plus que le riz, soixante fois plus que le blé, 35 fois plus que le maïs ou 30 fois plus que le soja[487]. Et ce, sans pesticides, ni herbicides, alors que mondialement, les deux cultures qui en consomment le plus sont le soja et le maïs[488].

La culture industrielle de la spiruline demande quatre fois moins d'eau que celle du soja, cinq fois moins que celle du riz et 5000 fois moins que celle nécessaire pour produire la même quantité de viande de bœuf[489]. Soit seulement 2 % de l'eau nécessaire pour produire un bœuf industriel de 500 kg.

Lequel bovidé exige la quantité d'eau nécessaire à faire flotter un destroyer naval ![490].

D'ailleurs les chercheurs eux-mêmes ont été surpris de découvrir que la production de viande était le deuxième plus grand pollueur après les véhicules en termes de destruction de l'environnement[491]. Idem pour les céréales destinées au bétail – qui soit dit en passant consomme cinq fois plus de céréales et de soja que les humains[492] – tellement gourmandes en énergie qu'elles pourraient aussi bien être un produit dérivé du pétrole[493]. Les fruits et légumes, grands consommateurs de pesticides, d'herbicides, d'engrais et d'eau, arrivent en troisième position[494].

Non seulement la spiruline ne pollue pas l'eau, mais elle peut être utilisée pour la dépolluer[495]. Dans ce cas, elle est évidemment impropre à la consommation. Un certain nombre de pays, qui pratiquent la culture industrielle de la spiruline depuis plus de 30 ans, ont établi des normes de qualité et de sécurité[496].

Avant d'acheter votre spiruline, assurez-vous de son origine et de sa conformité à ces normes. Celles-ci garantissent également les méthodes utilisées pour la récolte, le séchage et le conditionnement.

À la question : « La culture de la spiruline est-elle écologique ? » Nous répondrons qu'elle est sans danger pour l'environnement, qu'elle ne menace pas la biodiversité[497], qu'elle ne participe pas à l'érosion des sols[498], à la désertification[499], ni à la déforestation massive[500] comme l'élevage industriel[501] ou la culture du soja[502] par exemple.

Qui plus est, notre petite algue peut être cultivée sur des terres arides, totalement inutilisables pour d'autres cultures et ce, sans déperdition de ses qualités nutritionnelles.

Un énorme avantage sur l'agriculture intensive qui appauvrit terriblement les sols en dépit des quantités massives d'engrais chimiques utilisés. **Diverses études[503] estiment qu'en un siècle, les terres agricoles ont perdu 85 % de leur teneur en oligoéléments en Amérique du Nord, 76 % en Amérique du sud et en Asie, 74 % en Afrique et 72 % en Europe**. En termes pratiques, cela se traduit par une teneur en calcium, magnésium et fer des épinards, des tomates, de la laitue et du chou qui est passée de 400 milligrammes en 1914 à 75 milligrammes en 1997[504].

Pour avoir la quantité de fer fournie par un bol d'épinards en 1948, il faudrait consommer 75 bols aujourd'hui. La spiruline qui contient 58 fois plus de fer que les épinards est une option nettement plus intéressante. (cf. composition et les réserves que l'on peut apporter sur la teneur intrinsèque des épinards en fer; cf. Spiruline & sport, témoignage Annabelle).

D'autant plus que cette précieuse algue est également un excellent engrais naturel parce qu'à la différence des autres plantes, elle peut récupérer le nitrogène contenu dans l'air et le fixer dans le sol ou l'eau[505].

Des recherches sont en cours pour modifier l'ADN de certaines souches de spiruline afin d'accroître encore leur capacité à fixer le nitrogène[506]. En 1981, un rapport de la FAO[507] détaillait les possibilités de la petite spirale pour remplacer les engrais chimiques et pour reconstruire la structure des sols épuisés. Et cet engrais naturel stimule les défenses naturelles des plantes qui résistent ainsi aux attaques des insectes et des maladies[508], ce qui permet de réduire la quantité de pesticides utilisés.

Diverses études[509] indiquent les effets bénéfiques de cet engrais dans les rizières. En Inde par exemple, la spiruline augmente de 22 % la production du riz pour un tiers du prix des engrais chimiques[510]. Les polysaccharides de la petite spirale rendent le sol plus fertile tout en retenant l'eau. Mais comme ailleurs, les banques n'accordent pas de prêts pour les engrais naturels.

Un autre aspect non négligeable de la culture de la spiruline est qu'elle n'engendre pas d'effet de serre[511] car, comme toutes les algues, c'est LA championne de l'absorption du dioxyde de carbone[512]. Alors que les arbres – tenants du titre sur la terre ferme – absorbent entre 1 à 4 tonnes par hectare par an[513], la spiruline fait nettement mieux. Robert Henrikson[514] indique que la production de 1 000 kg de spiruline séchée, c'est aussi 450 kg de carbone absorbés et 1 200 kg d'oxygène dégagés dans l'eau et donc dans l'atmosphère. Dans le désert de Californie, le rendement annuel à l'hectare est de 14 tonnes de spiruline qui absorbent 6,3 tonnes de carbone et dégagent presque 17 tonnes d'oxygène. Cette performance est multipliée par 2,5 sous les tropiques!

Ce qui fait du petit boudin à ressort l'un des producteurs d'oxygène les plus efficaces connus. Et son rendement est tel que, selon les experts américains, une surface cultivée de la taille de la moitié de l'Indiana[515] suffirait à nourrir 625 milliards de personnes.

Larry Switzer[516], scientifique de son état et « spirulinophile » convaincu, déclare dès les années 1970, que la culture intensive de l'algue bleue est LA solution aux problèmes de la faim dans les pays du Tiers-Monde. Selon lui, elle possède toutes les qualités pour révolutionner l'agriculture : un rendement plus élevé que l'agriculture traditionnelle, une capacité d'adaptation à différents climats et cultures, elle est écologique et économique, elle utilise une énergie renouvelable ainsi que les déchets et les matières premières brutes.

Sans oublier la capacité d'améliorer la production, la distribution et la consommation de protéines essentielles aux populations. « Après cinq ans de recherches techniques et de développement du produit, je suis plus que jamais convaincu que la spiruline en particulier et les micro algues en général sont les solutions que nous cherchons[517].

La conférence des Nations Unies sur l'Alimentation (WFC) en 1974, qui désigne la spiruline comme « le meilleur aliment pour l'avenir » va dans le même sens. Depuis, l'OMS s'est dotée d'une direction « Micronutriments » et le Conseil Économique et Social des Nations Unies (ECOSOC)[518] a octroyé le statut d'Observateur à l'Institut pour la Coopération Intergouvernementale dans la Recherche Scientifique (CISRI) dont le programme subsidiaire « Programme Intergouvernemental sur la spiruline » (ISP) – est in extenso l'Institution Intergouvernementale pour l'Utilisation de la microalgue spiruline contre la malnutrition. Le CISRI-ISP « œuvre pour promouvoir l'utilisation de la Spiruline pour lutter contre la malnutrition aiguë ».

Le but de ce programme[519] est de produire de la spiruline pour les victimes de la malnutrition, des famines, de la sécheresse et autres situations d'urgence alimentaire. Le projet global est de construire dix centres à but humanitaire où l'algue produite est mélangée à des céréales et distribuée gratuitement.

Selon ces accords, les dix centres de dix hectares chacun, pourraient produire plus de 360 millions de doses de spiruline par an – à raison de 10 gr par dose ajoutée à de la farine – pour « récupérer » et sauver la vie de plus de 6 millions de personnes par an.

Plus de vingt pays cultivent la spiruline dont le Bénin, le Burkina Faso, le Tchad, la Côte d'Ivoire, le Sénégal, le Togo, Madagascar, Cuba, L'Équateur, le Brésil, le Chili, le Costa Rica, le Mexique, le Pérou, la Thaïlande, le Vietnam, le Myanmar, l'Inde, la Chine.

Si la Chine est devenue le premier producteur mondial de spiruline, la plupart des autres pays cités multiplient plutôt les expériences de petites exploitations à vocation humanitaire avec une production destinée aux hôpitaux ou aux dispensaires. Certaines pratiquent une économie mixte, une partie de la récolte est distribuée gratuitement ou vendue à bas prix et le reste de la production est vendu à un prix plus élevé. L'Inde compte quelques exemples intéressants. La ferme *Simplicity Spirulian Farm* d'Auroville fait partie d'un groupe de 50 communautés internationales choisies par l'IISD (*International Institute for a Sustainnable Development*) pour leur réussite dans une dizaine d'activités jugées prioritaires par les Nations Unies. Cette ferme fait travailler des femmes intouchables – une approche inspirée des Droits de l'Homme qui, logiquement, implique le droit à l'alimentation – et assure un rôle de formation et de conseil pour l'installation d'autres unités du même type. À Madurai, *Antenna Technologies* a créé deux « Eco-parcs » de culture de spiruline en 5 ans, avec un programme de réhabilitation des Intouchables. Ils sont gérés par des institutions ou des communautés villageoises.

Une partie de la production est utilisée pour préparer mélange millet-sucre-spiruline (1 gr par dose) distribué gratuitement aux enfants de 0 à 5 ans. Une association de diabétiques locale achète environ 10 % de la production. Et un tiers de la spiruline est vendu à des particuliers. À Jaipur, au Rajasthan, dans un environnement aride, la culture est pratiquée par plusieurs villages. Une unité financée par le gouvernement indien a formé 175 femmes vivant sous le seuil de pauvreté, à la culture commerciale de la petite algue. Une partie de la production est incorporée à des aliments comme les biscuits ou les pâtes. Un projet identique a été mis sur pied à Halvad, un village du Gujarat, pour aider les femmes pauvres après le terrible tremblement de terre de janvier 2003.

Chap 20

Spiruline et spirulines, différents processus de culture de par le monde

Nous avons vu en introduction que la spiruline est à l'origine de la réaction de photosynthèse à la surface du globe terrestre il y a quelque trois milliards et demi d'années, donc de la production d'oxygène, et partant de la vie sur terre. Nous en avons des preuves fossiles.

Que la spiruline ait pu se développer, en dépit des conditions climatiques extrêmes qui ont vu disparaître la plupart des espèces animales sur terre, notamment pendant les périodes glaciaires, prouve à l'évidence son immense capacité d'adaptation. Elle présente cette remarquable qualité dite de cryptobiose, qui consiste à se rétracter en un agrégat de plusieurs milliers de filaments lorsque les conditions de température ou d'hydratation sont défavorables, conservant au centre de cette capsule un minimum d'humidité nécessaire à la survie, et attendre que les conditions extérieures s'améliorent pour se développer à nouveau.

À l'échelle de l'histoire humaine, nous pouvons retracer l'histoire de la spiruline à travers les âges dans une zone géographique tropico-équatoriale enserrant quasiment la surface de la terre, globalement entre le 35° de latitude Nord et le 35° de latitude Sud.

Ainsi peut-on trouver des sites où poussent spontanément une spiruline, ou bien où elle a poussé naguère :

- En Afrique : Tchad, région du Kanem ; Kenya, Lacs Natron, Nakuru, Elmenteita… ; Tanzanie, Lac Natron ; Soudan, Djebel Marra ; Djibouti, Lac Abber ; Éthiopie, Lacs Aranguadi, Rodolphe, Chiltu, Nakourou… ; Congo, Mougounga ; Zambie, Lac Bangweoulou ; Algérie Tamanrasset ; Tunisie, Lac de Tunis, Chott el Jerid ; Madagascar, Tuléar.
- En Asie : Inde, Lac Nagpur, Madurai, Lac Lonar ; Thaïlande, Radburi ; Myanmar, Lacs Twyn Taung, Twyn Ma ; Pakistan, Lahore ; Sri Lanka, Lac Beira ; Chine, Guang Zhou, Dongguang Dong, Shenzhen ; Azerbaïdjan, Woronichin.
- En Amérique du Sud : Pérou, Lacs Huacachina, Orovilca, Paracas ; Mexique, Lacs Texcoco, Cratère ; Uruguay, Montevideo ; Équateur, Lac Quiliotoa.
- En Amérique du Nord : Désert de Californie, Oakland, Del Mar Beach ; Haïti, Lac Gonave ; République Dominicaine, Lac Enriquillo
- En Europe : France, Camargue, Corse ; Espagne, Baléares.

C'est au XIXe siècle qu'a été décrite pour la première fois *Spirulina Platensis,* mais ce n'est guère qu'à partir de 1960 – 65 que celle-ci attise la curiosité des chercheurs de l'ORSTOM et de l'Institut Français du Pétrole. Plusieurs autres pays d'Europe, les USA, le Japon, l'URSS suivent.

Au plan morphologique et taxonomique, de très nombreuses descriptions ont été faites des différentes spirulines découvertes de par le monde, en fonction du diamètre de la spire, ou trichome, de sa forme, du nombre de spires, de leur régularité, de la longueur du filament, de leur agrégabilité, voire de l'absence de spires, formes droites etc.....

Ainsi ont été identifiées des souches réputées d'origine différentes, Maxima, Platensis, Geitleri, Fusiformis… Ou portant le plus souvent le nom de la région où elles ont été découvertes, Paracas, Orovilca, Crater, Lonar…

Il a même été établi une carte génétique du génome de la spiruline arthrospira[520].

En fait la carte d'identité de la spiruline est la suivante :
- Règne : Monera ;
  - Sous-règne : Procaryota ; Phylum : Cyanophyta.
  - Classe : Cyanophyceae.
  - Ordre : Nostocales ; Famille : Oscillatoriacelae ;
  - Genre : Arthrospira.
  - Espèce et sous-espèces : Platensis, Maxima, Toliara, Lonar, Crater Mexicana, Paracas etc.

On comprendra que pour rester intelligible on n'utilise que la terminologie de la sous-espèce pour les différencier.

À la suite de la découverte des effets de la spiruline sur les populations Kanembou du Kanem, au Tchad, le premier développement qui s'est imposé fut celui de la spiruline à usage humanitaire afin de lutter contre la malnutrition infantile dans les pays émergents (cf. introduction).

Ainsi se sont développés des bassins villageois, selon une méthodologie basique, et en utilisant les souches locales autant que possible, ou du moins les plus proches géographiquement de la zone d'implantation : Afrique Noire, Inde, Chine, Brésil, Amérique du Sud, Madagascar...

Puis, une production plus vaste et codifiée a commencé à susciter l'intérêt d'industriels aux USA – déserts de Californie, à Hawaï, puis en Chine, en Thaïlande...

Il convient de bien comprendre qu'il existe différentes souches de spiruline, et des différences importantes dans la qualité des spirulines que l'on peut trouver dans le commerce. Fort différentes, qualitativement comme au plan organoleptique, la spiruline des bassins villageois au Burkina Faso ou en Inde, celle des unités industrielles U.S. ou chinoises, qui constituent l'essentiel des quelques milliers de tonnes sur le marché mondial, celles issues de photoréacteurs expérimentaux ou encore celles qui sont produites dans des conditions quasi-pharmaceutiques.

Comme je l'ai déjà précisé au début de ce livre, j'aime à utiliser la comparaison avec la vigne.

Il en est de la spiruline comme du vin. Il y a différentes souches de spiruline comme il existe différents cépages. Et aussi, différentes manières de travailler et de faire maturer le vin. N'importe qui peut récolter sa treille ou ses quelques rangs de vigne et faire fermenter son raisin pour produire son « petit vin », auquel on peut au demeurant trouver bien des vertus... Par contre tout le monde n'est pas capable de produire un « Château Yquem » ou autre « Petrus » !

La plus grande partie de la spiruline produite dans le monde est issue de bassins artisanaux, initiés, construits et financés par des programmes humanitaires extrêmement actifs et efficaces[521].

Les souches utilisées sont souvent une *platensis* ou une *maxima*, peu fragiles et s'adaptant assez bien à différentes conditions climatiques. Les bassins sont généralement non couverts, les intrants utilisés sont relativement faciles à trouver à proximité du lieu de production ; le natron de nombreux lacs africains constitue une très bonne base.

L'eau utilisée est nécessairement celle du puits villageois le plus proche. Les bassins sont soumis au gré des intempéries, pluies, vents de sable, déjections d'oiseaux… La production est exclusivement dévolue à la consommation locale.

À l'opposé, il existe quelques unités de production industrielle de spiruline, que l'on retrouve sur le marché mondial. Quelque sept à huit mille tonnes produites en 2006. Les deux plus importantes unités de production sont implantées l'une aux USAdans le désert de Californie[522], l'autre en Chine[523].

Un seul bassin peut faire la taille d'un terrain de football. La « récolte » se fait grâce à des techniques d'aspiration pour le moins agressives. Puis, ce liquide d'aspiration chargé de spiruline est pulsé dans de gigantesques colonnes d'atomisation où, à haute température, la spiruline est réduite en poudre de quelques microns. Poudre certes facile à mettre en gélules, mais dont on peut aisément comprendre qu'elle aura perdu énormément de ses principes actifs, notamment les plus fragiles : les vitamines et les enzymes.

Outre que les souches utilisées sont loin d'être les meilleurs, mais présentant moins de risques de culture, ces modes de récolte et de séchage agressifs concourent à un produit final de faible qualité et inconstant. Non pas tant en concentration de protéines qui, elles, sont effectivement à peu près conservées. Par contre, les teneurs en vitamines, en phycocyanine, en SOD, et autres micronutriments beaucoup plus fragiles et précieux pour la santé, sont réduites et inconstantes (cf. composition).

La solution pour obtenir un produit de haute qualité et de composition constante est celle que je préconise :

- Développer un processus de culture utilisant une ou plusieurs souches de qualité, dans des bassins recouverts de géomembrane aux normes alimentaires, dont:
  - Les dimensions permettent un contrôle pluriquotidien des constantes physico-chimiques (250 à 300 m^2).
  - La qualité des intrants et leur adjonction[524] selon un cahier des charges rigoureux peuvent être régulées de façon continue. De même, s'agissant de la qualité et de la pureté de l'eau, qu'elle soit douce ou saumâtre.

- Disposer les bassins sous des serres multichapelle ou tunnel afin de le préserver des intempéries, des souillures externes ; lesquelles disposent de systèmes de régulations photonique, thermique, et de ventilation.
- L'ensemble du personnel, algoculteurs (trices) comme personnel d'encadrement ou de laboratoire doivent répondre aux normes d'hygiènes et de qualité type ISO et HACCP, à toutes les phases de la chaîne, depuis l'ensemencement, la maturation, la récolte, le séchage et jusqu'au conditionnement, les exigences de qualité et les mêmes normes s'appliquent.
- La récolte doit s'effectuer de façon à ne pas léser la matière première.
- Le séchage ne doit nullement être agressif afin de respecter au maximum les micronutriments les plus fragiles, ou les plus labiles (vitamines, enzymes…). On choisira un système de séchage à basse température, en soufflerie ou sous vide.
- L'ensemble de ces process fera l'objet d'une surveillance permanente et d'une traçabilité absolue.
- Les serres peuvent avoir une superficie d'un ou plusieurs hectares afin de répondre à une demande accrue de spiruline de haute qualité, et constituer une unité véritablement industrielle. Par contre, chacun des bassins n'excédera pas les dimensions ci-dessus définies afin de répondre à la totalité des exigences.
- Ainsi définies, les unités de production permettent d'élaborer un produit de qualité constante et reproductible, ainsi qu'une traçabilité optimale.

Pour être complet, il convient de signaler un autre mode d'algoculture de spiruline dans des photoréacteurs fermés.

Un des ancêtres est sans doute celui de Ripley Fox et coll.construit à La Roquette, dans les années soixante-dix.

Un des plus techniques est celui en chantier dans l'Archipel des Açores[525], à l'initiative de Jean-Louis Debeaumont de la Société Européenne de Géothermie et la société SINTHE, programme dans lequel nous sommes partenaire associé, avec la participation active d'Industriels et d'Universitaires. L'objectif de ce programme étant de produire une spiruline destinée à l'alimentation animale, (cf. spiruline et animaux), ainsi qu'à la mise au point d'un biocarburant à base de spiruline.

Chap 21

Spiruline et animaux

Le flamant rose puise ses splendides couleurs de la spiruline, riche en bêta-carotène, qui constitue, mêlée aux diatomées, sa nourriture exclusive.

Spiruline dont il assure l'algoculture par le brassage avec ses pattes et l'enrichissement du milieu de culture par ses déjections. Il permet aussi la propagation de la microalgue spiralée à travers le monde sur ses différents sites de migration.

Leurs congénères vivant en réserves zoologiques bénéficient de la même nourriture, avec double ration à l'approche de la période de reproduction, leurs vétérinaires ayant constaté l'action facilitatrice de la spiruline sur la fertilité.

La nourriture de tous les oiseaux multicolores de volières contient de la spiruline pour les mêmes raisons.

Comme il y a trois mille ans en Chine ou au Japon, les carpes Koï bénéficient toujours aujourd'hui d'une nourriture fortement concentrée en spiruline afin de donner le maximum d'éclat à leurs couleurs. Il en est de même pour les guppies et autres poissons exotiques d'aquarium.

S'agissant de l'action de la spiruline sur la fertilité, cette action semble s'exercer sur de nombreuses espèces. Une étude chinoise récente fait état d'une augmentation très notable de la fertilité chez les abeilles supplémentées en spiruline, parallèlement à une augmentation de la production de miel de l'ordre de 20 %.

Les vertus de la petite algue sur les performances sportives ont été démontrées par des études sur des sujets humains. (Cf. spiruline et sport), des effets analogues ont été constatés sur une autre espèce d'athlètes, les chevaux de course. Dans les coulisses des écuries les plus prestigieuses, les protocoles de supplémentation nutritionnelle à la spiruline s'échangent sous le manteau, secret d'écurie oblige. L'action sur la récupération à l'effort et la vitesse de cicatrisation des blessures est un fait bien établi à en croire certains professionnels. Par contre nous n'avons pu obtenir aucune étude à ce sujet classé « Secret Défense ». C'est au demeurant pour les chevaux de course qu'ont été confectionnées les premières préparations cicatrisantes et antiseptiques naturelles à la spiruline[526].

Autre exemple d'utilisation de la spiruline : dans les élevages industriels d'œufs et de poulets. En effet, la forte teneur en bêta-carotène qu'elle contient a un effet des plus favorables sur la coloration des œufs et la chair des poulets. Il est bien connu que les œufs très jaunes sont vendus notablement plus cher que les œufs blancs. De même s'agissant de la chair des poulets d'élevage.

Dans les bassins d'élevages de crustacés, de crevettes et les bassins de pisciculture, la spiruline est utilisée non seulement pour l'effet sur leur couleur, mais tout autant pour améliorer les performances en termes de reproduction.

Dans les parcs ostréicoles et conchylicoles, on commence à introduire, lors d'unc séquence bien précise de la maturation, ces microalgues dont les pigments permettent d'exacerber la belle couleur bleu-vert.

Peut-on, pour conclure ce chapitre s'offrir une petite anecdote, celle du « siamois présidentiel ».

Son excellence avait un splendide chat siamois qui avait tous les droits au Palais Présidentiel. Fort diplomate, celui-ci m'avait pris en sympathie et me gratifiait de fortes marques d'affection. Après quelques jours de fugue, il s'avère que le greffier rentre au bercail, l' «oreille basse ». Faute de mieux, l'on me demande de faire office de vétérinaire, et moi de constater effectivement que le matou présidentiel présentait une curieuse affection : ses deux oreilles jusqu'à présent parfaitement rigides, retombant à l'image de celles d'un lapin!

Je suggère à son Excellence qu'il pourrait s'agir d'une carence en quelques nutriments, et lui de me suggérer illico de le soumettre à un traitement de spiruline! Sitôt dit, sitôt fait. On réussit à introduire du granulat de spiruline dans sa pâtée.

Première surprise : il accepta d'assez bonne grâce la pitance.

Deuxième surprise : en quelques semaines, les oreilles étaient à nouveau bien rigides et au zénith!
J'ai soumis depuis le cas d'espèces à des vétérinaires qui, bien que ce type de carence semble ne pas avoir été décrit, conviennent qu'il a fort bien pu s'agir d'un cas de carence micronutritionnelle « spirulinothérapé » avec bonheur!...

Autres perspectives…

& Conclusion

Au terme de ce parcours – initiatique pour beaucoup – au cours duquel la petite algue spiralée aura été à la fois l'objet et le support de ma démarche, on peut tenter une synthèse qui n'est sûrement pas pour autant un point final.

La spiruline : objet de cet ouvrage? Assurément. J'aurais du mal à dissimuler l'engouement que sa rencontre, chaque jour enrichie de quelque nouvelle découverte, aura suscité. D'où le besoin de faire partager cette passionnante découverte et de fouiller la littérature pour faire le point aussi exhaustif que possible sur les publications scientifiques dont elle est le support.

Mais aussi : moyen de faire découvrir, chemin faisant, une approche globale, holistique, préventive et « naturelle » de la santé.

D'autres s'y sont employés, différemment. Souvent avec talent et conviction.

Dans le climat mondial (mondialiste !) ambiant, où les effets délétères de la surindustrialisation sur la planète, les écosystèmes et la santé humaine continuent à progresser plus vite que les quelques mesures envisagées pour les combattre, nous ne sommes pas encore suffisamment nombreux – loin s'en faut – à sensibiliser chacun à cette démarche…

Nous aurons pu appréhender chemin faisant l'importance des facteurs environnementaux, des différentes formes de pollution, des excès croissants de toxiques de toute nature, constaté les carences en micronutriments de nos sols arables… autant de facteurs qui, isolément ou conjugués, induisent ou favorisent les affections neuro-dégénératives, les pathologies allergiques, infecticuses, coronaro-vasculaires, métaboliques, cancéreuses, celles qui sont liées aux déficits immunitaires… et jusqu'à l'exacerbation du simple vieillissement physiologique.

Il est aisé de comprendre, empiriquement, que l'aliment le plus riche et le plus complet en nutriments, et singulièrement en micronutriments, que l'on peut trouver dans la nature - la spiruline - (cf. composition), et dont les éléments constitutifs, acides aminés, vitamines, oligoéléments, minéraux, pigments, enzymes etc.… Bénéficient d'un coefficient d'absorption optimale (cf. biodisponibilité), prend naturellement une place prépondérante aujourd'hui dans l'alimentation.

Surtout et c'est un triple constat :

1. Que nos organismes sont soumis à des stress physico-chimiques croissants.
2. Qu'ils ont des besoins croissants en micronutriments variés et équilibrés.
3. Que la nourriture contemporaine qu'on nous propose présente des carences majeures en micronutriments, et pas seulement celle issue de la production industrielle intensive.

À cette démarche de simple « bon sens », et aux observations nombreuses, probantes et concordantes des effets d'une « nutraceutique » équilibrée sur la santé, on sait aujourd'hui apporter des éléments de réponse scientifique argumentée sur les modes d'actions intimes, préventifs comme curatifs des micronutriments, et ce grâce aux nanosciences, à la nutrigénétique et autre nutrigénomique.

Chemin faisant nous aurons ainsi pu appréhender le rôle capital des apports alimentaires, et surtout micronutritionnels, dans les métabolismes intimes des organismes réputés sains, comme pathologiques.

C'est le cas spécifique de la spiruline dans des domaines aussi variés que le système cardio-vasculaire, les affections neurodégératives, les pathologies rhumatismales, allergiques ou digestives, la prévention du vieillissement…

Le lecteur attentif pourra consulter plus en détail les publications nombreuses que nous lui avons fourni afin de parfaire sa légitime curiosité quant à l'incidence de la spiruline sur le fonctionnement optimal de l'organisme en croissance, l'amélioration des performances sportives ou encore son action préventive – voire déjà curative - y compris dans des pathologies particulièrement sévères comme la maladie d'Alzheimer, le cancer ou le sida pour n'évoquer que les plus marquantes.

Et nous l'invitons à demeurer attentif, dans les années à venir, à toutes les découvertes, notamment thérapeutiques, qui seront issues de la petite algue spiralée.

Car si notre chère cyanobactérie est à l'origine de la vie sur terre, on n'en est qu'au tout début de nos connaissances sur ses fabuleuses potentialités :

- Dans le domaine des compléments nutritionnels, elle détient déjà la place de choix.
- Dans celui des dermo-cosmétiques ou des cosmetofood, elle acquiert chaque jour ses lettres de noblesse.
- Des milliers de chercheurs de par le monde la triturent pour en extraire de nouvelles molécules.
- Il n'est jusqu'au domaine très en pointe de la préservation de la planète et des alternatives aux énergies fossiles dans lesquelles la spiruline subjugue.

Non content de contribuer, nous l'avons vu, à diminuer l'effet de serre puisque sa culture absorbe d'importantes quantités de co_2 et dégage l'équivalent en oxygène, des voies de recherches la présentent comme une des solutions particulièrement pertinentes et économiques de transformation en… biocarburant !

Mais là s'ouvre une voie qui sort du cadre du propos que nous nous sommes fixés : la – les spirulines - appliquée(s) à la santé.

Notes bibliographiques

1. www.spiruline-hippocampe.com
www.spiruline-htpa.com
2. *La Terre est bleue dans L'Amour de la poésie*, 1929.
3. L'exposition permanente *L'Homme et les gènes*, à la Cité des sciences et de l'Industrie, à la Villette, présente la spiruline comme le micro-organisme le plus ancien de la planète. Son nom scientifique est *Arthrospira sp. ou Spirulina sp.*
4. PEREZ, R, « *Ces Algues qui nous entourent : conception actuelle, rôle dans la biosphère, utilisations, culture* », Editions IFREMER, 1997.
5. Schopf, J. W, Proterozoic prokaryotes: *Affinities, geologic distribution, and evolutionary trends, in The Proterozoic Biosphere* , eds. Schopf, J. W. & Klein, Cambridge Univ. Press, New York, 1992.
6. Introduction to the Cyanobacteria. Berkeley. 03 Feb. 2006.
7. Delpeuch F., Joseph A. & Cavelier C. : Consommation alimentaire et apport nutritionnel des algues bleues (Oscillatoris platensis) chez quelques populations du Kanem (Tchad) ; *Ann. Nutr. Aliment.* 29, 497-515, 1975. Sautier C. and J. Tremolieres: Food value of spirulina in humans; *Ann. Nutrition Alim.* 30:517-534, 1976.
L'étude SU.VI.MAX de l'INSERM (7 ans, 13.535 volontaires) a illustré l'utilité de la spiruline comme complément alimentaire. Et le Pr. Émile Gaydou CNRS/université d'Aix-Marseille-III, spécialiste en phytochimie, confirme son intérêt (AFP, 08/05/2004).
8. World Hunger Research Publ, University of Trees Press, Boulder Creek, CA, 1978.
9. Dillon J.C. and Phan P. A.: Spirulina as a source of proteins in human nutrition, 1993.
10. Qui en contient 22 %. La teneur en protéines de la spiruline est couramment de 50 à 60 % par rapport à la matière sèche, alors qu'elle n'est que de 10 % pour le riz ou le blé.
11. *The Astonishing, Magnificent, Delightful Algae,* Graphic Press, 1992.
12. Fox, Ripley D.: Spirulina – the alga that can end malnutrition; Futurist, 02/1985. Nakamura, Hiroshi (Dr): *Spirulina - Food for a Hungry World: A Pioneer's Story*, Univ of the Trees Pr, 1982. Seshadri, C.V.: Large scale nutritional supplementation with Spirulina alga. All India Coordinated Project on Spirulina. Shri Amm Murugappa Chettiar Research Centre (MCRC) Madras, India, 1993. Switzer, Larry: *Spirulina, The Whole Food Revolution,* Bantam Books, 1982.
13. Mahasin G. Tadros: Characterization of spirulina biomass for CELSS diet potiential, *NASA-CR-185329; NAS 1.26:185329*, Contract NCC2-501, 1988. Ohya, H. K. Matsumoto, A. Hakamaya, Y. Fukatsu, Y. Negishi, and H. Furune: Spirulina cultivation in the CELSS. The application of the gas exchange. *CELSS Journal* 4:1-9, 1991. Tranquille, N. and J.J. Emeis: Food acceptability for MELLiSSA. ESA/ESTEC study, Contract 113088. 1992. Mergeay et al.: MELLiSSA – A microorganisms based model for CELSS development. Proceedings of the 3rd symposium on space thermal control and Life support system, Noorwijk, The Netherland, 1988.
14. ESA Int., 14 juin 2005.
15. Gnocchis à la spiruline et autres délices, Libération 08 01 2005.
16. Tseng, C. K. *Commercial cultivation. In The Biology of Seaweeds*. C. S. Lobban and M. J. Wynne eds. Blackwell Scientific Publication, Oxford, 1981.
17. Indergaard, M.: *The aquatic resource. I. The wild marine plants: a global bioresource. In Biomass utilization* ; Cote, W. A., editors; Plenum Publishing Corporation, 1983.
18. Stein, J.R. & Borden, C. A.: Causative and beneficial algae in human disease conditions: a review. *Phycologia*, 23: 485-501, 1984.
19. Dao The Tuan: Green winters on the Red river – rice growing in Vietnam, UNESCO Courier, 12/1984.
20. Kavaler, Lucy: *Green Magic: Algae Rediscovered*, Thomas Crowell, NY, 1983.
21. Lembi, C.A. & Waaland, J.R.: *Algae and human affairs*, Cambridge University Press, 1988. The Cambridge World History of Food, Kenneth F. Kiple and Kriemhild Coneè Ornelas, Eds. Cambridge University Press, New York, 2000. Aaronson, S.: A role for Algae as human food in antiquity. Food and FoodWays, 1986.
22. *The Secrets of Spirulina – Medical Discoveries of Japanese Doctors* ; Hills, C. ed. The University of Trees Press, USA, 1980.
23. *Exode* 16.
24. *Exode* 16:14.
25. Exode 16: 31.
26. Day, Jane S.: Aztec: *The World Of Montezuma,* Roberts Rhineheart Publishers, 1992.
27. Ibid.

28. William Saunders, *Cultural Ecology of Nuclear Mesoamerica*, in John A. Graham ed. *Ancient Mesoamerica: Selected Readings,* Peek Publications, 1966.
29. *Codex Florentin.*
30. Juan Bautista de Pomar : *Relación de Juan Bautista Pomar, et Relación de Tezcoco*, 1582.
31. Orozco y Berra, Manuel : Historia Antigua y de la Conquista de México, México, 1880.
32. Turpin, P. J. F. : Spirulina oscillarioide, p. 309-310, 1827. *In Dictionnaire des sciences naturelles*, vol. 50. DeLevrault, Paris.
33. Ciferri, O : *Spirulina*, the edible microorganism, *Microbiol.* Rev 47:551-578, 1983.
34. Elyah, Ariel : Quel Avenir pour la spiruline ? Mémoire bibliographique, Association de Ressource et de Développement des Activités et Métiers de l'environnement, Institut National des Sciences et Techniques de la Mer, 2001.
35. Stizenberger, E. Spirulina und Arthrospira (nov. gen.). *Hedwigia* 1:32-34. 1852.
36. Rich, F.: Notes on Arthrospira platensis. Rev. *Algol.* 6:75-79, 1931.
37. Dangeard, P. : Sur une algue bleue alimentaire pour l'homme: Arthrospira platensis (Nordst.) Gomont, Actes Soc. Linn. Bordeaux Extr. Procès-verbaux. 91:39-41, 1940.
38. Ciferri, O : *Spirulina, the edible microorganism, Microbiol.* Rev 47:551-578, 1983.
39. Léonard, J.: The 1964-65 Belgian Trans-Saharan Expedition; Nature 209:126-12; 1966.
40. Leonard, J., et P. Compère : Spirulina platensis (Gom.) Geitel., algue bleue de grande valeur alimentaire par sa richesse en protéines. Bull. Jard. Bot. Nat. Belg.37 (Suppl.):1-23, 1967.
41. Devlin, R.: Fisiología Vegetal. 3ra. ed. Editorial Omega, Barcelona, España. pp. 189-215, 1975.
42. Loseva, L.P. and I.V. Dardynskaya : Spirulina - natural sorbent of radionucleides, Research Institute of Radiation Medicine, Minsk, Belarus. 6th Int'l Congress of Applied Algology, Czech Republic, Sep 1993. Evets, L. et al. 1994 : Means to normalize the levels of immunoglobulin E, using the food supplement Spirulina, Grodenski State Medical Univ. Russian Federation Committee of Patents and Trade. Patent (19)RU (11)2005486. Jan. 15, 1994. Loseva, L.P. : Spirulina platensis and specialties to support detoxifying pollutants and to strengthen the immune system-. Research Institute of Radiation Medicine, Minsk, Belarus. 8th Int'l Congress of Applied Algology, Italy. Belarus, Sep 1999.
43. Seshadri C.V. : Large scale nutritional supplementation with spirulina alga; All India Coordinated Project on Spirulina. Shri Amm Murugappa Chettiar Research Center (MCRC) Madras, India, 1993.
44. Bucaille P. : Intérêt et efficacité de l'algue spiruline dans l'alimentation des enfants présentant une malnutrition protéino-énergétique en milieu tropical; Thèse de doctorat, Université Paul Sabatier Toulouse III, 10 oct. 1990.
45. Fox, Ripley D.: *Spirulina - Production & Potential*, Editions Edisud, 1996. Switzer, L.: *Spirulina, the whole food revolution*, Proteus Corporation, USA; 1980. Amha Belay & Yoshimichi Ota: Current knowledge on potential health benefits of spirulina. 1993. *Journal of Appl. Phycology*, 5:235-241. USA. Denise Fox: Health Benefits of Spirulina. *In Spirulina, Algae of Life*, April 1993, Bulletin No. 12, Institut Océanographique, Monaco. Kay, Robert A.: Microalgae as Food and Supplement. In Critical Reviews in *Food Science and Nutr.*, 1991, 30(6):555-573, CRC Press, USA. Ciferri, Orio: Spirulina, the edible organism, *Microbiological Reviews*, Dec 1983, 551-578, Italie. Waslien, Carol & K. H. Steinkraus: The Potential of Microbial Cells as Protein for Man, Bioscience, 1980, June, volume 30, n°6.
46. *Planet News*, vol. 1 (20), April 1995.
47. Découverte qui lui vaut le prix Nobel de chimie en 1958. Il l'obtient une seconde fois en 1980 pour avoir trouvé la séquence complète de l'ADN d'un virus, le bactériophage lambda. Seules trois personnes au monde ont reçu deux fois ce prix.
48. Ciferri, O.: *Spirulina, the edible microorganism; Microbiol.* Rev., 1983, 47:551-578
49. Ciferri, O.: *Spirulina, the edible microorganism; Microbiol.* Rev., 1983, 47:551-578.
50. Dang, H K, Nguyen, V.T., Nguyen, H.C. : Analyse chimique de l'algue bleue Spirulina Maxima cultivée au Vietnam, Revue Méd. Viet., 1978, 34 : 146-152.
51. Dillon, J.C. & Phan, P.A.: Spirulina as a source of proteins in human nutrition. In : Doumengue, F., Durand-Chastel, H., Toulemont A, Eds. : *Spiruline algue de vie, Bulletin de l'Institut Océanographique Monaco, Numéro spécial* 12:103-107, 1993. Richmond, A.: Mass culture of cyanobacteria. In: Mann, N., Carr, N., Eds.: *Photosynthetic prokaryotes*, 2nd ed., Plenum Press, New York & London, 1992.
52. Association française pour l'algologie appliquée (AFAA) : Actes du premier symposium sur la spiruline Spirulina Platensis (Gom.), 1982. Bucaille P. : Intérêt et efficacité de l'algue spiruline dans l'alimentation des enfants présentant une malnutrition protéino-énergétique en milieu tropical, Thèse de doctorat, Université Paul Sabatier Toulouse III, 10 oct. 1990. Carmichael W.: The Toxins of Cyanobacteria; Sci. Am. janv. 1994, 64-72. Fukino H., et al.: *Effect of spirulina on the renal toxicity induced by inorganic mercury and cisplatin*; Eisei Kagaku, 1990.

53. Delpeuch, F., A. Joseph & C. Cavelier : Consommation alimentaire et apport nutritionnel des algues bleues (Oscillatoris platensis) chez quelques populations du Kanem (Tchad), 1975, Ann. Nutr. Aliment. 29, 497-515. Ross, E. & W. Dominy: The nutritional value of dehydrated, blue-green algae (Spirulina platensis) for poultry, Poult-Sci., 1990, May, 69(5).

54. Chamorro-Cevallos-G. : Toxicologic Research on the Alga Spirulina. *United Nations Organisation for Industrial Development*, 24 Oct. 1980. Ciferri O.: Spirulina, the Edible Microorganism, 1983, Microbiol. Rev. 47, 551-578. Ross, E. & W. Dominy: «The nutritional value of dehydrated, blue-green algae (Spirulina platensis) for poultry, Poult-Sci., 1990, May, 69(5).

55. Hills, C.: *Rejuvenating the Body through fasting with spirulina plankton,* University of the Trees Press, California, 1979.

56. Anusuya, D. M. & L.V. Venkataraman: Supplementary value of the proteins of the blue-green algae Spirulina platensis to rice and wheat proteins, 1983, Nutr. Rep. Internat., N°28. P1029-1035.

57. Vermorel M., G. Toullec, D. Dumond & R. Pion : Valeur énergétique et protéique des algues bleues spirulines supplémentées en acides aminés: utilisation digestive et métabolique par le rat en croissance, Ann. Nutr. Aliment. 1975, 29, 535-552.

58. Tejada de Hernandez I, Shimada AS: *Nutritive value of the spirulina algae* (Spirulina maxima), Arch Latinoam Nutr. 1978, Jun, 28(2):196-207. Maranesi M, Barzanti V, Carenini G, Gentili P: Nutritional studies on Spirulina maxima, Acta Vitaminol Enzymol, 1984, 6(4):295-304.

59. Sautier C, Tremolieres J: Food value of the spirulina algae to man, Ann Nutr Aliment, 1975, 29(6):517-34.

60. FOX, D.: *Health benefits of Spirulina and proposal for a nutrition test on children suffering from kwashiorkor and marasmus. In: Doumengue,* F, H. Durand-Chastel, A. Toulemont, Eds. : Spiruline algue de vie, *Bulletin de l'Institut Océanographique Monaco, Musée Océanographique*, 1993, Numéro spécial 12: 179-185.

61. Bujard, E., Braco, U., Mauron, J., Mottu, F., Nabholz, A., Wuhrmann, J.J et Clément, G. : Composition and nutritive value of blue-green algae (spirulina) and their possible use in food formulations, *3rd International Congress of Food Science and Technology, Abstracts,* Washington, 1970.

62. Cohen, Z.: *The chemicals of Spirulina*. In: Vonshak, A., Ed. Spirulina platensis (Arthrospira) : *Physiology, cell-biology and biotechnology,* Taylor and Francis, London, 1997.

63. Cohen, Z.: *The chemicals of Spirulina*. In: Vonshak, A., Ed. Spirulina platensis (Arthrospira): *Physiology, cell-biology and biotechnology,* Taylor and Francis, London, 1997.

64. Becker, E.W.: *Microalgae: Biotechnology and Microbiology.* Cambridge University Press, Cambridge, 1994.

65. Cohen, Z. : *The chemicals of Spirulina*. In: Vonshak, A., Ed. *Spirulina platensis* (Arthrospira): *Physiology, cell-biology and biotechnology,* Taylor and Francis, London, 1997.

66. Linus Carl Pauling, prix Nobel de chimie en 1954 et prix Nobel de la paix en 1962. Il est le seul scientifique à avoir reçu deux prix Nobel non partagés.

67. Pauling, L. & M. Rath : A unified theory of human cardiovascular disease leading the way to the abolition of this disease as a cause for human mortality, 1992, *Journal of Orthomolecular Medicine* 7: 5-15.7.

68. Gelenberg, AJ. : Tyrosine for the Treatment of Depression, American Journal of Psychiatry 137(5): 622-3, May, 1980.

69. Leitzmann C.: Vitamin B12 aktueller Stand der Forschung, FIT fürs LEBEN 6, 12-15, 1993.

70. Becker, E.W.: *Microalgae: Biotechnology and Microbiology,* Cambridge University Press, Cambridge, 1994.

71. Biochimiste polonais installé aux USA. En 1911, il isola à partir de 100 kg de riz quelques centigrammes d'une substance capable de guérir du béribéri des pigeons nourris au riz poli.

72. Schoenthaler, S.J., et al. The Impact of a Low Food Additive and Sucrose Diet on Academic Performance in 803 New York City Public Schools. Int J Bios Res., 1986: 8; 185-195.

83. Schoenthaler, S.J.: Controlled trial of vitamin-mineral supplementation on intelligence and brain function, *Personality and Individual Differences*, 12(4), 343-350, 1991. Schoenthaler SJ & ID Bier: Vitamin-mineral intake and intelligence: a macrolevel analysis of randomized controlled trials, J Altern Complement Med., 5(2):125-34, April 1999. Schoenthaler SJ, ID Bier, K Young, D Nichols & S Jansenns: The effect of vitamin-mineral supplementation on the intelligence of American schoolchildren: a randomized, double-blind placebo-controlled trial. J Altern Complement Med.; 6(1):19-29, Feb 2000.

74. Benton D: Effect of vitamin and mineral supplementation on intelligence of a sample of schoolchildren, Lancet, I: 140-143, 1988. Benton, D : Vitamin and mineral supplements improve intelligence scores and concentration of six-year old children, *Personality and Individual Differences*, 12 (11), 1151-1158, 1991.

75. Schoenthaler SJ, Amos S, Doraz W et al. The effects of randomized vitamin-mineral supplementation on violent and non-violent antisocial behavior among incarcerated juveniles. J Nutr Environ Med; 7: 343–52, 1997. Gesch B, Hammond S, Hampson S et al.: Influence of supplementary

vitamins, minerals and essential fatty acids on the antisocial behaviour of young adult prisoners, Brit J Psychiatry, 181:22–8, 2002 July.
76. Becker, E.W.: *Nutritional properties of microalgal potentials and constraints*. In: Richmond A, Ed.: Handbook of microalgal mass culture, CRC Press, Inc, Boca Ratón, 1984.
77. Ben Amotz, A.: Presentation to Polysaccharides from microalgae workshop, Duke University, 1987.
78. Belay, A.: *Mass culture of Spirulina outdoors –The Earthrise Farms experience*. In: Vonshak, A., Ed.: Spirulina platensis (Arthrospira): *Physiology, cell-biology and biotechnology,* Taylor and Francis, London. 1997.
79. Annapurna V. et al.: Bioavailability of spirulina carotenes in preschool children, National Institute of Nutrition, Hyderabad, India. 1991, J. Clin. Biochem Nutrition, 10 145-151.
80. Mathew B, Sankaranarayanan R, Nair PP, et al.: Evaluation of chemoprevention of oral cancer with spirulina fusiformis, Nutr Cancer 1995; 24:197-202
81. Am. Journal Ophtalmol. Juillet 2001 132 (1) 19-26
82. Tokai Y. et al.: Effects of spirulina on caecum content in rats, *Chiba Hygiene College Bulletin,* Feb. 1987, Vol. 5, No. 2. Japan.
83. McTaggart L: *Guide to mental health. What Doctor's Don't Tell You,* Thorsons, An Imprint of HarperCollins Publishers, 1996.
84. Falquet, J : Spiruline: aspects nutritionnels, Antenna technology, Genève, mai 1996.
85. Richmond, A: Mass culture of cyanobacteria. In: Mann, N & N. Carr, Eds.: Photosynthetic prokaryotes. 2nd ed. Plenum Press, New York and London, 1992. Becker, E. W.: Nutritional properties of microalgal potentials and constraints. In: Richmond A, Ed. Handbook of microalgal mass culture, CRC Press, Inc, Boca Ratón, 1984. Belay, A. : Mass culture of Spirulina outdoors – The Earthrise Farms experience. In: Vonshak, A., Ed.: Spirulina platensis (Arthrospira): Physiology, cell-biology and biotechnology, Taylor and Francis, London, 1997.
86. Popp F.A. : *Biologie de la lumière,* Ed. Résurgence, Pietteur Liège, réédition 2002.
87. Hills, C. & Hiroshi Nakamura: *Food from Sunlight, Planetary Survival for Hungry People,* University of the Trees Press, 1978.
88. Annapurna V. et al.: Bioavailability of spirulina carotenes in preschool children, J. Clin. Biochem Nutrition, 1991, 10 145-15. Seshadri, C.V.: Large scale nutritional supplementation with spirulina alga: report from Shri AMM Murugappa Chettiar Research Center (MCRC) to All India Coordinated Project on *Spirulina Alga of the Department of Biotechnology, Ministry of Science and Technology,* New Delhi, India, 1993.
89. Annapurna, V. et al.: Bioavailability of spirulina carotenes in preschool children, National Institute of Nutrition, Hyderabad, India. J. Clin. Biochem Nutrition, 1991, 10 145-151.
90. Saunders, C.: The nutritional value of chlorophyll as related to hemoglobin formation, *Proceedings of the Society for Experimental Biology and Medicine*, (3172), 1926.
91. Hughes, J.H. and Latner, A.L.: *Chlorophyll and Hemoglobin Regeneration after Hemorrhage,* University of Liverpool, Journal of Physiology 86(388), 1936.
92. Takeuchi, T. et al.: Clinical experiences of administration of spirulina to patients with hypochronic anemia, *Tokyo Medical and Dental Univ.* Japan. 1978.
93. Gordonoff, T. : Über das Chlorophyll, *Journal of Molecular Medicine,* Springer Berlin / Heidelberg, Volume 4, Number 9 / February, 1925.
94. Zhang Cheng-Wu, et al.: Effects of polysaccharide and phycocyanin from spirulina on peripheral blood and hematopoietic system of bone marrow in mice, *Second Asia-Pacific Conference on Alga Biotechnology*, April 25-27, 1994. Fukino, H. et al.: Effect of spirulina on the renal toxicity induced by inorganic mercury and cisplatin, Eisei Kagaku, 36:5, 1990. Japan.
95. Evets L.B. et al Grodenski : Means to Normalize the levels of Immunoglobulin E Using the Food Supplement Spirulina, *State Medical University,* January 15, 1994, Russian Federation Committee of Patents and Trade, Patent Number: (19) RU (11) 2005486 C1 (51) 5 A 61K35/80.
96. Rimbau, V., A. Camins, C. Romany, R. Gonzalez, M. Pallas: Protective effects of C-phycocyanin against kainic acid-induced neuronal damage in rat hippocampus, Neuroscience letters, vol. 276, no2, 1999.
97. Romay, C., J. Armesto, D. Remirez, R. Gonzalez, N. Ledon, & L. Garcia : Antioxidant and anti-inflammatory properties of C-phycocyanin from blue-green algae. Injlamm. Res. 47(l): 36-41. 1998.
98. Dainippon, ibid.
99. Vadiraja, B.B., et al.: Hepatoprotective effect of C-phycocyanin: protection for carbon tetrachloride and R-(+)-pulegone-mediated hepatotoxicty in rats. Biocbem. Biopbys. Res. Commun. 249(2): 428-31, 1998.
100. Gonzalez et al.: Anti-inflammatory activity of phycocyanin extract in acetic acid-induced colitis in rats. Pharmacol. Res. 39: 1055-1059.1999.

101. Romay et al.: Phycocyanin extract reduces leukotriene B4 levels in arachidonic acid-induced mouse-ear inflammation test. J Pharm Pharmacol 51(5):641-642, 1999.

102. Reddy CM, VB Bhat, G Kiranmai, M ReddyN, P Reddanna, KM Madyastha : Selective inhibition of cyclooxygenase-2 by C-phycocyanin, a biliprotein from *Spirulina platensis, Biochem Biophys Res Commun,* 277(3):599-603, Nov 2, 2000.

103. ibid

104. Ibid.

105. Anurag Kuhad, Naveen Tirkey, Sangeeta Pilkhwal, Kanwaljit Chopra: Effect of Spirulina, a blue green algae, on gentamicin-induced oxidative stress and renal dysfunction in rats, *Fundamental & Clinical Pharmacology,* Volume 20 Issue 2 Page 121, April 2006. Venkataraman LV & EW Becker: *Biotechnology & Utilization of Algae: The Indian Experience,* Sharada Press, India, 1985.

106. Earthrise Farm.

107. Hsueh-Kuan Lu, Chin-Cheng Hsieh, Jen-Jung Hsu, Yuh-Kuan Yang & Hong-Nong Chou: Preventive effects of Spirulina platensis on skeletal muscle damage under exercise-induced oxidative stress, European Journal of Applied physiology, Springer Berlin / Heidelberg, Volume 98, n°2, 2006.

108. Babadzhanov, A.S., et. al.: Chemical Composition of Spirulina Platensis Cultivated in Uzbekistan, *Chemistry of Natural Compounds.* 40, 3, 2004. Tokusoglu, O. & M.K. Unal: Biomass Nutrient Profiles of Three Microalgae: Spirulina platensis, Chlorella vulgaris, and Isochrisis galbana.» *Journal of Food Science*. 68, 4, 2003.

109. Duan M, WX Ma, Li L, XT Sun : Determination of micro-elements in natural spirulina using FAAS, Guang Pu Xue Yu Guang Pu Fen Xi, 2001 Dec ;21(6):868-70 China. Xie SJ, SL Xie, BM Xie : Analysis of Ca, Mg, Fe, Mn, Cu and Zn in algae, Guang Pu Xue Yu Guang Pu Fen Xi, 2003 Jun ; 23(3):615-6. China.

110. Belay, A. : *Mass culture of spirulina outdoors. –The Earthrise Farms experience.* In: Vonshak, A., Ed. Spirulina platensis (Arthrospira): *Physiology, cell-biology and biotechnology,* Taylor and Francis, London. 1997.

111. Johnson P. & E Shubert : Availability of iron to rats from spirulina, a blue-green algae, Nutrition Research 6, 85-94. 1986.

112. Takeuchi, T. : Clinical experiences of administration of spirulina to patients with hypochronic anemia, *Tokyo Medical and Dental* Univ., Japan, 1978.

113. Pyufoulhoux, G., Rouanet, J.M., Besancon, P., Baroux, B., Baccou, J.C., & Caporiccio, B., Iron availability from iron-fortified Spirulina by an in vitro digestion/Caco-2 cell culture model, J Agric Food Chem., 2001, 49: 1625-29.

114. Trojacanec, Z. et al. : Influence of extensive training on the number of erythrocytes and hemoglobin level and its correction, Institute for Medical, Experimental and Applied Physiology, Faculty of Medicine, Skopje, Macedonia. Pub in XXIV FIMS World Congress of Sports Medicine, June 1998.

115. Jassby, A. : *Spirulina: a model for microalgae as human food. Algae and Human Affairs,* Cambridge University Press,1988.

116. Wen Yonghuang, et al : The study on curative effect of zinc containing spirulina for zinc deficient children, *Capital Medical College, Beijing*, Presented at 5th Int'l Phycological Congress, Qingdao, June 1994. China.

117. N. Kataoka, et al. : Glycolipids isolated from spirulina, Agric. Biol. Chem. 47(10), 2349-2355, 1983, Japan.

118. Gustafson K et al. : AIDS Antiviral sulfolipids from cyanobacteria (blue-green algae), *Journal of the National Cancer Institute,* 81(16) pg. 1254, USA, 1989.

119. Gandhi M, M Boyd et al. : Properties of cyanovirin-N (CV-N): inactivation of HIV-1 by sessile cyanovirin-N. *Developments in Biological Standardization*, 102:141-8, 2000;. Ostensvik O, O Skulberg, B Underdal, V Hormazabal : Antibacterial properties of extracts from selected planktonic freshwater cyanobacteria — a comparative study of bacterial bioassays, *Journal of Applied Microbiology,* 84(6):1117-24, 1998. Ayehunie S, A Belay, T Baba, R Ruprecht : Inhibition of HIV-1 replication by an aqueous extract of Spirulina platensis (Arthrospira platensis), *Journal of Acquired Immune Deficiency Syndrome and Human Retrovirology,* 18(1):7-12, May 1998. Patterson : Antiviral activity of blue-green algae cultures, *Journal of Phycology* 29, 125-130, USA, 1993. Jorjani G & P Amirani : Antibacterial activities of *Spirulina platensis.* Maj Limy Puz Danisk Jundi Shap, 1:14-18, 1978.

120. Simopoulos AP : The importance of the ratio of omega-6/omega-3 essential fatty acids, *Biomed Pharmacother*, 2006. Who's afraid of n-6 polyunsaturated fatty acids? Methodological considerations for assessing whether they are harmful, *Nutrition Metabolism and Cardiovascular Diseases*, Vol 11, Iss 3, 2001, EM Berry. Hebrew Univ Jerusalem, Hadassah Med Sch, Fac Med, Dept Human Nutr & Metab, Israel.

121. Singh et al : Randomised controlled trial of cardioprotective diet in patients with recent acute myocardial infarction: results of one year follow up. B.M.J.,304, 1992. Christakis et al. : Crete: A Study in the Metabolic Epidemiology of Coronary Heart Disease. Am. J. Cardiol., 15: 320-332, 1965.

122. Kromann N: Epidemiological studies in the Upernavik district, Greenland. Incidence of some chronic diseases, 1950-1974, Acta Med Scand. 208(5):401-406, 1980.
123. Bang HO & J Dyerberg: Lipid metabolism and ischemic heart disease in Greenland Eskimos. Adv Nutr Res, 3, 1–22.111, 1980.
124. Hirai A: Eicosapentaenoic acid and platelet function in Japanese. Lancet; 2:1132-1133, 1980.
125. Kagawa Y: Eicosapolyenoic acids of serum, lipids of Japanese islanders with low incidence of cardio vascular diseases. J Nutr Sci Vitaminol 1982, 28: 441-453. Et selon la *World Review of Nutrition and Diet*, vol. 77, 1995.
126. de Lorgeril, M., P Salen, JL Martin, I Monjaud, P Boucher & N Mamelle: Mediterranean Dietary Pattern in a Ranomized Trial: Prolonged Survival and Possible Reduced Cancer Rate. Arch. Intern. Med., 158: 1181-1187, 1998.
127. Shacter E : chronic inflammation and cancer, *Oncology*, 16(2) : 217-226, 2002
128. Sala G: Peripheral cytokine release in Alzheimer patients: correlation with disease severity, *Neurobiol Aging*, 24(7):909-914, 2003.
129. Miller GE: Cynical hostility, depressive symptoms, and the expression of inflammatory risk markers for coronary heart disease, J Behav Med. 26(6):501-515, 2003.
130. Yaffe K: Inflammatory markers and cognition in well-functioning African-American and white elders, *Neurology*, 8; 61(1):76-80, 2003.
131. Fernandez-Real JM: Insulin resistance, inflammation, a*nd serum fatty acid composition,* Diabetes Care 26(5):1362-1368, 2003.
132. Fernandez-Real JM: Insulin resistance and inflammation in an evolutionary perspective: the contribution of cytokine genotype/phenotype to thriftiness, *Diabetologia*, 42:1367-1374, 1999.
133. Hudson-BJF & IG Karris: The Lipids of the Alga Spirulina, J. Sci. Fd. Agric. 25, 759-763, 1974.
134. Ötle_, Semih & Ruh_en Pire: *Fatty Acid Composition of Chlorella and Spirulina Microalgae Species*, AOAC International, 84 n°6, November 2001.
135. Chamorro-Cevallos-G. : Toxicologic Research on the Alga Spirulina, *United Nations Organisation for Industrial Development*, 24 Oct. 1980.
136. Venkataraman, LV: Spirulina by 2001AD, Cyanobacterial biotechnology: proceedings of the International Symposium September 18-21 1996, Oxford & IBH Publishing CO.PVT.LTD. P267-273, 1998.
137. Jassby: Nutritional and Therapeutic Properties of Spirulina. Proteus Corp. 1983. Crisafi, D.: Gamma-linolenic acid, a vital nutrient, Health Naturally, November/December 1992.
138. *Journal of Applied Phycology,* vol. 5, 1993.
139. Richmond, A: *Mass culture of cyanobacteria.* In: Mann, N & N Carr, Eds.: *Photosynthetic prokaryotes.* 2nd ed., Plenum Press, New York and London, 1992.
140. Harriman, GR, PD Smith, MK Horne, CH Fox, S Koenig, EE Lack, HC Lane, AS Fauci: Vitamin B12 malabsorption in patients with acquired immunodeficiency syndrome, Arch-Intern-Med. 149(9): 2039-41, 1989.
141. du département de Gastrologie et de Nutrition de la Harvard Medical School & Massachusetts General Hospital.
142. Kushak R et al. *Favorable effects of blue-green algae Aphanizomenon flos-aquae on rat plasma lipids*. Journal of the American Nutraceutical Association. 2(3):59-65. January 2000.
143. Cohen Z, H Norman, Y Heimer. *Microalgae as a source of omega three fatty acids. Plants in Human Nutrition,* 77:1-31, 1995.
144. du Laboratory for Micro-algal Biotechnology en Israel.
145. du Weed Science Laboratory at the United States Department of Agriculture.
146. Sukenik A, H Takahashi, S Mokady. Dietary lipids from marine unicellular algae enhance the amount of liver and blood omega-3 fatty acids in rats. *Annals of Nutrition and Metabolism,* 38(2):85-96, 1994.
147. professeur de chimie, Saddleback college, en Californie et auteur de *Algae to the Rescue*. Logan House, USA, 1996.
148. Hudson-BJF & IG Karis: *The Lipids of the Alga Spirulina*, J. Sci. Fd. Agric. 25, 759-763, 1974.
149. Hudson & Karis: *The Lipids of the Alga Spirulina*, J. Sc. Fd. Agr. 25 – 1974.
150. Shekharam, K, L Ventakaraman & P Salimath: Carbohydrate composition and characterization of two unusual sugars from the blue-green algae Spirulina platensis, *Phytochem*. 26:2267-2269, 1987, Proteus, Inc. In Clinical Experimentation with Spirulina, National Institute of Nutrition, Mexico City, 1975. (Transl. by Proteus, Inc. 1975.
151. Lu, Jun, Yoshizaki, Sakai & Takeuchi, Toshio: Acceptability of raw Spirulina platensis by larval tilapia Oreochromis niloticus, *Fisheries Science*, Volume 68 Issue 1, February 2002.
152. Richmond, A: *Mass culture of cyanobacteria.* In: Mann, N & N Carr, Eds.: *Photosynthetic prokaryotes*, Plenum Press, New York and London, 1992.
153. Quillet M. : Recherches sur les substances glucidiques élaborées par les spirulines, 1975, Ann. Nutr. Aliment. 29, 553-561.
154. Besednova et al.: *Immunostimulating activity of lipopolysaccharides from blue-green algae, Zhurnal Mikrobiologii, Epidemiologii, Immunobiologii,* 56(12) pp 75-79, 1979. Russia.

155. Baojiang G., et al: Study on Effect and Mechanism of Polysaccharides of Spirulina platensis on Body Immune Functions Improvement, *Second Asia-Pacific Conference on Algal Biotechnology,* April 25-27, 1994. Zhang Cheng-Wu et al.: Effects of polysaccharide and phycocyanin from spirulina on peripheral blood and hematopoietic system of bone marrow in mice, Proc. of *Second Asia Pacific Conf. on Algal Biotech,* 1994, China.
156. Hayashi et al.: Calcium Spirulan, an inhibitor of enveloped virus replication, from a blue-green alga Spirulina, Journal of Natural Products, 59, 83-87, by 1996, Japan.
157. Pulz, O et al.: Microalgae as a source of pharmacologically valuable polysaccharides, *6th European Congress on Biotechnology*, Firenze, Italy, June 13-17, 1993.
158. Ayehunie S, Belay A, Baba TW, Ruprecht RM: Inhibition of HIV-1 replication by an aqueous extract of Spirulina platensis (Arthrospira platensis). *J Acquir Immune Defic Synd Hum Retrovirol.* 1998.
159. Hayashi et al: An extract from spirulina is a selective inhibitor of herpes simples virus Type 1, *Phytotherapy* Res. 1993, Japan.
160. Hayashi et al: Calcium Spirulan, an inhibitor of enveloped virus replication, from a blue-green alga Spirulina, *Journal of Natural Products*, 59, 83-87, 1996, Japan.
161. Pugh, N, SA Ross, NH Elsohly, MAElsohly & DS Pasco : Isolation of three weight polysaccharide preparations with potent immunostimulatory activity from Spirulina platensis, Aphanizomenon flos-aguae and Chlorella pyrenoidosa, Planta Med., 2001, 67: 737-42.
162. Palla-JC & Busson-F : Etude des caroténoïdes de Spirulina platensis (Gom.) Geitler (Cyanophycées), C.R. Acad. Sc. Paris, 1969, t.269 p.l704-1707.
163 Protein Advisory Group of U.N.: Recent Developments in Spirulina, PAG Bulletin, 1974, 3(4), 4-7. P. Qishen, Kolman et al : Radioprotective effect of extract from spirulina in mouse bone marrow cells studied by using the micronucleus test, *Toxicology* Letters 48: 165-169, by. 1989, China.
164. Hills C & H Nakamura : *Food from Sunlight, Planetary survival for hungry people, World Hunger Research Project,* University of the Trees Press, 1978.
165. Watarai H: Spirulina – the manna of the future. Spirulina – a food resource for an overpopulated world. In: Hills C ed.: The Secrets of Spirulina, University of the Trees Press, USA, 1980.
166. Durand-Chastel H & G Clément: *Spirulina algae: Food for tomorrow*, Proc 9th cong. Nutr., Mexico, 1975; 3:85-90.
167. Henrikson R: Earth Food Spirulina: How this remarkable blue-green algae can transform your health and our planet, Ronore Entreprises, 1989.
168. Switzer L: *Spirulina, the Whole Food Revolution*, Bantam Book, USA, 1982.
169. Fox RD: Algoculture: Spirulina, hope for a hungry world, Edisud, France, 1986.
170. Fica V et al.: Observations on the utilization of spirulina as an adjuvant nutritive factor in treating some diseases accompanied by a nutritional deficiency, *Clinica II Medicala, Spitalui Clinic, Bucuresti. Med. Interna*, 1984; 36(3). Sironval C: La spiruline, une arme contre la malnutrition, histoire et perspectives. In : Spiruline, algue de vie, *bulletin de l'Institut Océanographique de Monaco*, 1993, N° spécial 12. Falquet J & D von der Weid: Spirulina and malnutrition, Arch Pediatr. 2004 May;11(5):465. Fox R, Y Pagnon & B Weber: Spirulina and malnutrition, Arch Pediatr. 2004 May; 11(5):465-6.
171. OMS – Rapport mondial sur la santé dans le monde, 2003.
172. Forum mondial pour la souveraineté alimentaire, Nieleny 2007. Et Marcel Mazoyer, ingénieur agronome, professeur d'agriculture comparée et développement agricole à l'INAPG (Institut national agronomique Paris-Grignon) confirme que sur les personnes qui souffrent de carences alimentaires graves, près des trois quart appartiennent à la paysannerie, et le quart restant est en majorité constitué des membres des familles paysannes, récemment condamnées à l'exode : des producteurs-consommateurs appauvris, exclus et affamés par la baisse des prix agricoles réels. »
173. La malnutrition touche 860 millions de personnes dont 250 millions d'enfants. Elle tue 11 millions d'enfants par an, soit un toutes les cinq secondes Rapport de la FAO (Organisation des Nations Unies pour l'Alimentation), 30/10/2006.
174. Millions of Third World children die needlessly each year due to mild to moderate malnutrition, Cornell News, 27/06/2003.
175. La production agricole mondiale actuelle suffirait amplement à alimenter l'ensemble des habitants de la planète. Action contre la faim fait remarque que la famine « est avant tout le fait d'actions humaines et politiques. » Et que « La carte mondiale de la famine se superpose à celle des guerres. La faim est une arme, et parallèlement, les inégalités se creusent entre pays industrialisés et pays en développement, et à l'intérieur des pays riches. En enrichissant quelques-uns, la mondialisation laisse de plus en plus d'êtres humains sur le bord du chemin. » Brunel S et JL Bodin : *Géopolitique de la faim. Quand la faim est une arme...* (Rapport annuel d'Action contre la faim), PUF, Paris, 1998.
176. En 1998, Amartya Sen, prix Nobel d'Economie, confirme en démontrant dans ses recherches sur les famines au Bangladesh, en Inde, en Ethiopie et

ailleurs que des facteurs tels que la pauvreté et le prix de la nourriture sont les principales causes de la famine plutôt que le manque de nourriture. Le Brésil est le troisième exportateur agroalimentaire mondial et pourtant 100 000 enfants meurent de faim tous les ans. Pendant la famine en Ethiopie en 1984, une partie des meilleures terres agricoles était utilisé pour la culture d'aliment pour bétail destiné à l'exportation en Europe. En 1995, l'Inde a exporté 5 millions de tonnes de riz et pour 625 millions de dollars de blé alors qu'un Indien sur cinq souffrait de la famine. (Christian Aid UK).

177. World Bank: Poverty and Hunger, Issues and Options for Food Security in Developing countries, Washington D.C., 1986.

178. L'exemple de la Somalie, un parmi tant d'autres, le démontre. En dépit des sécheresses répétées, le pays subvenait pratiquement à ses besoins en nourriture jusqu'au milieu des années 1970, date à laquelle l'élevage commercial a remplacé les éleveurs nomades. Jusqu'en 1983, l'élevage représentait 80 % des revenus de l'exportation. Entre 1975 et 1985, l'aide alimentaire envoyée par l'occident a augmenté de 31 % par an. Les Etats-Unis sont de loin les plus gros donateurs fournissant plus de 60 % de l'aide alimentaire. Mais ils insistent pour soit donner des produits alimentaires soit pour lier leurs contributions financières à la commande de produits américains. L'arrivée massive de surplus américains de blé et de riz que le gouvernement vendait à bas prix sur les marchés locaux a déstabilisé la production agricole nationale et changé les schémas de consommation alimentaire au détriment du maïs et du sorgho. Dès les années 1980, l'aide alimentaire est devenue la principale source de revenus de l'Etat. Du même coup, les donateurs ont pris le contrôle du budget de la nation pour décider quels fonds seraient dépensés et où ils le seraient. La désintégration de l'économie paysanne et la destruction de son agriculture ont entraîné l'effondrement des revenus du marché des changes suite à la baisse des exportations de bétail. Ce naufrage complet a affecté la balance des paiements et a conduit à une panne des programmes sociaux et économiques. Les raisons officielles de cette catastrophe étaient la sécheresse, la désertification et la guerre civile, ce qui a permis de lancer en 1993 la très médiatique « *Operation Restore Hope* » de l'armée américaine.

179. Professeur de pharmacognosie et de pharmacopée traditionnelle.

180. Arte, 11/05/2005 et *La spiruline au Burkina Faso* <http://www.dailymotion.com/video/xrmxy_la-spiruline-au-burkinafaso>.

181. Delpeuch F, A Joseph & C Cavelier: Consommation alimentaire et apport nutritionnel des algues bleues (Oscillatoris platensis) chez quelques populations du Kanem (Tchad), Ann. Nutr. Aliment. 1975; 29:497-515.

182. Africa counting on algae to beat hunger, *The Guardian,* 31/03/2006.

183. *Femme actuelle*, 15-21/01/2007.

184. Les nourritures spiraloïdes, *Libération* 08/01/2005.

185. Spiruline, une algue miracle pour aider l'Afrique ? *Ouest France*, 03/04/2006.

186. Une algue contre la malnutrition, *Sciences et Avenir,* février 2006. Priorité santé, RFI, 22/12/2005. Les Promesses de la spiruline, Metro, 14/03/2006.

187. Enfants souffrant de malnutrition entre 0 et 59 mois : 46 % en Asie, 28 % en Afrique subsaharienne, 17 % au Moyen Orient/ Afrique du nord. UNICEF: *The State of the World's Children*, 2006.

188. Le PAM est le rouage le plus important de la machinerie de l'aide alimentaire mondiale.

189. Thinakarvel M & N Edwin: *Spirulina – a nutrition booster, Study paper presented at the 7 World Congress on Clinical Nutrition*, 14–17 October 1999, New Delhi, India.

190. Les transnationales pharmaceutiques – qui ont des comptes à rendre à leurs actionnaires – ne s'intéressent pas aux médicaments ni aux compléments destinés aux pays pauvres tout simplement parce que ceux-ci n'ont pas le pouvoir d'achat requis. SmithKline Beecham explique (en août 2000 sur son site Internet) qu'en raison du climat très compétitif du marché, la réussite d'une entreprise pharmaceutique dépend de son aptitude à découvrir, développer et commercialiser de nouveaux produits ingénieux plus rapidement et plus efficacement que le reste de ses concurrents. Sa survie dépend à la fois de son appréciation des orientations que la science va emprunter et des demandes du marché. Cela sous-entend un marché fort or, dans la majorité des pays pauvres, les marchés potentiels forts n'existent pas. Les dépenses de santé au Bangladesh sont équivalentes à 1,6 % du PNB et les dépenses totales de santé, avec les frais du personnel, d'infrastructure et de médicaments pour 1996-1998 se chiffrent en moyenne à 17 $ par personne (OMS 2000, Rapport de Santé Mondiale). En Ouganda, elles sont de 14 $ par personne. Aux Etats-Unis où les médicaments sont très chers, elles atteignent 3,724 $ par habitant entre 1996 et 1998. Ce qui explique pourquoi les programmes de recherche sont consacrés pour la plus grande partie à des médicaments visant à traiter des problèmes tels que l'obésité, la calvitie, les mycoses entre les orteils, les rides ou l'impuissance. Un marché qui représente des milliards de dollars annuels.

191. Seshadri CV: Large scale nutritional supplementation with spirulina alga, *All India Project*, Shri AMM Murugappa Chettiar Research Center (MCRC), Madras, 1993.

192. Dillon JC & PA Phan: Spirulina as a source of proteins in human nutrition, Bull. Inst. Océano, Monaco, n° spécial 12, 1993; 103-107.

193. Branger B, JL Cadudal, M Delobel, H Ouoba, P Yameogo, D Ouedraogo, D Guerin & A Valea, les personnels des CREN, C Zombre, P Ancel : La Spiruline comme complément alimentaire dans la malnutrition du nourrisson au Burkina Faso, Archives de Pédiatrie, 2003;10:424–431.

194. Simpore J, F Zongo, F Kabore, D Dansou, A Bere, JB Nikiema, S Pignatelli, DM Biondi, G Ruberto, S Musumeci: Nutrition Rehabilitation of HIV-Infected and HIV-Negative Undernourished Children Utilizing *Spirulina, Annals of Nutrition and Metabolism* 2005; 49:373-380.

195. Santillan C : Cultivation of the Spirulina for Human Consumption and for Animal Feed, *International Congress of Food Science and Technology*, Madrid (Spain) Septembre 1974.

196. Bucaille P : Intérêt et efficacité de l'algue spiruline dans l'alimentation des enfants présentant une malnutrition protéino-énergétique en milieu tropical, Thèse de doctorat, Université Paul Sabatier Toulouse III, 10/10/1990.

197. Picard E : Le traitement de la MPE avec la spiruline en Centrafrique. Centre de Nutrition du Foyer de Charité de Bangui, 1993, 1-3.

198. Sall MG, B Dankoko, M Badiane, E Ehua, N Kuakuwi : Resultats d'un essai de réhabilitation nutritionnelle avec la spiruline à Dakar (à propos de 59 cas), *Médecine d'Afrique Noire,* 1999; 46(3).

199. Colloque international « Les Cyanobactéries pour la Santé, la Science et le Développement » île des Embiez (Var) - 3, 4, 5, 6 mai 2004.

200. Nguyen Lan Dinh, 1990. In: Fox, D: *Health Benefits of Spirulina Algae of Life, Bulletin de l'Institut Ocean.* Monaco, Avril 1993; N. Spécial 12:183.

201. Miao Jian Ren: Spirulina in Jiangxi China, Academy of Agricultural Science, Presented at Soc. Appl. Algology, Lille, France Sep. 1987.

202. Yonghuang W et al.: The study on curative effect of zinc containing spirulina for zinc deficient children, Capital Medical College, Beijing, Presented at 5th Int'l Phycological Congress, Qingdao, June 1994. China.

203. Proteus, Inc. In: Clinical Experimentation With Spirulina, National Institut of Nutrition, Mexico City, 1975.

204. Fica V et al.: Observations on the utilization of spirulina as an adjuvant nutritive factor in treating some diseases accompanied by a nutritional deficiency, *Clinica II Medicala, Spitalui Clinic, Bucuresti. Med. Interna,* 1984; 36(3).

205. Annonce faite lors du colloque international sur la spiruline Agharous-Niger 2006.

206. Dowler E: *Poverty, Food and Nutrition,* in Dowler E. (dir.), Berlin, Edition Sigma, 1997: 389.

207. Institut de Veille Sanitaire (INVS) : Étude Abena 2004-2005 : alimentation et état nutritionnel des bénéficiaires de l'aide alimentaire, BEH n° 11-12/2006.

208. *Les Echos,* 20 février 2002. On évalue en France à près de 5 % la prévalence de la dénutrition chez les personnes âgées de plus de 65 ans, soit environ 450 000 individus ; ce chiffre peut aller de 40 à 80 % chez les personnes âgées vivant en institution (maison de retraite, hôpital). L'hospitalisation est un facteur de risque de dénutrition en macronutriments et de carences en micronutriments : 30 à 50 % des sujets adultes hospitalisés, quelle qu'en soit la raison, présenteraient ces syndromes.

209. Rothschild, BM, BJ Witzke & I Hershkovitz: Metastatic cancer in the Jurassic. Lancet 354(398), July 1999.

210. Estimations nationales : Tendances de l'incidence et de la mortalité par cancer en France entre 1978 et 2000, BEH, n°41-42, 21 octobre 2003.

211. En 1967-1968 par exemple, l'île Maurice, avec un PNB par habitant de140 dollars à cette époque, avait un taux de cancer de l'ordre de 216 pour un million chez la population masculine. Le Sri Lanka, avec 225 dollars par habitant, affichait un taux de 316 ; le Portugal, avec 479 dollars, en comptait 1115. Aux Etats-Unis, le PNB était de 3960 dollars et le taux de cancer de 1698 pour un million. (Robert Waller: The diseases of civilization, The Ecologist, 1(2) 1970.)

212. Son budget annuel est moins important que le budget publicité de Nestlé.

213. Pour exemple, le mésothélium pleurale provoqué par l'amiante.

214. Le 20 septembre 2006, J. Chirac, T. Blair et G. Schroeder signent une lettre ouverte adressée à Romano Prodi, Président de la Commission européenne, pour lui demander de modérer le projet de législation européenne sur la gestion des produits toxiques pour « ne pas porter atteinte à la compétitivité de l'industrie chimique ». Le projet REACH (Registration, Evaluation and Authorization of Chemicals, c'est-à-dire : enregistrement, évaluation et autorisation de substances chimiques) vise à passer au crible les quelques 30 000 substances chimiques aujourd'hui sur le marché (100 000 si l'on rajoute les substances intermédiaires et les polymères) afin de vérifier leur degré de toxicité pour l'environnement et la santé. « Nous estimons que la procédure d'enregistrement envisagée sera trop bureaucratique et inutilement compliquée » expliquent le chef de l'Etat français, le Premier ministre britannique et le chancelier allemand,

reprenant les arguments martelés depuis plusieurs mois par les industriels.
215. ° Destin du cancer – Pr Lucien Israël Ed Fayard oct 1997
216. Deuxième après le pétrole, ce gros business représente 1 000 milliards de dollars entre 1970 et 1990 aux Etats-Unis. (The Guardian 29/09/1990.).
217. De nombreuses études épidémiologiques américaines indiquent une plus forte prévalence de certains cancers chez les agriculteurs exposés à ces produits. Elles sont confirmées par les chercheurs européens : Estimation de l'incidence du cancer en France, réseau européen des registres des cancers (ENCR), *European Journal of Cancer Prevention,* Vol. 6, 1997. Viel, JF : Etude des associations géographiques entre mortalité par cancers en milieu agricole et exposition aux pesticides, 1992. Viel JF & ST Richardson: Lymphoma, multiple myeloma and leukemia among French farmers in relation to pesticide exposure, Soc Sci Med 37, 1993. Dangerosité des matières actives st des spécialités commerciales phytosanitaires autorisées dans l'Union Européenne et en France, IEW/MDRGF, 5 mai 2004. Pluygers et al. : Pesticides et cancer humain, revue Ed Aves, Liège, p.43, 1994.
218. Dans un éditorial du Washington Post du 30 mars 1996, William O' Keefe, président de la Global Climate Coalition, prétend que la mise en place d'une politique du type Protocole de Kyoto pourrait « ajouter 1 $ au gallon d'essence, coûter 600 000 emplois par an et réduire la compétitivité des USA dans le monde ». Polluer et payer des amendes coûte moins cher aux entreprises que les solutions écologiques
219. Wang, SY: Antioxidants in fruits and vegetables and their role in cancer prevention, *Meeting Abstract*. April 28, 2005. Prior, RL: Fruits and vegetables in the prevention of cellular oxidative damage, American Journal of Clinical Nutrition, 78(3) 570S-578S, September 2003. Charanjit Kaur & Harish C Kapoor: Antioxidants in fruits and vegetables – the millennium's health, *International Journal of Food Science & Technology*, 36(7), October 2001. Cao G, SL Booth, JA Sadowski & RL Prio: Increases in human plasma antioxidant capacity after consumption of controlled diets high in fruits and vegetables, Am J Clin Nutr, 1998; 68:1081–7. Wang H, G Cao & RL Prior: Total antioxidant capacity of fruits, *J Agric Food Chem,* 1996; 44:701–5. Hertog MGL, PCH Hollman & MB Katan: Content of potentially anticarcinogenic flavonoids of 28 vegetables and 9 fruits commonly consumed in the Netherlands, J Agric Food Chem 1992; 40:2379–83. Steinmetz KA & JD Potter: Vegetables, fruit, and cancer, I: epidemiology. Cancer Causes Control, 1991; 2:325–57. Negri E, C La Vencchia, S Franceschi, B D'Avanzo, F Parazzini: Vegetable and fruit consumption and cancer risk, Int J Cancer, 1991; 48:350–4.
220. Cinquante trois pour cent des fruits, légumes et céréales contrôlés contiennent des résidus de pesticides, dont 8,9% à des doses supérieures aux limites maximales fixées par les textes. C'est ce que révèle le constat pour la commission européenne établi par les inspecteurs des fraudes (DGCCRF). Et le plus mauvais score revient à la France selon une étude menée en 2002 par la Direction de la santé et de la protection des consommateurs de la Commission européenne (DG SANCO) publiée en octobre 2002.
221. Professeur Lucien Israël – Professeur émérite de Cancérologie – Paris
222. Professeur Jean-Pierre Michel – Chef de Service de Gérontologie - Instituts Universitaires - Genève
223. Hong Chen & Shan-shan Pan: Bioremediation potential of spirulina: toxicity and biosorption studies of lead, J Zhejiang Univ Sci B., March; 6(3): 2005. Rangsayatorn N, P Pokethitiyook, ES Upatham, GR Lanze: Cadmium biosorption by cells of Spirulina platensis TISTR 8217 immobilized in alginate and silica gel. Environmental International. 2004, 30(1):57–63. Yolanda Madrid, Esther Barrio-Cordoba & Carmen Cámara: Biosorption of antimony and chromium species by spirulina platensis and Phaseolus. Applications to bioextract antimony and chromium from natural and industrial waters, The Analyst, July 1998, 123:1593–1598. Gardea-Torresdey JL., JL Arenas, R Webb, NMC Francisco & KJ Tiemann: Ability of Immobilized Cyanobacteria to Remove Metal Ions from Solution and Demonstration of Metallothionin Genes in Various Strains, Journal of Hazardous Substance Research, 1997, 3:1-18. Boshoff GA, JR Duncan & PD Rose: An algal-bacterial integrated ponding system for the treatment of mine drainage waters, J. App. Phycol,. 8:4–5, 1996. Bender J, JP Gould, Y Vatcharapijarn, JS Young & P Phillips: Removal of Zinc and Manganese from Contaminated Water with Cyanobacteria Mats, Water Environ. Research, 1994, 66(5):679-683. Volesky B: Removal and Recovery of Heavy Metals by Biosorption. In: Biosorption of Heavy Metals, CRC Press, Florida, 1990. Slotton DG, CR Goldman & A Frank: Commercially Grown Spirulina Found to Contain Low Levels of Mercury and Lead, Nutrition Reports International, 1989, 40(2):1165-1172.
224. Karim MA et al.: Study on the effect of Spirulina in the treatment of chronic arsenicosis in Bangladesh population. Abstracts: 1*st International conference of Dermatology Monograph,* Dhaka, Bangladesh. May 8-10, Article no 13, 1999.

Hussain, AZM Iftikhar: *Arsenic contamination of ground water in Bangladesh. A briefing paper. Arsenic contamination Mitigation Project Office*, Bangladesh, 1998.

225. Yamane, Y: The effect of spirulina on nephrotoxicity in rats, Presented at Annual Sym. of the Pharmaceutical Society of Japan, Apr. 15, 1988, Japan. Fukino H et al: Effect of spirulina on the renal toxicity induced by inorganic mercury and cisplatin, Eisei Kagaku, 1990. Morita, T et al: Effect of chlorella, spirulina and chlorophyllin on fecal excretion of polychlorinated dibenzo-p-dioxins in rats, Japan *Journal Toxicology and Environmental Health*, 1997, 43(1).

226. Qureshi MA & RA Ali: Phagocytic potential of Feline macrophages after exposure to a water soluble extract of spirulina in vitro, *Immunopharmacology*, Jan. 1996. Qureshi MA, MT Kidd & RA Ali: Spirulina platensis Extract Enhances Chicken Macrophage Functions After in vitro Exposure, Journal of Nutritional Immunology, 3(4):34-35, 1995. Baojiang G et al: Study on Effect and Mechanism of Polysaccharides of Spirulina platensis on Body Immune Functions Improvement, Second Asia-Pacific Conference on Algal Biotechnology, 1994, April 25-27, p. 24. Hayashi O et al.: Enhancement of Antibody Production in Mice by Dietary Spirulina platensis, Journal of Nutritional Sciences and Vitaminology, 40:431-441, 1994. Lisheng L et al: Inhibitive Effective and Mechanism of Polysaccharide of Spirulina platensis on Transplanted Tumor Cells in Mice, Marine Sciences, 5:33-38, 1991, China.

227. Loseva LP & IV Dardynskaya: Spirulina - natural absorbent of radionucleides, Research Institute of Radiation Medicine, Minsk, Belarus, 6th Int'l Congress of Applied Algology, Czech Republic, Sep 1993.

228. Evets L.B. et al: Means to Normalize the levels of Immunoglobulin E Using the Food Supplement Spirulina, Grodenski State Medical University, January 15, 1994 Russian Federation Committee of Patents and Trade, Patent Number: (19) RU (11) 2005486 C1 (51) 5 A 61K35/80.

229. Ibid. La spiruline a fait l'objet d'un brevet médical russe à cet effet.

230. Amotz A, S Yatziv, M Sela, S Greenberg, B Rachmilevich, M Shwarzman & Z Weshler: Effect of natural beta-carotene supplementation in children exposed to radiation from the Chernobyl accident, *Radiat Environ Biophys*, 1998 Oct; 37(3):187-93.

231. Fedkovic et al.: Spiruline et cancer. In: Doumenge F, H Durand-Chastel, A Toulemont, Eds. Spiruline algue de vie, *Bulletin de l'Institut Océanographique* Monaco, N° spécial 12:117-120, 1993. Schwartz et al: The effect of carotenoids on the antitumor immune response in vivo and in vitro with hamster and mouse immune effectors. In: Bendich A, R Chandra, K Gerard, A Cerami & F Takaku, Eds.: Micronutrients and immune functions – Cytokines and metabolism, *New York Academy of Sciences*; pp. 92-109, 1990.

232. Yamasaki, H: Gap junctional intercellular communication and carcinogenesis, *Carcinogenesis*, 1990, 11:1051–1058. Stahl, W, S Nicolai, K Briviba & M Hanusch: Biological activities of natural and synthetic carotenoids: induction of gap junctional communication and singlet oxygen quenching, Carcinogenesis, 1997, 18:89–92. Hughes, D: Dietary carotenoids and human immune function, Nutrition, October 2001, 17(10):823-827.

233. Schwartz J, G Scklar & D Suda: Inhibition of experimental oral carcinogenesis by topical beta carotene. *Harvard School of Dental* Med. Carcinogenesis, May 1986, 7(5):711-715. Schwartz & Shklar: Regression of experimental hamster cancer by beta-carotene and algae extracts, J Oral Maxillofac. Surg., 1987, 45:510-515. Schwartz et al: Prevention of experimental oral cancer by extracts of Spirulina-Dunaliella algae. Nutr. Cancer, 11:127-134, 1988. Shklar & Schwartz: Tumor necrosis factor in experimental cancer regression with alphatocopherol, beta-carotene, canthaxanthin and algae extract, Eur. J. Cancer Clin. Oncol, 24:839-850, 1988.

234. Babu, M et al.: Evaluation of chemoprevention of oral cancer with spirulina. Nutrition and Cancer, 24(2)197-202, 1995.

235. Zhang C et al.: The Effects of Polysaccharide and Phycocyanin from Spirulina platensis variety on Peripheral blood and Hematopoietic system of Bone Marrow in Mice, *Second Asia-Pacific Conference on Alga Biotechnology,* 1994, April 25-27, p.58. Zhang HQ et al.: Chemo- and radioprotective effects of polysaccharide of Spirulina platensis on hemopoietic system of mice and dogs. Acta Pharmacol Sin, 2001; 22(11):21-4.

236. Mao TK, J Van De Water, ME Gershwin: Effect of spirulina on the secretion of cytokines from peripheral blood mononuclear cells, J Medicinal Food, 2000; 3(3):135-139.

237. Hirahashi T et al.: Activation of the human innate immune system by Spirulina: augmentation of interferon production and NK cytotoxicity by oral administration of hot water extract of Spirulina platensis, Int Immunopharmacol, 2002, 2:423-34.

238. Yumiko Hayakawa, Toshimitsu Hayashi, Jung-Bum Lee, Tetsuo Ozawa & Nobuo Sakuragawa: Activation of Heparin Cofactor II by Calcium Spirulan, J Biol Chem, 275 (15):11379-11382, April 14, 2000.

239. Chamorro G, M Salazar, KG Araujo, CP dos Santos, G Ceballos & LF Castillo: Update on the pharmacology of Spirulina (Arthrospira), an unconventional food, Arch. Latinoam. Nutr., 2000, 52(3):232-240.
240. Dasgupta T et al.: Chemomodulation of carcinogen metabolising enzymes, antioxidant profiles and skin and forestomach papillomagenesis by Spirulina platensis, *Mol Cell Biochem* 2001; 226:27-38.
241. Hoppe HA, T Levring & Y Tanaka: *Marine algae in pharmaceutical science,* Walter de Gruyter Eds., New York, 1979.
242. Witvrouw M, E De Clercq: *Sulfated polysaccharides extracted from sea algae as potential antiviral drugs, General Pharmacology,* October 1997; 29(4):497-511. Abdussalam S: Drugs from seaweeds. Med Hypotheses 1990, 32:33-35.
243. Bewicke D & BA Potter: Chlorella: *The Emerald Food. Ronin Publishing,* Berkeley, CA, 1984. Schmidt R.: Treatment for Leprosy, *Price-Pottenger Nutrition Foundation Health Journal*, 1997; 21(3).
244. Hasegawa T et al.: Augmentation of the resistance against Listeria monocytogenes by oral administration of a hot water extract of Chlorella vulgaris in mice, *Immunopharmacology and Immunotoxicology,* 1994; 16(2):191-202. Haegawa T et al.: Hot water extracts of Chlorella vulgaris reduce opportunistic infection with Listeria monocytogenes in C57BL/6 mice infected with LP-BM5 murine leukemia viruses, International Journal of Immunopharmacology, 1995; 17(6):505-12.
245. Tanaka K et al.: Augmentation of host-defense by a unicellular green algae, Chlorella vulgaris, to Escherichia coli infection, Infection and Immunity, 1986; 53:267. Ibusuki K & Y Minamishima: Effect of Chlorella vulgaris extracts on murine cytomegalovirus infections, Natural Immunity and Cell Growth Regulation, 1990; 9:121. Konishi F et al.: Enhanced resistance against Escherichia coli infection by subcutaneous administration of the hot-water extract of Chlorella vulgaris in cyclophosphamide-treated mice, Cancer Immunology and Immunotherapy, 1990; 32(1):1.
246. Martinez-Nadal F: Antimicrobial activity of Spirulina maxima. *Paper presented at the Tenth International Congress of Microbiology,* Mexico City; August 1970. Jorjani G, P Amirani: Antibacterial activities of Spirulina platensis. Maj Limy Puz Danisk Jundi Shap, 1978;1:14-18. Aaronson A, Z Dubinsky: Mass production of microalgae, Experientia, 1982; 43(Suppl.):44. Frankmolle W et al.: Antifungal cyclic peptides from the terrestrial blue-green alga Anabaena laxa. I. – Isolation and biological properties, Journal of Antibiotics (Tokyo), September 1992; 45(9):1451-7. Patterson GML, KK Baker, CL Baldwin, CM Bolis, FR Caplan, LK Larson, IA Levine, RE Moore, CS Nelson, KD Tschappat, G Tuang : Antiviral activity of cultured blue-green algae (Cyanophyta). J Phycol. 1993; 29:125-130. Ostensvik O, O Skulberg, B Underdal, V Hormazabal: Antibacterial properties of extracts from selected planktonic freshwater cyanobacteria — a comparative study of bacterial bioassays, Journal of Applied Microbiology, 1998; 84(6):1117-24. Kreitlow S, S Mundt, U Lindequist: Cyanobacteria – a potential source of new biologically active substances, Journal of Biotechnology, April 1999; 70(1-3):61-3.
247. Lahitova N, M Doupovcova, J Zvonar, J Chandoga, G Hocman: Antimutagenic properties of fresh-water blue-green algae, *Folia Microbiologica*, 1994; 39(4):301-3.
248. Communiqué du coordonnateur de l'étude, le Dr Luiz Castello Branco, immunologiste au Oswaldo Cruz Institute, Rio de Janeiro. AFP, 16 janvier 2007.
249. Gustafson KR, JH 2nd Cardellina, RW Fuller, OS Weislow, RF Kiser, KM Snader, GM Patterson, MR Boyd: AIDS-antiviral sulfolipids from cyanobacteria (blue-green algae), J Natl Cancer Inst., 1989 Aug 16; 81(16):1254-8.
250. Larsen L, R Moore & G Patterson: Beta-carotenes from the blue-green alga Dichothrix baueriana, *Journal of Natural Products*, March 1994; 57(3):419-21. 117. Loya S, V Reshef, E Mizrachi et al.: T*he inhibition of the reverse transcriptase of HIV-1 by the natural sulfoglycolipids from cyanobacteria: contribution of different modalities to their high potency.* Journal of Natural Products. 1998; 61(7):891-5. Gandhi M, M Boyd et al.: Properties of cyanovirin-N (CV-N): inactivation of HIV-1 by sessile cyanovirin-N, Developments in Biological Standardization, 2000; 102:141-8. 114. Luscher-Mattli M: Polyanions – a lost chance in the fight against HIV and other virus diseases? Antivir Chem Chemother 2000, 11:249-259. Schaeffer DJ & SV Krylov VS: Anti-HIV activity of extracts and compounds from algae and cyanobacteria. Ecotoxicology and Environmental Safety, 2000;45: 208-227.
251. Ayehunie S (1), A Belay (2), Y Hu (1), T Baba (1,3), R Ruprecht (1): Inhibition of HIV-1 replication by an aqueous extract of Spirulina (arthrospira platensis), 7th IAAA Conference, Knysna, South Africa April 17, 1996. (1) Laboratory of Viral Pathogenesis, Dana-Farber Cancer Institute and Harvard Medical School, Boston, MA, USA; (2) Earthrise Farms, Calipatria, CA; (3) Division of Newborn Medicine, Department of Paediatrics, Tufts University, Boston, MA, USA.

252. Hayashi T, K Hayashi, M Maeda, I Kojima: Calcium spirulan, an inhibitor of enveloped virus replication, from a blue-green alga Spirulina platensis, J Nat Prod., 1996 Jan; 59(1):83-7.
253. Hayashi K, T Hayashi, I Kojima: A natural sulfated polysaccharide, calcium spirulan, isolated from *Spirulina platensis*: in vitro and ex vivo evaluation of anti-herpes simplex virus and anti-human immunodeficiency virus activities. AIDS Research and Human Retroviruses, 1996; 12(15):1463-71. Hayashi K et al.: An extract from *Spirulina platensis is a selective inhibitor of Herpes simplex* virus type 1 penetration into HeLa cells. Phytotherapy Research, 1993; 7:76-80.
254. Qureshi M & R Ali: *Spirulina platensis exposure enhances macrophage phagocytic function in cats, Immunopharmacology and Immunotoxicology.* 1996; 18(3):457-63. 79. Qureshi M et al : Immune enhancement potential of Spirulina platensis in chickens, Poultry Science, 1994; 73:46
255. Qureshi M, J Garlich & M Kidd: *Dietary Spirulina platensis enhances humoral and cell-mediated immune functions in chickens, Immunopharmacology and Immunotoxicology.* 1996; 18(3):465-76. Hayashi O, T Katoh, Y Okuwaki: Enhancement of antibody production in mice by dietary Spirulina platensis, Journal of Nutritional Science and Vitaminology (Tokyo). October 1994; 40(5):431-41. Hayashi O, T Hirahashi, T Katoh, H Miyajima, T Hirano, Y Okuwaki: Class-specific influence of dietary Spirulina platensis on antibody production in mice, Journal of Nutritional Science and Vitaminology (Tokyo). 1998; 44(6):841-51.
256. Novel antiretroviral sulfolipids extracted from spirulinae, method for obtaining same, compositions containing same and use thereof as inhibitors of the HIV virus reverse transcriptase. Patent Agent: Dennison, Schultz, Dougherty & Macdonald - Alexandria, VA, US Patent Inventors: Quoc Kiet Pham, Hubert Durand-Chastel Application #: 20050245463 Class: 514024000 (USPTO) Related Patents: Drug, Bio-affecting And Body Treating Compositions, Designated Organic Active Ingredient Containing (doai), S-glycoside.
257. *L'intégration de la nutrition dans l'action contre le VIH/Sida*, 59e Assemblée mondiale de la santé, fin mai 2006, Genève.
258. Ibid. Les besoins énergétiques « sont accrus de 10% chez les adultes et les enfants infectés de manière asymptomatique » ; chez les adultes malades, « ils sont accrus de 20% à 30%. Les adultes et les enfants infectés doivent bénéficier d'apports conformes aux quantités journalières recommandées, grâce à une alimentation diversifiée, à des aliments enrichis et à une supplémentation selon les besoins. »
259. Teas J, JR Hebert, JH Fitton, PV Zimba: Algae - a poor man's HAART? Med Hypotheses, 2004; 62(4):507-10.
260. Colloque International IRDCyanobactéria for Health, science & development – Embiez Island 3-6 mai 2004
261. Ibid.
262. Levy Y et al.: Dietary supplementation of a natural isomer mixture of beta-carotene inhibits oxidation of LDL derived from patients with Diabetes mellitus, *Annals of Nutrition and Metabolism,* March 2000; 44(2):54-60.
263. Cohen Z, H Norman, Y Heimer: Microalgae as a source of omega three fatty acids, *Plants in Human Nutrition,* 1995; 77:1-31.
264. Sano T & Y Tankaka: Effect of dried, powdered Chlorella vulgaris on experimental atherosclerosis and alimentary hypercholesterolemia in cholesterol-fed rabbits, Artery, 1987; 14(2):76-84.
265. Takai Y et al: Diabetes and Hypertension Reduction: *Effect of water soluble and water insoluble fractions of spirulina over serum lipids and glucose resistance of rats*, J. Japan Soc. Nutr. Food Science, 1991, 44:273-277.
266. Yakamasi Y: *Lost vision rapidly restored: Continuous improvement in cases of cataracts,* glaucoma, etc. In: Hills C Ed.: The Secrets of Spirulina, University of the Trees Press, Boulder Ca, 1980,
267. Merchant RE, CA Andre, DA Sica: Nutritional supplementation with Chlorella pyrenoidosa for mild to moderate hypertension, J Med Food. 5, 3:141-52, 2002. Merchant RE & CA Andre: A review of recent clinical trials of the nutritional supplement *Chlorella pyrenoidosa* in the treatment of fibromyalgia, hypertension, and ulcerative colitis, Altern Ther Health Med. 2001;7:79–80, 82–91.
268. Huang JM, SM Bai, ZX Hu, CL Yang, DB Zhu, JP Shi: Effects of spirulina on serum lipids, erythrocyte membrane fluidity and vascular endothelial cells in tail-suspended rats, Space Med Med Eng (Beijing), 2003 Jun;16(3):184-6.
269. Sukenik A, H Takahashi, S Mokady: Dietary lipids from marine unicellular algae enhance the amount of liver and blood omega-3 fatty acids in rats, *Annals of Nutrition and Metabolism*, 1994; 38(2):85-96.
270. Kushak R et al.: Favorable effects of blue-green algae Aphanizomenon flos-aquae on rat plasma lipids, *Journal of the American Nutraceutical Association,* January 2000; 2(3):59-65.
271. Khan M., et al.: Protective effect of Spirulina against doxorubicin-induced cardiotoxicity, *Phytotherapy Research*, 2005 Dec; 19(12):1030-7.
272. Selon le Programme national de réduction des risques cardiovasculaires 2002-2005, le bilan est très lourd : 120 000 infarctus du myocarde et 130 000 accidents vasculaires cérébraux (AVC) avec

180 000 décès et de très nombreuses séquelles irréversibles.
273. Rosenson RS: Lowering LDL cholesterol reduces risk of ischaemic heart disease events. *Evidence-based Healthcare* 2004; 8:48-9. Law MR, Wald NJ, Wu T, Hackshaw A, Bailey A.: Systematic underestimation of association between serum cholesterol concentration and ischaemic heart disease in observational studies: data from the BUPA study. BMJ 1994; 308; 363-6.
274. Law MR, Wald NJ, Morris JK, Jordan RE: Value of low dose combination treatment with blood pressure lowering drugs: analysis of 354 randomised trials. BMJ 2003, 326:1427-31. Circulation 2004; 110:227-239.
275. Carol E. Koro, "*The independent correlation between high-density lipoprotein cholesterol and subsequent major adverse coronary events*", American Heart Journal -Volume 151, Issue 3, Pages 755.e1-755.e6 (March 2006).
276. Vahouny GV, Kritchevsky D. Plant and marine sterols and cholesterol metabolism. Nutr Pharmacol. 1981; 31–72. Simons, L.A., et al. On the effects of dietary n-3 fatty acids (MaxEPA) on plasma lipids and lipoproteins in patients with hyperlipidaemia. Atherosclerosis, Vol. 54, January 1985, pp. 75-88. Adler, Adam J. and Holub, Bruce J. Effect of garlic and fish-oil supplementation on serum lipid and lipoprotein concentrations in hypercholesterolemic men. American Journal of Clinical Nutrition, Vol. 65, February 1997, pp. 445-50.
277. Pollak OJ. Successful prevention of experimental hypercholesterolemia and cholesterol atherosclerosis in the rabbit. Circulation. 1953;2:696–701. Pollak OJ. Reduction of blood cholesterol in man. Circulation. 1953;2:702–706. Lees AM, Mok HYI, Lees RS, et al. Plant sterols as cholesterol-lowering agents: clinical trials in patients with hypercholesterolemia and studies of sterol balance. Atherosclerosis. 1977;28:325–338. V. W. Lau, M. Journoud, and P. J. Jones: Plant sterols are efficacious in lowering plasma LDL and non-HDL cholesterol in hypercholesterolemic type 2 diabetic and nondiabetic persons, Am. J. Clinical Nutrition, June 1, 2005; 81(6): 1351 - 1358.
278 journal of america medical association n° sept 2004
279. T. Kato and K. Takemoto: Effects of spirulina on hypercholesterolemia and fatty liver in rats, Saitama Medical College, *Japan Nutr. Foods Assoc. Journal*, 1984, 37:323.
280. M.A. Devi and L.V. Venkataraman : Hypocholesterolemic effect of blue-green algae spirulina spirulina in albino rats, Nutrition Reports International, 1983, 28:519-530.
281. Mani UV, Desai S, Iyer U. Studies on the long-term effect of spirulina supplementation on serum lipid profile and glycated proteins in NIDDM patients. J Nutraceut 2000;2(3):25-32.
282. N. Nayaka, et al. : Cholesterol lowering effect of spirulina; Tokai Univ. Nutrition Reports International, 1988, Vol. 37, No. 6, 1329-1337.
283. Kromann N: Epidemiological studies in the Upernavik district, Greenland. Incidence of some chronic diseases 1950-1974. Acta Med Scand. 1980, 208(5):401-406.
284. Bang HO & Dyerberg J : Lipid metabolism and ischemic heart disease in Greenland Eskimos. Adv Nutr Res 1980, 3, 1– 22.111.
285. Hirai A : Eicosapentaenoic acid and platelet function in Japanese. Lancet 1980;2:1132-1133.
286. Kagawa Y : Eicosapolyenoic acids of serum, lipids of Japanese islanders with low incidence of cardio vascular diseases. J Nutr Sci Vitaminol 1982, 28: 441-453.
287. Jassby, Alan : Nutritional and Therapeutic Properties of Spirulina. Proteus Corp. 1983. Crisafi, D. : Gamma-linolenic acid, a vital nutrient, *Health Naturally,* November/December 1992.
288. du département de Gastrologie et de Nutrition de la Harvard Medical School & Massachusetts General Hospital.
289. Kushak R et al. *Favorable effects of blue-green algae Aphanizomenon flos-aquae on rat plasma lipids.* Journal of the American Nutraceutical Association. January 2000; 2(3):59-65.
290. Cohen Z, Norman H, Heimer Y. Microalgae as a source of omega three fatty acids. *Plants in Human Nutrition.* 1995; 77:1-31
291. du Laboratory for Micro-algal Biotechnology en Israel.
292. du Weed Science Laboratory at the United States Department of Agriculture.
293. Sukenik A, Takahashi H, Mokady S. Dietary lipids from marine unicellular algae enhance the amount of liver and blood omega-3 fatty acids in rats. *Annals of Nutrition and Metabolism.* 1994; 38(2):85-96.
294. professeur de chimie, Saddleback college, en Californie et auteur de *Algae to the Rescue*. Logan House, USA, 1996.
295. cf. Hudson & Karis « The Lipids of the Alga Spirulina » J. Sc. Fd. Agr. 25 – 1974
296 N. Nayaka & coll. Tokai Univ. Pub in Progr. In Medicine 1986 vol. 36 N° 11 et Nutrition Reports Int'l, 1988 vol. 37 N° 6
297. Altschul R; Hoffer A; Stephen JD : *Influence of nicotinic acid on serum cholesterol in man.* Arch Biochem Biophys 1955, 54: 558–559.
298. Parsons WB : Changes in concentration of blood lipids following prolonged administration of large doses of nicotinic acid to persons with hypercholesterolemia: preliminary observations. Mayo Clin Proc 1956 Jun 27;31(13):377-90.

299. erge KG : Coronary drug project: experience with niacin. Coronary Drug Project Research Group. Eur J Clin Pharmacol. 1991;40 Suppl 1: S49-51
300. « *Dr . Atkins' Age-Dfying Diet Revolution* »
301. «*Diététique pratique et Gastronomique du Sportif*» Dr J.L. VIDALO Ed. Maloine 1985
302. Mark Mattson, Laboratory of Neurosciences, National Institute on Aging (NIA), National Institutes of Health, USA.
303. Hypothèse formulée en 1954 par l'Américain Denham Harman, père de la théorie du vieillissement par les radicaux libres: Harman D: Aging: a theory based on free radical and radiation chemistry, J Gerontol, 1956, 11:289-300. Leibovitz BE & BV Siegel: Aspects of free radical reactions in biological systems: aging, J Gerontol., 1980, 35:45-56. Des chercheurs italiens confirment que « L'accumulation de dégâts oxydatifs infligés par les radicaux libres et les espèces réactives de l'oxygène est la cause majeure la plus vraisemblable du vieillissement tant chez les invertébrés que chez les mammifères » : Migliaccio, E : The p66shc adaptor protein controls oxidative stress response and life span in mammals, Nature, 1999, 402 : 309-313.
304. Taub J, JF Lau, C Ma, JH Hahn, R Hoque, J Rothblatt, M Chalfie: A cytosolic catalase is needed to extend adult lifespan in C. elegans daf-C and clk-1 mutants, Nature, 1999, 399:162-166.
305. Ames BN, MK Shigenaga, TM Hagen: Oxidants, antioxidants, and the degenerative diseases of aging, Proc Natl Acad Sci USA, 1993, 90:7915-7922. Cao G, E Sofic, RL Prior: Antioxidant capacity of tea and common vegetables, J Agric Food Chem. 1996, 44:3426-3431. Cao G, RM Russell, N Lischner, RL Prior: Serum antioxidant capacity is increased by consumption of strawberries, spinach, red wine, or vitamin C in elderly women, J Nutr., 1998, 128:2383-23901. Chen YC, SC Shen, WR Lee, WC Hou, LL Yang, TJF Lee: Inhibition of nitric oxide synthase inhibitors and lipopolysaccharide induced inducible NOS and cyclooxygenase-2 gene expressions by rutin, quercetin and quercetin pentaacetate in RAW 264.7 macrophages, J Cell Biochem, 2001, 82:537-548. Galli RL, DF Bielinski, A Szprengiel, B Shukitt-Hale, JA Joseph: Blueberry supplemented diet reverses age-related decline in hippocampal HSP70 neuroprotection, Neurobiol Aging, 2006 Feb;27(2):344-50.
306. Vatassery G: Vitamin E and other endogenous antioxidants in the central nervous system, Geriatrics, September 1998; 53(1); S25-S7. Furthermore, brain trauma and injury tends to increase whole-body oxidative stress. Shohami E et al.: Closed head injury in the rat induces whole body oxidative stress: overall reducing antioxidant profile, Journal of Neurotrauma, May 1999; 16(5):365-76.
307. Paula Bickford, professeur au Department of Neurosurgery, Center for Aging & Brain Repair au Veterans Administration Medical Center, University of South Florida, Tampa.
308 *Journal of Neuroscience*, 15/07/2002.
309. Carmelina Gemma, Michael H. Mesches, Boris Sepesi, Kevin Choo, Douglas B. Holmes, and Paula C. Bickford: Diets Enriched in Foods with High Antioxidant Activity Reverse Age-Induced Decreases in Cerebellar -Adrenergic Function and Increases in Proinflammatory Cytokines, J. Neurosci. 2002 22: 6114-6120.
310. Wang Y, CF Chang, J Chou, HL Chen, X Deng, BK Harvey, JL Cadet, PC Bickford: Dietary supplementation with blueberries, spinach, or spirulina reduces ischemic brain damage, Exp Neurol. 2005 May;193(1):75-84. Stromberg I, C Gemma, J Vila, PC Bickford: Blueberry and spirulina-enriched diets enhance striatal dopamine recovery and induce a rapid, transient microglia activation after injury of the rat nigrostriatal dopamine system, Exp Neurol, 2005 Dec;196(2):298-307.
311. Cartford C, Gemma C & Bickford PC: Eighteen-Month-Old Fischer 344 Rats Fed a Spinach-Enriched Diet Show Improved Delay Classical Eyeblink Conditioning and Reduced Expression of Tumor Necrosis Factor alpha (TNF-alpha) and TNF-beta in the Cerebellum, *The Journal of Neuroscience*, July 15, 2002, 22(14):5813-5816.
312. Bickford PC, T Gould, L Briederick, K Chadman, A Pollock, D Young, B Shukitt-Hale, J Joseph: Antioxidant-rich diets improve cerebellar physiology and motor learning in aged rats, Brain Res. 2000, 866:211-217.
313. J Warsama Jama, LJ. Launer, JCM Witteman, J H den Breeijen, MMB Breteler, DE Grobbee & A Hofman: Dietary Antioxidants and Cognitive Function in a Population-based Sample of Older Persons: The Rotterdam Study, Am. J. Epidemiol. 1996, 144: 275-280. Andres-Lacueva C, B Shukitt-Hale, RL Galli, O Jauregui, RM Lamuela-Raventos, JA Joseph: Anthocyanins in aged blueberry-fed rats are found centrally and may enhance memory, Nutr Neurosci. 2005 Apr; 8(2):111-20.
314. [Stromberg I et al.: Blueberry- and spirulina-enriched diets enhance striatal dopamine recovery and induce a rapid, transient microglia activation after injury of the rat nigrostriatal dopamine system, Exp Neurol. 196, 2:298-307, 2005.
315. Wang Y et al. Dietary supplementation with blueberries, spinach, or spirulina reduces ischemic brain damage, Exp Neurol. 193, 1:75-84, 2005.

316. Valencia A & J Walker: A multi-axial treatment paradigm for mild traumatic brain injury to achieve reparative functional metaplasticity, *Paper presented at the Third World Congress on Brain Injury;* June 1999; Quebec City, Canada.
317. Sweeney MI, W Kalt, SL MacKinnon, J Ashby, KT Gottschall-Pass: Feeding rats diets enriched in lowbush blueberries for six weeks decreases ischemia-induced brain damage, Nutr Neurosci. 2002 Dec; 5(6):427-31.
318. Bitterman N, Y Melamed, A Ben-Amotz: Beta-carotene and CNS oxygen toxicity in rats, Journal of Applied Physiology, March 1994; 76(3):1073-6.
319. Komatsu M & M Hiramatsu: The efficacy of an antioxidant cocktail on lipid peroxide level and superoxide dismutase activity in aged rat brain and DNA damage in iron-induced epileptogenic foci, *Toxicology*, August 2000; 148(2-3):143-8.
320. de Rivera C, B Shukitt-Hale, JA Joseph, JR Mendelson, I Stromberg, C Gemma, J Vila, PC Bickford: The effects of antioxidants in the senescent auditory cortex, *Neurobiol Aging*, 2006 Jul;27(7):1035-44.
321. Pennisi E: Static Evolution: Is Pond Scum the Same Now as Billions of Years Ago? Science News, 1994; 15:168-169.
322. Devi MA & L V Venkataraman: The effect of algal protein diets on the regeneration of serum and liver proteins in protein depleted rats, Plant Foods for Human Nutrition, 1983; 33:287-297. Devi, MA; T Rajasekaran, WE Becker, LV Venkataraman : Serum protein regeneration studies on rats on algal diets, Nutrition Research International, 1979; 19:785
323. Lahitova N, M Doupovcova, J Zvonar, J Chandoga, G Hocman: Antimutagenic properties of fresh-water blue-green algae, *Folia Microbiologica,* 1994; 39(4):301-3.
324. Ma G, K Xue, J Wu, S Yuan, H Qin: Antimutagenic effects of beta-carotene from Dunaliella salina (Chinese), *Chung Kuo Yao Li Hsueh Pao,* May 1998; 19(3):282-294.
325. Anderson R et al.: Reduction in free-radical-induced DNA strand breaks and base damage through fast chemical repair by flavonoids, *Free Radical Research*, July 2000; 33(1):91-103.
326. Joel Davis; Mapping the Mind: The Secrets of the Human Brain and How it Works, Birch Lane Press Book, 1997.
327. Hippocrate: *La Maladie sacrée*, 400 avant JC.
328. Riemann D et al.: The tryptophan depletion test: impact on sleep in primary insomnia — a pilot study, Psychiatry Research, March 2002; 109(2): 129-135.
329. Lucki I: The spectrum of behaviors influenced by serotonin, Biol Psychiatry, 1998; 44: 151–162. Lesch KP: Gene-environment interaction and the genetics of depression, J Psychiatry Neurosci, 2004; 29: 174–184.
330. Kruesi M et al.: Measurement of aggression in children with disruptive behaviour disorders, Journal of Offender Rehabilitation, 1995; 21(3/4).
331. *The High/Scope Perrry Preschool Study through Age 27*, edited by LJ Schweinhart & DP Weikart, Ypsilanti, MI. High/Scope Press, 1993.
332. Stattin H & D Magnusson: The role of early aggressive behavior in the frequency, seriousness, and types of later crime, J Consult Clin Psychol., Dec 1989; 57(6):710-8.
333. Schmidt ML, V Zhukareva, KL Newell, MY Lee & JQ Trojanowski: Tau isoform profile and phosphorylation state in dementia pugilistica recapitulate Alzheimer's disease, Acta Neuropathol (Berl) 2001 May; 101(5):518-524.
334. McEwen BS: Possible mechanisms for atrophy of the human hippocampus, Mol Psychiatry, 1997; 2:255-262. McEwen BS: Stress and the aging hippocampus, Frontiers Neuroendocrinol, 1999; 20:49-70. Sapolsky RM. Why stress is bad for your brain. Science 1996; 273:749-750.
335. Carlsson ML, A Carlsson: Use of a nicotine receptor agonist in the treatment of obsessive compulsive disorder, 2000, Europe (EPC), Patent No. 1 126 846; New Zealand, Patent No. 511 226.
336. Stevens LJ, SS Zentall, JL Deck et al: Essential fatty acid metabolism in boys with attention-deficit hyperactivity disorder, Am J Clin Nutr, 10995; 62:761-768. Drapeau C: Aphanizomenon flos-aquae: Blue-Green Algae. Klamath Falls, OR, Cell Tech International, Inc., 1999.
337. Schoenthaler SJ & ID Bier: The effect of vitamin-mineral supplementation on juvenile delinquency among American schoolchildren: a randomized, double-blind placebo-controlled trial, J Altern Complement Med., 2000 Feb; 6(1):31-5.
338. Hagavan H et al.: Distribution of pyrixidoxal-5-phosphate in human blood between the cells and the plasma: effect of oral administration of pyridoxine on the ratio in Down's and hyperactive patients, Biochem Med. 1975; 14:201-208.
339. Sevulla I & N Aguiree: Study on the Effects of Super Blue Green Algae, Universidad Centro Americano, Nicaragua, 1995.
340. Jarratt CJ et al.: *The Children and Algae Report, Center for Family Wellness Study*, Harvard, Massachusetts, 1995.
341. Bruno J, J Gittelman & B Tuchfeld: Lowered aluminum, with better detoxification, and improved cognitive, behavioral ratings by children eating Aphanizomenon flos-aquae, 2001.
342. Silvestrelli G, Lanari A, Parnetti L, Tomassoni D, Amenta F: Treatment of Alzheimer's disease: From pharmacology to a better understanding of disease pathophysiology. Mech Ageing Dev 2006,

127(2):148-157. Jefferies WA, Food MR, Gabathuler R, Rothenberger S, Yamada T, Yasuhara O, McGeer PL: Reactive microglia specifically associated with amyloid plaques in Alzheimer's disease brain tissue express melanotransferrin. Brain Res 1996, 712(1):122-126. Pike CJ, Cummings BJ, Cotman CW: Early association of reactive astrocytes with senile plaques in Alzheimer's disease. Exp Neurol 1995, 132(2):172-179.

343. Deschamps V, P Barberger-Gateau, E Peuchant & JM Orgogozo: Nutritional factors in cerebral aging and dementia: epidemiological arguments for a role of oxidative stress, Neuroepidemiology, 2001 Feb; 20(1):7-15.

344. Griffin WS: Inflammation and neurodegenerative diseases. Am J Clin Nutr 2006, 83(2):470S-474S. McGeer EG, McGeer PL: Inflammatory processes in Alzheimer's disease. Prog Neuropsychopharmacol Biol Psychiatry 2003, 27(5):741-749.

345. Joseph JA, NA Denisova, G Arendash et al.; Blueberry supplementation enhances signaling and prevents behavioral deficits in an Alzheimer disease model, Nutr Neurosci., 2003 Jun; 6(3):153-62. Rosenberg IH, Miller JW: Nutritional factors in physical and cognitive functions of elderly people, Am J Clin Nutr 1992; 55(6 Suppl):1237S-1243S.

346. Milgram NW, E Head, SC Zicker, CJ Ikeda-Douglas, H Murphey, B Muggenburg, C Siwak, D Tapp, CW Cotman: Learning ability in aged beagle dogs is preserved by behavioral enrichment and dietary fortification: a two-year longitudinal study, Neurobiol Aging, 2005, 26: 77-90.

347. directeur de l'Institute for Brain Aging and Dementia de l'Université de Californie.

348. Clare Morris M et al.: Consumption of fish and n-3 fatty acids and risk of incident Alzheimer disease, Archives of Neurology, July 2003. 940-945. Yehuda S, S Rabinovitz et al.: Essential fatty acids are mediators of brain biochemistry and cognitive functions, J Neurosci Res., 1999 June 15; 56(6):565–70.

349. Cousens G: Report of treatment of Alzheimer's disease with Alphanae Klamathonmenon flosaqua [sic], Orthomedicine, Winter/Spring, 1985; 8(1):2.

350. Becher PG et al.: nostocarboline: Isolation and Synthesis of a New Cholinesterase Inhibitor from Nostoc 78-12A, J. Nat. Prod., 2005; 68 (12).

351. Pollack P, JM Gaio & J, Perret: Parkinson's disease and parkinsonian syndromes, Rev Prat. 1989 Mar 9; 39(8):647-51

352. Bastianetto S & R Quirion: Natural antioxidants and neurodegenerative diseases, Front Biosci. 2004 Sep 1; 9:3447-52. Esposito E, D Rotilio, V DiMatteo et al.: A review of specific dietary antioxidants and the effects on biochemical mechanisms related to neurodegenerative processes, Neurobiol Aging, 2002 Sep; 23(5):719-35.

353. Lako J, C Trenerry, ML Wahlqvist, N Wattanapenpaiboon, S Sotheeswaran & R Premier : Total antioxidant capacity and selected flavonols and carotenoids of some Australian and Fijian fruits and vegetables, Asia Pac J Clin Nutr., 2004; 13(Suppl):S127. Reddy MC, J Subhashini, SV Mahipal et al.: C-Phycocayanin, a selective cyclooxygenase inhibitor, induces apoptosis in lipopolysaccharide-stimulated RAW 264.7 macrophages, Biochem Biophys Res Commun., 2003 May 2; 304(2):385-92.

354. Mercer LD, BL Kelly, MK Horne & PM Beart: Dietary polyphenols protect dopamine neurons from oxidative insults and apoptosis: investigations in primary rat mesencephalic cultures, Biochem Pharmacol., 2005 Jan 15; 69(2):339-45.

355. Strömberg I, C Gemma, M Vila, PC Bickford: Blueberry- and spirulina-enriched diets enhance striatal dopamine recovery and induce a rapid, transient microglia activation after injury of the rat nigrostriatal dopamine system, Exp. Neurol., 2005; 196: 298-307.

356. Chamorro G, M Perez-Albiter, N Serrano-Garcia, JJ Mares-Samano & P Rojas : Spirulina maxima pretreatment partially protects against 1-methyl-4-phenyl-1,2,3,6-tetrahydropyridine neurotoxicity, Nutr Neurosci., 2006 Oct-Dec; 9(5-6):207-12. Wang Y, CF Chang, J Chou et al.: Dietary supplementation with blueberries, spinach, or spirulina reduces ischemic brain damage, Exp Neurol, May 2005; 193(1):75-84.

357. Doostzadeh J, RW Davis, GN Giaever, C Nislow & JW Langston: Chemical Genomic Profiling for Identifying Intracellular Targets of Toxicants Producing Parkinson's Disease, Toxicological Sciences, 2007; 95(1):182-187.

358. *Le Monde* du 23 Septembre 2006

359. Torres-Duran PV, R Miranda-Zamora., MC Paredes-Carbajal, D Mascher, JC Diaz-Zagoya & MA Juarez-Oropeza: Spirulina maxima prevents induction of fatty liver by carbon tetrachloride in the rat, Biochem. Mol. Biol. Int., 1998; 44: 787-93. Vadiraja BB, NW Gaikwad & KM Madyastha: Hepatoprotective effect of C-phycocyanin: protection for carbon tetrachloride and R-(+)-pulegone-mediated hepatotoxicity in rats, Biochem. Biophys. Res. Commun., 1998; 249: 428-31.

360. Takeuchi et al.: Clinical experiences of administration of spirulina to patients with hypochronic anemia, Medical and Dental Univ., Japan, 1978.

361. Dr Takeuchi: *Remarquable Effects on the problems diseases of our time – Diabetes, Hepatitis, Anaemia, etc. Spirulina perfect for improving the bodies and dispositions of Japanese people*. In:

Christopher Hills Ed.: The Secrets of Spirulina, Medical Discoveries of the Japanese Doctors, University of the Trees Press, USA, 1980.
362. De ce nombre, presque 80 % habite des pays en voie de développement. Les régions affligées des taux les plus élevés sont la Méditerranée orientale et le Moyen-Orient où 9,2 % de la population adulte est touchée, ainsi que l'Amérique du Nord (8,4 %). Cependant, les nombres les plus élevés se trouvent dans le Pacifique occidental où 67 millions de personnes sont atteints diabète. L'Europe suit de près avec 53 millions de personnes concernées. L'Inde trône au sommet des pays comptant le plus grand nombre de personnes souffrant du diabète avec 40,9 millions de personnes, suivi par la Chine avec 39,8 millions de personnes touchées. Puis viennent les Etats-Unis, la Russie, l'Allemagne, le Japon, le Pakistan, le Brésil, le Mexique et l'Egypte.
363. Le président de la Fédération internationale du diabète (FID), le professeur Pierre Lefebvre, souligne les faits suivants : « Sur une période de 50 ans, le diabète est devenu un problème mondial à l'impact économique, social et humain dévastateur. Le nombre total de personnes vivant avec le diabète augmente de plus de 7 millions par an. Si rien n'est fait, l'épidémie mondiale affectera plus de 350 millions de personnes en l'espace d'une génération. S'il n'est pas contrôlé, le diabète menace d'écraser les services de soins de santé dans plusieurs pays et de saper les acquis économiques dans les pays en développement. »
364. Huang ZX, XT Mei, DH Xu, SB Xu, JY Lv : Protective effects of polysaccharides of Spirulina platensis and Sargassum thunbeergii on vascular of alloxan induced diabetic rats, Zhongguo Zhong Yao Za Zhi, 2005 Feb;30(3):211-5. China.
365. Mani U V, S Desai, U M Iyer: Studies on the Long-Term Effect of Spirulina Supplementation on Serum Lipid Profile and Glycated Proteins in NIDDM Patients, Journal of nutraceuticals, functional & medical foods, 2000, 2(3)-25-32.
366. Horrobin DF: The use of gamma-linolenic acid in diabetic neuropathy, Agents Actions Suppl, 1992; 37:120–44. Jamal GA, H Carmichael: The effect of gamma-linolenic acid on human diabetic peripheral neuropathy: A double-blind placebo-controlled trial, Diabet Med, 1990 May;7(4):319–23. Keen H, J Payan et al.: Treatment of diabetic neuropathy with gamma-linolenic acid. The gamma-Linolenic Acid Multicenter Trial Group, Diabetes Care, 1993 Jan;16(1):8–15. Song KH, WJ Lee et al.: Alpha-lipoic acid prevents diabetes mellitus in diabetes-prone obese rats, Biochem Biophys Res Commun., 2005 Jan 7;326(1):197–202.
367. Parikh P, U Man, U Iyer: Role of Spirulina in the control of glycemia and lipidemia in type 2 diabetes mellitus, Journal of Medical Foods, 2001;4(4):193-199, India.
368. Rodriguez-Hernandez A, JL Ble-Castillo, MA Juarez-Oropeza MA& JC Diaz-Zagoya: Spirulina maxima prevents fatty liver formation in CD-1 male and female mice with experimental diabetes, Life Sciences, 2001; 69(9):1029-1037.
369. Sharafetdinov KhKh, VA Meshcheriakova, OA Plotnikova, VK Mazo, IV Gmoshinskii, SV : Effect of food diet supplements with chromium on the clinical and metabolic parameters in type 2 diabetic patients, Vopr Pitan, 2004;73(5):17-20.
370. Sharafetdinov KhKh, VA Meshcheriakov, OA Plotnikova, VK Mazo, IV Gmoshinskii, IuP Aleshko-Ozhevskii, LV Sheviakova, NN Makhova: Effect of a zinc-enriched diet on the clinical and metabolic parameters in type 2 diabetic patients, Vopr Pitan, 2004;73(4):17-20.
371. Patent for strain-producer (RF patent _ 2096463 dated 17.03.92.); Patent for the method of production "Chromium-spirulina" (RF patent _ 2144078 dated 30.-3.1999); Patent for the method of production "Selenium-spirulina" (RF patent _ 2146287 dated 30.03.1999); Patent for the method of production "Vanadium-spirulina" (RF patent _ 2198215 dated 21.12.2000).
372. Pasco DS, ND Pugh, I Khan, R Moraes: Immunostimulatory Agent in Echinacea and other Botanicals. PCT/US2004/011886.
373. Pasco DS, ND Pugh, SA Ross, HN ElSohly, MA ElSohly: A. Potent immunostimulants from microalgae, PCT/US2001/21770.
374. Hadden JW: Immunostimulants, Immunol. Today, 1993(14):275-280.
375. Pugh N, SA Ross, HN Elsohly, MA Elsohly & DS Pasco: Isolation of three weight polysaccharide preparations with potent immunostimulatory activity from Spirulina platensis, Aphanizomenon flos-aguae and Chlorella pyrenoidosa, Planta Med. 2001(67): 737-42.
376. Dantas DC, R Kaneno, ML Queiroz: The effects of Chlorella vulgaris in the protection of mice infected with Listeria monocytogenes. Role of natural killer cells, Immunopharmacol. Immunotoxicol, 1999, 21:609-619.
377. Dantas DC, ML Queiroz: Effects of Chlorella vulgaris on bone marrow progenitor cells of mice infected with Listeria monocytogenes, Int. J. Immunopharmacol. 1999, 21:499-508.
378. Mao TK, J Van De Water, ME Gershwin: Effect of Spirulina on the Secretion of Cytokines from Peripheral Blood Mononuclear Cells, J Medicinal Food, 2000; 3(3):135-140.
379. HirahashiT, M Matsumoto, K Hazeki, Y Saeki, M Ui, T Seya: Activation of the human innate

immune system by Spirulina: augmentation of interferon production and NK cytotoxicity by oral administration of hot water extract of Spirulina plantesis, Int. Immunopharmacol. 2002(2):423–434. Mathew B, R Sankaranarayanan, PP Nair, C Varghese, T Somanathan, BP Amma, NS; Amma, MK Nair: Evaluation of chemoprevention of oral cancer with Spirulina fusiformis, Nutr. Cancer 1995, 24, 197-202.

380. Hayashi et al.: An extract from spirulina is a selective inhibitor of herpes simplex virus Type 1 Penetration into HeLa Cells, Phytotherapy Research, 1993, 7:76-80, Japan.

381. Qureshi M A, JD Garlich, MT Kidd: Dietary Spirulina platensis enhances humoral and cell-mediated immune functions in chickens, Immunopharmacol. Immunotoxicol. 1996, 18, 465-476.

382. Besednova L et al.: Immunostimulating activity of lipopolysaccharides from blue-green algae, Zhurnal Mikrobiologii, Epidemiologii, Immunobiologii, 1979, 56(12):75-79, Russia.

383. Qureshi MA & RA Ali: Spirulina platensis exposure enhances macrophage phagocytic function in cats, Immunopharmacology and Immunotoxicology, 1996, 18(3):457-463.

384. Duncan PL & PH Klesius: Effects of feeding Spirulina on specific and non-specific immune responses of channel catfish, Journal of Aquatic Animal Health, 1996(8):308-313.

385. Sava V M, BN Galkin, MY Hong, PC Yang, GS Huang: A novel melanin-like pigment derived from black tea leaves with immuno-stimulatory activity, Food Res. Int., 2001, 34,337-343.

386. Pasco D, Pugh N: Potent immunostimulatory extracts from microalgae, #20060024328 424195170 (USPTO), 02/02/2006.

387. Remirez D, R Gonzalez, N Merino, S Rodriguez, O Ancheta: Inhibitory effects of Spirulina in zymosan-induced arthritis in mice, Mediators of Inflammation, 2002; 11(2):75-79.

388. Rasool M, EP Sabina, B Lavanya: Anti-inflammatory effect of Spirulina fusiformis on adjuvant-induced arthritis in mice, Biol Pharm Bull. 2006 Dec;29(12):2483-7. Romay C, R Gonzalez, N Ledon, D Remirez, V Rimbau: C-phycocyanin: a biliprotein with antioxidant, anti-inflammatory and neuroprotective effects, Current Protein and Peptide Science, 2003; 4(3):207-216. Remirez D, N Ledon, R Gonzalez: Role of histamine in the inhibitory effects of phycocyanin in experimental models of allergic inflammatory response, Mediators of Inflammation, 2002; 11(2):81-85. Romay C, J Armesto, D Remirez, R Gonzalez, N Ledon, I Garcia: Antioxidant and anti-inflammatory properties of C-phycocyanin from blue-green algae, Inflammation Research, 1998;47(1):36-41. Romay C, N Ledon, R Gonzalez: Further studies on anti-inflammatory activity of phycocyanin in some animal models of inflammation, Inflammation Research, 1998; 47(8):334-338.

389. Dr. Takechi Y: Chlorella It's Basis and Application, Gakushu Kenku-Sha, Tokyo, Japan, Nov 30, 1970.

390. Prix Nobel de physiologie et de médecine, partagé avec Ehrlich, pour ses travaux sur l'immunité en 1908.

391. Penner R, RN Fedorak & KL Madsen: Probiotics and nutraceuticals: non-medicinal treatments of gastrointestinal diseases, Curr Opin Pharmacol. 2005 Dec; 5(6):596-603.

392. Haddad PS, Azar GA, et al.: Natural health products, modulation of immune function and prevention of chronic diseases, Evid Based Complement Alternat Med. 2005 Dec; 2(4):513-20.

393. Charrois T, G Sandhu & S Vohra: Probiotics, Pediatrics in Review, 2006; 27: 137-139. Teitelbaum JE: Probiotics and the Treatment of Infectious Diarrhea, Pediatr Infect Dis J. 2005; 24 (3): 267-268. D'Souza A, C Rajkumar, J Cooke, CJ Bulpitt: Probiotics in prevention of antibiotic associated diarrhea: meta-analysis, British Medical Journal 2002; Vol. 324: 1361-1367. Cremonini F, Di Caro S et al.: Meta-analysis: the effect of probiotic administration on antibiotic-associated diarrhoea, Aliment Pharmacol Ther., 2002 Aug; 16(8):1461-7. Alvarez M, Oberhelman RA: Probiotic agents and infectious diseases: A modern perspective on a traditional therapy, Clin Infect Dis, 2001; 32:1567-76. Vandenplas Y: Bacteria and yeast in the treatment of acute and chronic infectious diarrhea: Part I Bacteria; Part II Yeast, Clinical Microbiology and Infection, 1999; 5: 299-307.Giannella RA: Acute Infectious Diarrhea, Gastroenterology Clinics of North America, 1993; 22: 3.

394. Szajewska H & JZ Mrukowicz: Probiotics in the treatment and prevention of acute infectious diarrhea in infants and children: a systematic review of published randomized, double-blind, placebo-controlled trials, J Pediatr Gastroenterol Nutr, 2001; 33 (Suppl 2):S17-25. Van Niel CW, C Feudtner, MM Garrison & DA Christakis: Lactobacillus therapy for acute infectious diarrhea in children: a meta-analysis, Pediatrics 2002; 109:678-84. Huang JS, A Bousvaros, JW Lee, A Diaz, EJ Davidson: Efficacy of probiotic use in acute diarrhea in children: a meta-analysis, Dig Dis Sci 2002; 47:2625-34.

395. Pore RS: Detoxification of chlordecone poisoned rats with chlorella and chlorella derived sporopollenin, Drug Chem Toxixcol, 1984; 7(1):57-71.

396. Tokai Y et al.: Effects of spirulina on caecum content in rats, Chiba Hygiene College Bulletin, Feb. 1987:5(2), Japan.

397. Rousseaux C, X Thuru, A Gelot, N Barnich, C Neut, L Dubuquoy, C Dubuquoy, E Merour, K Geboes, M Chamaillard, AC Ouwehand, G Leyer, D Carcano, JF Colombel, D Ardid & P Desreumaux: Lactobacillus acidophilus modulates intestinal pain and induces opioïd and cannabinoïd receptors, Nat Med. 2007 Jan;13(1):35-7.
398. Sakai T: Amelioration of Gastroptosis and Ulcers in my patients. Controlling modern diseases of the digestive tract occasioned by foods with artificial additives. In The Secrets of Spirulina. (Opus cité). Takeuchi T: Remarquable Effects on the Problem Diseases of our Time – Diabetes, Hepatitis, Anemia, etc. Spirulina perfect for improving the bodies and dispositions of the Japanese people. In The Secrets of Spirulina. (Opus cité).
399. Uno M: Green Blood or Chlorophyll's Positive Effects on the Entire Body. The Function of Chlorophyll which Spirulina contains in abundance. In: The Secrets of Spirulina. (Opus cité).
400. Smith LW: Chlorophyll: an experimental study of its water-soluble derivatives. Remarks on the history, chemistry, toxicity, and antibacterial properties of water-soluble chlorophyll derivatives as therapeutic agents, J Lab Clin Med, 1944; 29:647-653. Smith LW & ME Sano: Chlorophyll: an experimental study of its water-soluble derivatives. The effect of water-soluble chlorophyll derivatives and other agents upon the growth of fibroblasts in tissue culture, J Lab Clin Med. 1944; 29:241-246. Lam CR & BE Brush: Chlorophyll and wound healing; experimental and clinical study, Am J Surg, Aug; 80(2):204-10. Priessnitz O: Role of chlorophyll in wound healing and as a deodorant, Munch Med Wochenschr, 1951 Dec 21; 93(51):2567-9. Smith LW: The present status of topical chlorophyll therapy, N Y State J Med. 1955; 55(14):2041-2050. Sack PW & RD Barnard: Studies on the hemagglutinating and inflammatory properties of exudate from nonhealing wounds and their inhibition by chlorophyll derivatives, N Y State J Med. 1955; 55(20):2952-2956. Miller JM: The interaction of papain, urea, and water-soluble chlorophyll in a proteolytic ointment for infected wounds, Surgery, 1958; 43(6):939-948.
401. *Effective in the Prevention and Treatment of Hepatitis and Cirrhosis. Spirulina – A way to clean the "medicine pickled" liver of the Japanese people. In: The Secrets of Spirulina.* (Opus cité).
402. Takakuwa et al.: Effects of Spirulina platensis on Ethanol Metabolism in Rats, J.Jap.Soc. Nutr Food Sci., 1994:47(5).
403. Richmond A.: *Microalgae of economic potential.* In: Richmond, A., ed. Handbook of microalgal mass culture, CRC Press, Inc, Boca Ratón, USA, 1984. González R, C Romay & N Ledon: Phycocyanin extract reduces leukotriene B4 levels in arachidonic acid-induced mouse-ear inflammation test, J Pharm. Pharmacol. 1999, 51:641-642.
404. Wu LC, JA Ho, MC Shieh & IW Lu: Antioxidant and antiproliferative activities of Spirulina and Chlorella water extracts, J Agric Food Chem, 2005 May 18; 53(10):4207-12.
405. Torres-Duran PV, R Miranda-Zamora, MC Paredes-Carbajal et al: Spirulina maxima prevents induction of fatty liver by carbon tetrachloride in the rat. Biochem Mol Biol Int. 1998; 44:787–793. Vadiraja BB, NW Gaikwad, KM Madyastha: Hepatoprotective effect of C-phycocyanin: protection for carbon tetrachloride and R-(+)-pulegone-mediated hepatotoxicity in rats. Biochem Biophys Res Commun. 1998;249:428–431.
406. Gorban EM, MA Orynchak, NG Virstiuk, LP Kuprash, TM Panteleimonova & LB Sharabura: Clinical and experimental study of spirulina efficacy in chronic diffuse liver diseases, Lik Sprava, 2000 Sep;(6):89-93.
407. Iijima N: *Effective in the Prevention and Treatment of Hepatitis and Cirrhosis. Spirulina – A way to clean the "medicine pickled" liver of the Japanese people. In: The Secrets of Spirulina. (Opus cité). Takeuchi T: Remarquable Effects on the Problem Diseases of our Time – Diabetes, Hepatitis, Anemia, etc. Spirulina perfect for improving the bodies and dispositions of the Japanese people. In The Secrets of Spirulina. (Opus cité). Tanaka M: Spirulina Alone or in Food for the Treatment of Chronic Pancreatitis. Ideal food for pancreatitis, anticipation of its medicinal use. In The Secrets of Spirulina. (Opus cité). Sakai T: Amelioration of Gastroptosis and Ulcers in my patients. Controlling modern diseases of the digestive tract occasioned by foods with artificial additives. In: The Secrets of Spirulina. (Opus cité). Premkumar K, SK Abraham, ST Santhiya & A Ramesh: Protective effect of Spirulina fusiformis on chemical-induced genotoxicity in mice, Fitoterapia*, 2004 Jan;75(1):24-31.
408. Kato T, I Saiki & I Nishino: Cancer Prevention and Inhibition of Tumor Metastasis by Spirulina Components, JP H8-316169, *Dainippon Ink and Chemicals* Inc., 1998.
409. Tanaka M: *Spirulina Alone or in Food for the Treatment of Chronic Pancreatitis. Ideal food for pancreatitis, anticipation of its medicinal use*. In The Secrets of Spirulina. (Opus cité).
410. Fica V, et al.: Observations on the utilization of spirulina as an adjuvant nutritive factor in treating some diseases accompanied by a nutritional deficiency, Clinica II Medicala, Spitalui Clinic, Bucuresti. Med. Interna, 1984, 36 (3).
411. Evets L et al.: Means to normalize the levels of immunoglobulin E, using the food supplement

Spirulina, Grodenski State Medical Univ. Russian Federation Committee of Patents and Trade, Patent (19) RU (11)2005486, Jan. 15, 1994.
412. Chen, LL et al.: Experimental study of spirulina platensis in treating allergic rhinitis in rats, íÜìÏëÂäwäw_(à„äwî≈) = Journal of Central South University (Medical Sciences), Feb. 2005; 30(1):96-8.
413. Karkos PD, SC Leong, AK Arya, SM Papouliakos, MT Apostolidou & WJ Issing: Complementary ENT': a systematic review of commonly used supplements, J Laryngology & Otology, 2006 Nov 24; 1-4.
414. Mao TK et al.: Effects of a Spirulina-Based Dietary Supplement on Cytokine Production from Allergic Rhinitis Patients, Journal of Medicinal Food, 2005; (8):27-30.
415. Natural Products Expo West, 17–20/03/2005, Anaheim, CA.
416. Etude basée sur une enquête de 1996 du National Center for Health Statistics ou Centre national des statistiques de santé. Drapeau C: Results of Survey of AFA Consumers, Presentation at Klamath Falls, Oregon, August 8, 1998.
417. Pascaud M: The essential polyunsaturated fatty acids of Spirulina and our immune response. In: Doumengue F, H Durand-Chastel, A Toulemont, Eds.: Spiruline algue de vie, Bulletin de l'Institut Océanographique Monaco, Numéro spécial 1993; 12:49-57.
418. Yen SS & HG Morris: An imbalance of arachidonic acid metabolism in asthma, Biochem. Biophys. Res. Com-. mun., 1981; 103, 774-779.
419. Black PN, S Sharpe S: Dietary fat and asthma: is there a connection? Eur Respir J. 1997 Jan; 10(1):6-12. Kankaanpaa P et al.: Dietary Fatty Acids and Allergy, Ann Med, 1999; 31:282-287. Thien, F et al.: Oily fish and asthma - A fishy story? Med J Australia, February 5, 1996; 164:135-36. Hodge et al., Consumption of oily fish and childhood asthma risk, Med J Australia 1996; 164:137-40.
420. Arm JP, CE Horton, NM Eiser et al.: The effects of dietary supplementation with fish oil on asthmatic responses to antigen, J Allergy Clin Immunol., 1988; 81:183 [abstract #57]. Broughton KS, CS Johnson, BK Pace et al.: Reduced asthma symptoms with n-3 fatty acid ingestion are related to 5-series leukotriene production, Am J Clin Nutr., 1997; 65:1011–7. Dry J, D Vincent: Effect of a fish oil diet on asthma: results of a 1-year double-blind study, Int Arch Allergy Appl Immunol., 1991; 95:156–7.
421. Tanaka M: *Spirulina Alone or in Food for the Treatment of Chronic Pancreatitis. Ideal food for pancreatitis, anticipation of its medicinal* use. In The Secrets of Spirulina. (Opus cité).
422. Fica V, et al.: Observations on the utilization of spirulina as an adjuvant nutritive factor in treating some diseases accompanied by a nutritional deficiency, Clinica II Medicala, Spitalui Clinic, Bucuresti. Med. Interna, 1984, 36 (3).
423. Abrams K: Attention Deficit Hyperactivity Disorder: A Nutritional Approach, Book Crafter. 1998: 48-9.
424. Kim HM, EH Lee, HH Cho et al.: Inhibitory effect of mast cell-mediated immediate-type allergic reactions in rats by spirulina, Biochem Pharmacol., 1998; 55(7):1071–6. Yang HN, EH Lee, HM Kim: Spirulina platensis inhibits anaphylactic reaction, Life Sci., 1997; 61:1237-1244.
425. Bisgaard H: Leukotrienes and prostaglandins in asthma, Allergy; 1984; 69:413-20. Magnan A, DA Vervloet: Anti-leucotriènes (2) : place des leucotriènes dans la physiopathologie de l'asthme et de la rhinite, Rev. fr. allergol. immunol. clin., 1999; 39(1):25-29.
426. Kushak R et al.; Favorable effects of blue-green algae Aphanizomenon flos-aquae on rat plasma lipids, Journal of the American Nutraceutical Association, January 2000; 2(3):59-65.
427 Massachusetts General Hospital affilié à la Harvard Medical School.
428. Neuman I, H Nahum, A Ben-Amotz: Prevention of exercise-induced asthma by a natural isomer mixture of beta-carotene, Annals of Allergy and Asthma Immunology, June 1999; 82(6):549-53.
429. Labhe RU, UV Mani, U M Iyer, M Mishra, K Jani, A Bhattacharya: The Effect of Spirulina in the Treatment of Bronchial Asthma, Journal of Nutraceuticals, Functional & Medical Foods, 9/1/2001; 3(4):53-60.
430. Naddem A, SK Chhabra, A Masood & HG Raj: Increased oxidative stress and altered levels of antioxidants in asthma, J Allergy Clin Immunol., 2003 Jan; 111(1):72-8.
431. Nagakura T, S Matsuda, k Shichijyo et al.: Dietary supplementation with fish oil rich in omega-3 polyunsaturated fatty acids in children with bronchial asthma, Eur Respir J., 2000; 16:861–5.
432. Yamazaki Y: Lost Vision Rapidly Restored. Continuous Improvement in Case of Cataracts, Glaucoma, etc. In: The Secrets of Spirulina, C Hills ed., University of the Trees Press, USA, 1980.
433. Environ 1500 avant JC.
434. Budd G: Lectures on the disorders resulting from defective nutriment, Lond. Med. Gaz. 1842; 2:743-749
435. Bitot C : Mémoire sur une lésion conjunctivale non encore décrite coïncidant avec héméralopie, Gaz. Hebd. Med. Chir. 1863; 10:284-286.
436. Mori M : Über den sog. Hikan (Xerosis conjunctivae infantum ev. Keratomalacie) Jahrb. Kinderheilk. 1904; 59:175-195.

437. Osborne TB & LB Mendel: The relation of growth to the chemical constituents of the diet, J. Biol. Chem., 1913; 15:311-326. McCollum EV & M Davis: The necessity of certain lipids in the diet during growth, J. Biol. Chem., 1913; 15:167-175. McCollum EV & M Davis: The nature of the dietary deficiencies of rice, J. Biol. Chem., 1915; 181-230. Bloch C E: Klinische Untersuchungen über dystrophie und xerophthalmie by jungen Kindern. Jahrb. Kinderheilk, 1919; 89:409-441. Drummond JC: The nomenclature of so-called accessory food factors (vitamins), Biochem. J., 1920; 14:660-661. Fridericia LS & E Holm: Experimental contribution to the study of the relation between night blindness and malnutrition, Am. J. Physiol., 1925; 73:63-78.

438. Seshadri CV: All India Coordinated Project on Spirulina, Shri Amm Murugappa Chettiar Research Center (MCRC) Madras, India, 1993.

439. Annapurna V et al.: Bioavailability of spirulina carotenes in preschool children, National Institute of Nutrition, Hyderabad, India, J. Clin. Biochem, Nutrition, 1991; 10 145-151.

440. Yamazaki Y: Lost Vision Rapidly Restored. Continuous Improvement in Case of Cataracts, Glaucoma, etc. In: The Secrets of Spirulina, C Hills ed., University of the Trees Press, USA, 1980.

441. Madzekin AS, VT Paramei, LV Yavets: Food additive of Spirulina is proposed for application as a preparation for curing radionuclide cataract, Official bulletin of the Republic of Belarus, 1997; 2(13):29. Patent (51) A61K35/80; (21) 950890A; (22) 16.10.95.

442. Haque SE & KM Gilani: Effect of ambroxol, spirulina and vitamin-E in naphthalene induced cataract in female rats, Indian J Physiol Pharmacol., 2005 Jan; 49(1):57-64.

443. Gale CR, NF Hall, DI Phillips & CN Martyn: Plasma antioxidant vitamins and carotenoids and age-related cataract, Ophthalmology, 2001; 108:1992-1998. Calpain proteolysis of lens fodrin in cataract. Biochem. Mol. Biol. Int., 1998; 45:963-78. Kelley MJ, LL David, N Iwasaki, J Wright & TR Shearer: alpha-Crystallin chaperone activity is reduced by calpain II in vitro and in selenite cataract. J. Biol. Chem. 1993; 268.

444. Pratt: Dietary prevention of age-related macular degeneration, J. Amer. Optom. Assoc. 1999; 70:39-47. Hammond BR Jr, BR Wooten BR, DM Snodderly: Density of the human crystalline lens is related to the macular pigment carotenoids, lutein and zeaxanthin, Optom. Vis. Sci. 1997; 74:499-504. Kilic F, R Bhardwaj, J Caulfeild & JR Trevithick: Modeling cortical cataractogenesis 22: is in vitro reduction of damage in model diabetic rat cataract by taurine due to its antioxidant activity? Exp. Eye Res., 1999: 69:291-300. Mitton KP, HA Linklater, T Dzialoszynski, SE Sanford, K Starkey & JR Trevithick: Modeling cortical cataractogenesis 21: in diabetic rat lenses taurine supplementation partially reduces damage resulting from osmotic compensation leading to osmolyte loss and antioxidant depletion, Exp. Eye Res. 1999: 69:279-89.

445. Cooper DA et al: Dietary Carotenoids and certain cancers, heart disease, and age-related macular degeneration – a review of recent research, Nutrition Rev., July 1999, 57:7, 201-204. Perlman, JA Mares et al.: Serum antioxidants and age-related macular degeneration in a population-based case-control study, Archive of Ophthalmology, Dec 1995; 113:12, 1518-23. Seddon Q: Dietary Carotenoids, Vitamins C and E, and advanced age-related macular degeneration, JAMA, 1994; 272:1413-1420.

446. West S, S Vitale, J Hallfrisch, B Munoz, D Muller, S Bressler et al.: Are antioxidants or supplements protective for age-related macular degeneration? Arch. Ophthalmol, 1994; 112:222-7. Bravetti G: Preventative medical treatment of senile cataract with vitamin E and anthocyanodins: Clinical evaluation, Ann Ottalmol Clin Ocul, 1989; 115:109.

447. Head KA: Natural therapies for ocular disorders, part two: cataracts and glaucoma, Altern. Med. Rev., 2001; 6:141-66. Filina AA: Antioxidant therapy of primary glaucoma, Vestn. Oftalmol., 1994; 110:33-5.

448. CB'a design agency & consultants in brand strategy

449. D.T.N. : Directeur Technique National

450. a *Que mangerons nous demain*, Odile Jacob 2005

b Berger P : The Healing Power of Minerals, Special Nutrients and Trace Elements, Rocklin, Ca, Prima Publishing Co. 1997 :46-75. Jack A : Nutrition under siege, One peaceful World, 1998;34:1-4. Mayer AM: Historical changes in the mineral content of fruits and vegetables. A cause for concern? Br Food J., 1997;99:207-11

c Wprthington V: Nutritional quality of organic versus conventional fruits, vegetables, and grains, The Journal of Alternative and complementary Medecine 2001;7:161-73

d voir aussi : Jean-Louis Vidalo ; The dietary fibres : Thèse de Doctorat – Paris Lariboisière Saint-Louis 1977

e. Takeuchi et al.:Clinical experiences of administrationof spirulina to patients with hypochronic anemia,Medical and Dental Univ., Japan, 1978. Nayaka, N. et al.:Cholesterol lovering effects of spirulina. Nutrition Reports International, 1988, 37(6). Yamazaki Y.:The secrets of spirulina, Medical Discoveries of the Japanese Doctors, USA 1980.

451. Brewerton TD: Toward a unified theory of serotonin dysregulation in eating and related disorders, Psychoneuroendocrinology, 1995 ;20:561-590.
452. McClain CJ, MA Stuart, B Vivian et al.: Zinc status before and after zinc supplementation of eating disorder patients, J Amer Coll Nutr, 1992 ;11:694-700. Humphries L, B Vivian, M Stuart & CJ McClain: Zinc deficiency and eating disorders, J Clin Psychiatry 1989; 50:456-459.
453. Schauss A & C Costin:. Zinc as a nutrient in the treatment of eating disorders, Am J Nat Med 1997 ;4:8-13.
454. Ibid et Schauss A: Natural and conventional therapies in the treatment of eating disorders, Int J Integr Med, 2000;2:30-39.
455. Hall RC, RS Hoffman, TP Beresford et al.: Hypomagnesemia in patients with eating disorders, Psychosomatics 1988; 29:264-272.
456. Gelber D, J Levine, RH Belmaker: Effect of inositol on bulimia nervosa and binge eating, Int J Eat Disord, 2001; 29:345-348.
457. Winston AP, CP Jamieson, W Madira W et al.: Prevalence of thiamin deficiency in anorexia nervosa, Int J Eat Disord, 2000; 28:451-454. Williams RD, HL Mason, MH Power et al.: Induced thiamine (vitamin B l) deficiency in man: relation of depletion of thiamine to development of biochemical defect and of polyneuropathy, Arch Int Med, 1943; 71:38-53.
458. Van Binsbergen CJ, J Odink, H Van den Berg et al.: Nutritional status in anorexia nervosa: clinical chemistry, vitamins, iron and zinc, Eur J Clin Nutr, 1988; 42:929-937. Rock CL & S Vasantharajan: Vitamin status of eating disorder patients: relationship to clinical indices and effect of treatment, Int J Eat Disord, 1995:18:257-262. Capo-chichi CD, JL Gueant, E Lefebvre et al.: Riboflavin and riboflavin-derived cofactors in adolescent girls with anorexia nervosa, Am J Clin Nutr, 1999; 69:672-678.
459. Hadigan CM, EJ Anderson, KK Miller et al.: Assessment of macronutrient and micronutrient intake in women with anorexia nervosa, Int J Eat Disord, 2000; 28:284-292.
460. Shay NF & HF Mangian: Neurobiology of zinc-influenced eating behavior, J Nutr 2000;130:1493S-1499S. Bakan R: The role of zinc in anorexia nervosa: etiology and treatment, Med Hypotheses 1979; 5:731-736. Eckert ED, C Pomeroy, N Raymond et al.: Leptin in anorexia nervosa, J Clin Endocrinol Metab, 1998 ;83:791-795. Hadigan CM, EJ Anderson, KK Miller et al.: Assessment of macronutrient and micronutrient intake in women with anorexia nervosa, Int J Eat Disord, 2000; 28:284-292.
4621 Hall RC, RS Hoffman, TP Beresford et al.: Hypomagnesemia in patients with eating disorders, Psychosomatics, 1988; 29:264-272.

462. Halmi KA & JR Falk: Common physiological changes in anorexia nervosa, Int J Eat Disord 1981; 1:16-17. Langan SM & PM Farrell: Vitamin E, vitamin A and essential fatty acid status of patients hospitalized for anorexia nervosa, Am J Clin Nutr, 1985; 41:1054-1060. Holman RT, CE Adams, RA Nelson et al: Patients with anorexia nervosa demonstrate deficiencies of selected essential fatty acids, compensatory changes in nonessential fatty acids and decreased fluidity of plasma lipids, J Nutr 1995 ;125:901-907.
463. Picard E : Le traitement de la MPE avec la spiruline en Centrafrique. Centre de Nutrition du Foyer de Charité de Bangui, 1993, 1-3.
464. Esca SA, W Brenner, K Mach, F Gschnait: Kwashiorkor-like zinc deficiency syndrome in anorexia nervosa, Acta Derm Venereol 1979; 59:361-364.
465. Sexual Vitality : "*Spirulina a super food to improve sexual vigour*". (Challem, Jack Joseph. Spirulina. A Good Health Guide. Keats Publishing, New Canaan CT, 1981).
466. Enquête de Tns-Sofres sur « Fatigue et troubles du sommeil » pour l'Institut national du sommeil et de la vigilance (Isv), 28 mars 2007.
467. Les différentes théories sont exposées dans le chapitre « Theories of aging » l'ouvrage du Dr Ronald Klatz : Stopping the clock, Keats Publishing, 1996.
468. Pr Etienne-Emile Beaulieu : Professeur au College de France ; chaire des Fondements et Principes de la Reproduction Humaine
469. Miranda MS, RG Cintra, SB Barros et al.: Antioxydant activity of the microalga Spirulina maxima, Braz J Med Biol Res, 1998; 31:1075-9.
470. Bulik C.: How the Spirulina, a green-blue alga, preserves de cell from degeneration, and extends youth and human lifespan. In: Doumenge F, F Durand-Chastel, A Toulemont, Eds.: Spiruline algue de vie, Bull. Inst. Océanogr. 1993; 12(42):121-132.
471. Wang Y et al.: Dietary supplementation with blueberries, spinach, or spirulina reduces ischemic brain damage, Exp Neurol., 2005; 193(1):75-84. Stromberg I et al.: Blueberry and spirulina-enriched diets enhance striatal dopamine recovery and induce a rapid, transient microglia activation after injury of the rat nigrostriatal dopamine system, Exp Neurol., 2005; 196(2):298-307. Gemma C, MH. Mesches, B Sepesi, K Choo, DB Holmes & PC Bickford: Diets Enriched in Foods with High Antioxidant Activity Reverse Age-Induced Decreases in Cerebellar -Adrenergic Function and Increases in Proinflammatory Cytokines, J. Neurosci., 2002; 22: 6114-6120. Cartford MC, C Gemma & PC Bickford: Eighteen-Month-Old Fischer 344 Rats Fed a Spinach-Enriched Diet Show Improved Delay Classical Eyeblink Condi-

tioning and Reduced Expression of Tumor Necrosis Factor (TNF) and TNF in the Cerebellum, J. Neurosci., 2002; 22:5813-5816.
472. Zhang C et al.: The Effects of Polysaccharide and Phycocyanin from Spirulina platensis variety on Peripheral blood and Hematopoietic system of Bone Marrow in Mice, Second Asia-Pacific Conference on Alga Biotechnology, 1994 April 25-27, p.58.
473. Yamane Y et al.: The effect of spirulina on nephrotoxicity in rats, Chiba Univ., Presented at Annual Symposium of the Pharmaceutical Society of Japan, April 15, 1988. Japan.
474. Cooper DA et al: Dietary Carotenoids and certain cancers, heart disease, and age-related macular degeneration – a review of recent research, Nutrition Rev., July 1999, 57:7, 201-204. Perlman, JA Mares et al.: Serum antioxidants and age-related macular degeneration in a population-based case-control study, Archive of Ophthalmology, Dec 1995; 113:12, 1518-23. Seddon Q: Dietary Carotenoids, Vitamins C and E, and advanced age-related macular degeneration, JAMA, 1994; 272:1413-1420. West S, S Vitale, J Hallfrisch, B Munoz, D Muller, S Bressler et al.: Are antioxidants or supplements protective for age-related macular degeneration? Arch. Ophthalmol, 1994; 112:222-7. Bravetti G: Preventative medical treatment of senile cataract with vitamin E and anthocyanodins: Clinical evaluation, Ann Ottalmol Clin Ocul, 1989; 115:109. Head KA: Natural therapies for ocular disorders, part two: cataracts and glaucoma, Altern. Med. Rev., 2001; 6:141-66. Filina AA: Antioxidant therapy of primary glaucoma, Vestn. Oftalmol., 1994; 110:33-5. Yamazaki Y: Lost Vision Rapidly Restored. Continuous Improvement in Case of Cataracts, Glaucoma, etc. In: The Secrets of Spirulina, C Hills ed., University of the Trees Press, USA, 1980.
475. Baojiang G et al.; Study on Effect and Mechanism of Polysaccharides of Spirulina platensis on Body Immune Functions Improvement, Second Asia- Pacific Conference on Algal Biotechnology, April 25-27, 1994, p. 24. Hayashi O et al.: Enhancement of Antibody Production in Mice by Dietary Spirulina platensis, Journal of Nutritional Sciences and Vitaminology, 1994; 40:431-441. Lisheng L et al.: Inhibitive Effective and Mechanism of Polysaccharide of Spirulina platensis on Transplanted Tumor Cells in Mice, Marine Sciences, Qindao China, 1991; 5:33-38. Qureshi MA, MT Kidd & RA Ali: Spirulina platensis Extract Enhances Chicken Macrophage Functions After in vitro Exposure, Journal of Nutritional Immunology, 1995; 3(4):35-45. Qureshi MA, RA Ali: Phagocytic potential of Feline macrophages after exposure to a water soluble extract of spirulina in vitro, Immunopharmacology, Jan. 1996. Qureshi MA, JD Garlich & MT Kidd: Dietary Spirulina platensis Enhances Humoral and Cell-mediated Immune Functions In Chickens, Immunopharmacology and Immunotoxicology, 1996 Aug; 18(3):465-76.
476. Babu M et al.: Evaluation of Chemoprevention of Oral Cancer with Spirulina fusiformis, Nutrition and Cancer, 1995; 24(2):197-202. Lisheng L. et al.: Inhibitive Effective and Mechanism of Polysaccharide of Spirulina platensis on Transplanted Tumor Cells in Mice, Marine Sciences, Qindao China, 1991; 5:33-38. Pang Qishen et al.: Enhancement of Endonuclease Activity and repair DNA Synthesis by Polysaccharide of Spirulina platensis, Acta Genetica Sinica (Chinese Journal of Genetics), 1998; 15(5):374-381.
477. Tanabe I: A Report of Success with Getting Back Lost Hair (Circular Depilation) by Ingestion of Spirulina. Only One Case, but the Depilatory Process Was Halted and the Downy Hair Darkened. In: The Secrets of Spirulina, Hills C. ed., University of the Trees Press, USA, 1980.
478. Walford RL: The 120-Year Diet. Simon and Schuster, NY, 1986. Weindruch RH & RL Walford: The Retardation of Aging and Disease by Dietary Restriction, Charles C. Thomas, NY, 1988. Walford RL & LJ Walford: The Anti-Aging Plan, Four Walls Eight Windows, NY 1994. Walford RL: Beyond the 120-Year Diet, Four Walls Eight Windows, NY 2000.
479. Willcox B, C Willcox & M Suzuki: The Okinawa Diet Plan, Clarkson-Potter, NY, 2004.
480. Dr Bradley Willcox, Star Bulletin, Hawaii News, 06/06/2004.
481. Melov S, MA Tarnopolsky, K Beckman, K Felkey & A Hubbard: Resistance Exercise Reverses Aging in Human Skeletal Muscle, PLoS ONE, 2007; 2(5): e465.
482. Potentialisation des effets positifs conjugués de la vitamine A, de la vtamine D, de la vitamine E, du sélénium, du zinc, de la superoxyde dismutase et de la phycocyanine sur l'élastine et le collagène de la peau…
483. Basée sur une politique d'agriculture productiviste avec une augmentation des pesticides et lancée dans les années 1940 pour lutter contre la faim dans les pays du Tiers-Monde.
484. Sinha RK: Embarking on the Second Green Revolution for Sustainable Agriculture in India: A Judicious Mix of Traditional Wisdom and Modern Knowledge in Ecological Farming, Journal of Agricultural and Environmental Ethics, May 1997; 10:183-197.
485. Une étude menée à Central Luzon, aux Philippines, indique une hausse de 13 % de la production de riz pendant les années 1980 mais au prix d'une

augmentation des engrais de 21 %. Dans les Plaines Centrales, pour obtenir une augmentation de 6,5 % des récoltes, il faut 24 % d'engrais et 54 % de pesticides en plus. A Java les augmentations de récoltes de 23 % sont annulées par une augmentation de 65 % des engrais et de 69 % des pesticides. [Rosset P: The Case for Small Farms, Multinational Monitor, 2000; 07-08.

486. Prédali D, Les Dessous de l'Agroalimentaire : Votre Caddie en otage, Editions du Dauphin, Paris, 2001.

487. Communiqué de presse du Conseil économique et social des Nations Unies, ECOSOC/6067, 15/07/2003. Et Henrikson R: Earth Food Spirulina: How This Remarkable Blue-Green Algae Can Transform Your Health and Our Planet, Ronore Enterprises, 1989. De plus, 90 % des 200 000 tonnes de la production mondiale de soja et 25 % de la production mondiale de maïs sont transformés en aliment pour bétail. Deux tiers de la production de céréales européennes sont utilisés pour les animaux et cela ne suffit pas à les nourrir. Ce sont les bovins et les animaux de boucherie qui consomment la plus grande partie des céréales et oléaprotéagineux cultivés de la planète. [Van Middendorp, W : Platform Earth Farmer Consumer - 15/04/03].

488. Garcés L: The Detrimental Impacts of Industrial Animal Agriculture - A Case For Humane And Sustainable Agriculture, Compassion in World Farming Trust, 2002.

489. Les céréales et les oléaprotéagineux permettent d'engraisser les animaux plus rapidement qu'un régime herbivore exclusif et de consommer la viande rapidement après l'abattage. Engraisser un bœuf n'est pas une mince affaire : un bestiau moyen doit ingurgiter 2 tonnes de céréales et de soja pour prendre 200 kilos. Il lui faut 550 gr de ce mélange pour fabriquer les protéines d'un hamburger de 115 grammes. Non seulement le processus de conversion du bon bovidé ne brille pas par son efficience, mais il implique en plus la quantité monstrueuse de 21 kilos de déjections par jour. A cela s'ajoutent les pesticides et les engrais de la culture de sa nourriture qui polluent les sols, l'eau et l'air avec des grandes quantités de nitrates, d'antibiotiques et autres petites concoctions pétrochimiques. [Pimentel D & M Pimentel: Fond Energy and Society, Wiley, 1979.].

490. The Browning of America, Newsweek, 22/02/1981. Une étude démontre que pour faire 1 kilo de viande de bœuf, il faut 100 000 litres d'eau pour la consommation de l'animal et pour la production de son alimentation, alors qu'il ne faut que 900 litres d'eau pour produire 1 kilo de blé. Et cette évaluation ne concerne que l'alimentation de l'animal ! Resterait à chiffrer tout ce qui concerne le traitement des carcasses. [Pimentel D et al.: Water resources: Agriculture, the environment, and society, BioScience; Feb 1997; 47.]

491 Brower M & W Leon: The Consumer's Guide to Effective Environmental Choices, Three Rivers Press, 1999.

492. Robbins J: Diet for a New America, How Your Food Choices Affect Your Health, Happiness, and the Future of Life on Earth, HJ Kramer, 1989.

493. The Price of Beef: The WorldWatch Institute, July/Aug 1994, pg 39.

494. L'Institut français de l'environnement a publié une étude sur les flux de nitrate dans les fleuves qui proviennent des surfaces agricoles. [Revue Cultivar 529, 22/04/2002.] Le monde agricole, qui consomme 69 % de l'eau utilisée en France, est l'un des principaux responsables de la pollution des ressources en eaux et pourtant il ne participe au financement des agences de l'eau qu'à hauteur de 1 % !

495. Cañizares RO et al.: Free and immobilized cultures of Spirulina maxima for swine waste treatment, Biotech Letters, 1993; 15:32-326. Hall DO, SA Markov, Y Watanabe & KK Rao: The potential applications of cyanobacterial photosynthesis for clean technologies, Photosynthesis Research, November 1995; 46(1-2):159-167. Madrid Y, ME Barrio-Cordoba, C Camara: Biosorption of antimony and chromium species by Spirulina platensis and Phaseolus. Applications to bioextract antimony and chromium from natural and industrial, Analyst, 1998; 123(7):1593-1598. Patnaik et al.: Alginate immobilization of Spirulina platensis for wastewater treatment, Indian J. Exp. Biol., 2001; 39: 824-6.

496. An J. & WW Carmichael: Technical Booklet for the Microalgae Biomass Industry: Detection of microcystins and nodularins using an enzyme linked immunosorbant assay (ELISA) and a protein phosphate inhibition assay (PPIA), Dept. Bio. Sci. Wayne State Univ, Dayton OH, July 1996. Spirulina safety food guidelines used by US and Japan growers. Spirulina food standards microbiological quality requirements of France, Sweden, Japan and Earthrise Farms (USA).

497. Selon l'étude People of the Tropical Forest [Denslow J & C Padoch : People of the Tropical Rainforest, University of California Press, 1988], pour chaque hamburger de 115 grammes produit dans ces régions, 6 m2 de forêt tropicale et 75 kilos de matière vivante sont détruits, dont 20 à 30 espèces de plantes différentes, des milliers d'insectes appartenant à des centaines d'espèces et des douzaines d'espèces d'oiseaux, de mammifères et de reptiles. Quant aux rares populations indigènes qui restent, elles sont obligées de s'enfoncer plus profondément dans la forêt. La

population indienne du Brésil est passée de 200 000 en 1963 à 100 000 en 1978. [Lernoux L: Cry of the People, The struggle for human rights in Latin America and the Catholic Church in conflict with US policy, Penguin Books, 1980.] Les Indiens Wichi en Argentine, qui vivent toujours de cueillette et de chasse et dont les terres tribales disparaissent, sont menacés d'extinction. [Barnett A: They hailed it as a wonderfood. Soya not only destroys forests and small farmers - it can also be bad for your health, The Observer, 07/11/2004.] Les communautés autochtones qui vivent dans les ensembles forestiers de Las Yungas et Gran Chaco et qui dépendent de la forêt pour leur survie sont évacuées par la police locale payée par les barons du soja. [Greenpeace, Buenos Aires, 27/77/2004 : Témoignage de Ramón Ferricra, un habitant des forêts de Gran Chaco.]

498. La culture du maïs nécessaire pour produire un hamburger de 115 grammes détruit cinq fois le poids de ce hamburger en sol arable. [Ryan JC. & AT Durning: Stuff: The Secret Lives of Everyday Things, Northwest Environment Watch, 1997]. Un steak de 500 gr provenant d'un bœuf engraissé aux céréales coûte 18 kg de sol arable érodé. Et 1kg de protéines de bœuf nourri au maïs représente 145 kg de sol arable érodé. [WorldWatch Institute, op cité].

499. Le Programme des Nations Unies pour l'Environnement (PNUE) estime que 20 % des pâturages mondiaux ont été dégradés depuis 1945 et que le rythme de destruction s'accélère. La désertification affecte maintenant plus de 200 000 km2 des terres arables mondiales par an, provoquée en grande partie par une forte concentration de bétail, en particuliers des bovins. [Cox J & S Varpama: The Livestock Revolution; Development or Destruction? Thailand Report, 2000, Compassion in World farming, UK]. Ce type de désertification affecte aussi les pays pauvres où, des élevages de bovins destinés à l'exportation, font les mêmes dégâts. L'Amérique centrale et l'Amérique du Sud, l'Afrique Sub-saharienne, le Sahel, l'Asie de l'Ouest et l'Afrique du Nord sont touchées. [World Bank Report 23241].

500. Les Nations Unies, la Banque mondiale et le World Wildlife Fund (WWF) réunis au sein de l'Alliance pour la forêt (Forest Alliance) ont à nouveau tiré la sonnette d'alarme : au rythme actuel, plus de 140 000 km2 de forêts sont détruits chaque année, soit à peu près la superficie de la Grèce. La déforestation avance à raison de 28 hectares de coupes par minute : 30 % à 40 % de la surface des terres dans le monde. La destruction des forêts est responsable de la perte de 2 % à 5% de la biodiversité par décennie. On estime qu'environ 137 espèces disparaissent chaque jour dans le monde du fait de la déforestation tropicale, 5e édition du Forum sur les forêts des Nations unies, 25 mai 2005 à New York.

501. Surface de forêt tropicale détruite pour la production d'un hamburger industriel: 6 m2. [Denslow J & C Padoch: People of the Tropical Rainforest, University of California Press, 1988.]

502. Les surfaces cultivées consacrées au soja ont augmenté de 26.5 % dans le monde, soit 771 000 km2 entre 1990 et 2002. Une part importante du processus de déforestation de l'Amazonie est attribuée à l'avancée de la production de soja dont 90 % est exporté vers l'Europe et l'Asie. [Center for International Forestry Research (CIFOR), 02/04/2004.]

503. Rio Earth Summit, 1992.

504. Nutrition Security Institute, 2006.

505. Kavaler L: Green Magic – Algae Rediscovered, Thomas Y. Crowell, NY, 1983. Benemann, JR, PC Hallenbeck, JC Weissman, M Murry & WJ Oswald: Fertilizer production with nitrogen-fixing heterocystous blue-green algae, Final Report to the National Science Foundation, Sanitary Eng. Res. Lab., Univ. Calif. Berkeley, 1977.

506. Metting B: Micro-algae in agriculture, Micro-Algal Biotechnology, ed. by Bororwitzka, Cambridge Univ., U.K., 1988.

507. Blue-green algae for rice production, FAO of the U.N., FAO Soils Bulletin, Rome, 1981.

508. Fryer L & D Simmons: Food Power From the Sea: The Seaweed Story, Mason/Charter, NY, 1977.

509. Irisarri P, S Gonnet & J Monza: Cyanobacteria in Uruguayan rice fields: diversity, nitrogen fixing ability and tolerance to herbicides and combined nitrogen. J Biotechnol, 2001 Oct 4; 91(2-3):95-103. Kannaiyan S, SJ Aruna, SMP Kumari, DO Hall: Immobilized cyanobacteria as a biofertilizer for rice crops, J Appl Phycol, 1997; 9:167-174. Banerjee M, A Sharma A & T Thomas: Potential use of lake cyanobacterial biomass as fertilizer for the cultivation of food crops, World J Microbiol Biotechnol, 1997; 13:595-596. Carreres R, R Gonzáles Tomé, J Sendra, R Ballesteros, E Fernández Valiente, A Quesada, M Nieva & F Leganés: Effect of nitrogen rates on rice growth and biological nitrogen fixation, J Agric. Sci., 1996; 127:295-302. Sinha RP & DP Häder: Photobiology and ecophysiology of rice field cyanobacteria, Photochem. Photobiol. 1996; 64:887-896. Rother JA, A Aziz, N Hye Karim & BA Whitton: Ecology of deepwater rice-fields in Bangladesh. Nitrogen fixation by blue-green algal communities, Hydrobiologia, 1988; 169:43-56. Roger PA & SA Kulasooriya: Blue-green Algae and Rice, International Rice Research Institute, Manila, 1980.

510. Venkataraman GS: Algal Bio-fertilizers and Rice Cultivation, Today and Tomorrow, New Delhi, 1972.

511 Le rapport des Nations Unies « Livestock's Long Shadow – Environmental Issues and Options' [FAO Report, November 2006] indique que le bétail – bovins (pour la viande et le lait), porcs, volailles et quelques autres animaux d'élevage – est l'un des trois plus importants contributeurs de chacun des problèmes environnementaux les plus graves.

512. Charlier RH, P Morand: Macroalgal Population explosion and Water Purification – Survey, Assessment and Prognosis, International Journal of Environmental Studies, October 2003; 60(5):421-433.

513. Grantham R: Seeking a biological solution for the greenhouse dilemma, Institut d'Evolution Moléculaire, Univ. Claude Bernard Lyon, 1988.

514. Auteur de Earth Food Spirulina: How This Remarkable Blue-Green Algae Can Transform Your Health and Our Planet, [Ronore Enterprises, 1989] et Président de Earthrise.

515. La superficie de l'Indiana est de 92 895 km2.

516. Switzer L: Spirulina - The Whole Food Revolution, Bantam, NY, 1982.

517 Ibid.

518. Conformément à la Résolution des Nations Unies/ECOSOC 2003/212 du 5 Mars 2003.

519. A été institué par deux traités multilatéraux internationaux reconnus par la série des Traités des Nations Unies : Le Libre Accord pour la Coopération dans la Recherche Scientifique et l'Utilisation aux fins Humanitaires de la Micro-algue Spiruline dans l'Alimentation. Il a été enregistré auprès de L'office des Nations Unies, département des Affaires Légales-Traités, la série des traités des Nations Unies (No.37542/37543, article 102).

520. Annick Wilmotte ; CIP,Institute of Chemistry B6, University of Liège, Belgium.

521. La société helvétique Antenna Technologie, présidé par Denis Von Der Weid, précurseur dans ce domaine, est une des plus actives. Le Lycée agricole d'Hyères en France, à l'initiative de Claude Villard, dispense une formation pratique qui permet à des jeunes d'animer à leur tour des formations sur site d'algoculteurs de spiruline dans les pays émergents.

522. La firme Earthrise, leader mondial

523. Fermes aquacoles de Nanchang, de Wuhan, de l'île de Hainan

524. Pour exemple : souches LONAR § PARACAS

- Brevet de SPIRULINE HTPA®

525. Université de Lisbonne – Université des Açores – INETI – INOVA – SOGEO – Groupe SOLVAY

526. Université de Liège (Lab. de Biotechnologie algale & Lab. de Photobiologie) et société Bioprex

Glossaire

Acide : substance de saveur âcre, comme le citron, qui s'unit à une base pour former un sel. Il est défini par son PH ; le PH « acide » est inférieur à 7 sur une échelle de 0 à 14.
Exemples : l'acide chlorhydrique, l'acide acétylsalicylique (l'aspirine), l'acide citrique (extrait du citron), l'acide lactique (produit dans l'organisme par la contraction musculaire).

Acide aminé : substance acide comprenant un atome d'azote. Spécifique du tissu vivant, ce sont les principaux constituants des protéines.

Acide gras : élément constitutif des graisses, ou lipides.

Acide gras essentiel (AGE) : acide gras non fabriqué par l'organisme, et donc devant être obligatoirement fourni par l'alimentation.

Acide gras saturé : catégorie d'acides gras ne présentant aucune double liaison. Ils ne sont donc pas sensibles à l'oxydation, par contre cette saturation les rend très rigides. Ils sont un des facteurs responsables des plaques d'athérome responsables des maladies cardiovasculaires et cérébrales.

Acide gras insaturés et poly-insaturés : catégorie d'acides gras essentiels présentant une action protectrice contre les dépôts graisseux dans la lumière artérielle, et donc de prévention des affections cardio-vasculaires et cérébrales. Parmi eux, les célèbres Oméga 3.

Alcalin : opposé à acide. Se dit d'un élément capable de neutraliser un acide en se combinant à lui. Il est défini par son PH qui est supérieur à 7 (de 7 à 14). On dit indifféremment « alcalin » ou « basique ».

Anabolisme : ensemble des actions de construction effectuées dans le corps, ou encore transformation des matériaux nutritifs en tissus vivant.

Anticorps : molécule produite par les plasmocytes (une des catégories de globules blancs) en réponse à un antigène. L'anticorps se combine alors à l'antigène pour le neutraliser.

Antigène : substance étrangère (germe, allergène cutané, respiratoire, alimentaire etc.) qui suscite une réaction immunitaire de défense dans l'organisme.

Antioxydants : nutriments (vitamines, oligoéléments, enzymes, pigments) capables de s'opposer à l'action délétère des radicaux libres (sortes de toxines) contre l'organisme.

ATP (Adénosine Tri-Phosphate) : composé produit par les mitochondries de toutes les cellules, qui sont la source principale de l'énergie de l'organisme.

Basique : voir « alcalin ».

Behçet (La maladie de) (prononcer : bé-çèt) : trouble inflammatoire chronique. La majorité des symptômes causés par cette maladie auto-immune sont attribuables à une inflammation des vaisseaux sanguins (vasculite). Peut atteindre différents organes.

Biodisponibilité : capacité d'absorption par l'organisme humain d'un nutriment.

Carence : absence ou insuffisance de certains éléments indispensables au bon fonctionnement d'un organisme.

Cellules tueuses naturelles = N.K.C. (Natural Killer Cells) : cellules issues de certains globules blancs qui possèdent la capacité de tuer certaines cellules atypiques : cellules cancéreuses, cellules infectées par un virus, etc.

Chimiothérapie : traitement qui utilise des produits chimiques pour détruire plus ou moins spécifiquement certaines cellules. Le plus souvent utilisée pour désigner une thérapie chimique anticancéreuse.

Cortisone : hormone sécrétée par les glandes surrénales et qui intervient notamment dans le stress chronique. Elle possède une très puissante action anti-inflammatoire utilisée en thérapeutique.

Cryptoxanthine : pigment jaune (*xantos*) « caché » (*kruptos* = caché). C'est-à-dire qu'il n'est libéré que dans certaines circonstances physiques qui le démasquent.

Cyanobacteries : (encore appelées cyanophycées) : les plus primitifs et les plus anciens des organismes vivants connus. Elles ont en commun un pigment bleu (cyan).

Cyclo-oxygénase-2 (COX-2) : enzyme associé à certains processus inflammatoires.

Cytomégalovirus : virus de la famille des herpesvirus qui comprend le virus de l'herpès simplex, le virus d'Epstein-Barr, et le virus de la varicelle-zona. Cette famille est caractérisée par sa capacité à produire des particules virales latentes, génératrices de récidives chroniques.

Diabète non-insulinodépendant : appelé « de type II ». Ce diabète apparaît surtout chez les plus de cinquante ans, bien qu'il touche aujourd'hui de plus en plus d'enfants et d'adolescents. L'organisme ne répond plus aux signaux de l'insuline, hormone régulatrice du métabolisme glycémique sécrétée par le pancréas.

Diabète Insulinodépendant, dit de type I: survient le plus souvent dès l'enfance. Il est dû à un défaut de sécrétion d'insuline dans le pancréas. Aggrave considérablement le risque d'affections cardio-vasculaires.

Eicosanoïde: famille d'acides gras essentiels, dits poly-insaturés, parmi lesquels: l'acide alphalinolénique, l'acide éicosapentaénoïque (EPA), l'acide docosahexaénoïque (DHA).

Effets secondaires: effets indésirables dus à un traitement.

Enzyme: (on peut dire indifféremment « un » ou « une » enzyme) substance de nature protéique, qui provoque ou accélère une réaction biochimique à l'intérieur du corps.

E.P.O (Erythropoïétine): constitutif du cœur de l'érythrocyte, ou globule rouge, contient l'hémoglobine, transporteur de l'oxygène dans le sang.

Essentiel: se dit d'un nutriment qui ne peut pas être fabriqué par l'organisme, et qui doit donc être apporté obligatoirement par l'alimentation.

Exérèse: élimination d'une tumeur ou d'un organe, par exemple par chirurgie.

Ferritine: témoin des réserves de fer dans l'organisme.

Génétique: science de l'hérédité.

Génome: ensemble des gènes des chromosomes.

Glucides: une des trois catégories d'aliments correspondant aux sucres.

Harada (La maladie de): affection à composante virale au cours de laquelle on constate une diminution de la vision.

Hormone: substance fabriquée par une glande (thyroïde, surrénale, foie, ovaire etc.) qui est déversée dans le sang et qui va exercer une action spécifique sur divers organes, notamment de transmission d'information.

Immunité: lié aux défenses de l'organisme. Processus dans lequel interviennent les globules blancs, les lymphocytes T ou NK, les anticorps, les prostaglandines etc…

Intrants: nourritures minérales servant au développement de la spiruline.

In vitro: se dit d'expériences conduites dans les laboratoires de recherches, en dehors des organismes vivants.

Karoshi: « *mort par surmenage* » en japonais. Le phénomène a été identifié pour la première fois au Japon.

Kwashiorkor : maladie infantile liée directement à des carences nutritionnelles majeures. Les symptômes en sont un énorme ventre empli de liquide d'ascite, des lésions cutanées, oculaires, des diarrhées, une apathie, une asthénie intense confinant au marasme, des surinfections aggravant le tableau qui conduit à la mort si l'on ne procède pas rapidement à la réhydratation et à un rééquilibrage ionique et micro-organique.

Légumineuses : font partie du groupe des féculents. Ce sont les lentilles, les petits pois, les haricots blancs, les pois chiches, les fèves, le soja.

Leucocytes : globules blancs. Cellules assurant un rôle essentiel de défense de l'organisme. Il en existe plusieurs catégories : les polynucléaires, plus spécifiquement orientés contre les infections bactériennes ; les lymphocytes contre les infections virales etc.

Lipides : autre dénomination des graisses, dont fait partie le cholestérol, les triglycérides.

Lymphocytes : voir leucocytes catégorie de globules blancs.

Macronutriments : nutriments apportés à l'organisme dans des proportions de l'ordre du gramme par litre lors des dosages sanguins. Le calcium, le magnésium, le fer et autres minéraux.

Marasme : état de maigreur extrême avec fonte musculaire généralisée, déshydratation, troubles de la vigilance… conséquence soit d'un état de grande malnutrition, soit d'affections dégénératives chroniques.

Métabolisé : transformé dans l'organisme.

Métabolisme : se dit aussi bien de la transformation à l'intérieur de l'organisme d'une substance (exemple : le métabolisme glucidique, lipidique etc.…) que d'un processus physiologique (exemple : le métabolisme thyroïdien, hépatique etc.).

Métastase ou cancer secondaire : tumeur développée dans un organe, à distance de la tumeur primitive du fait de la migration de cellules cancéreuses.

Micronutriments : nutriments qui agissent en quantité infinitésimale, comme les vitamines, les oligo-éléments. Leur dosage est exprimé en mg ou même en microns par litre dans le sang.

Muqueuse : tissu tapissant les organes internes, comme le tube digestif, les bronches, l'utérus… Elle assure la protection de l'organe ainsi que la sécrétion de mucus dont les propriétés sont diverses.

Myéline : partie de la moelle épinière et des nerfs située en périphérie de ceux-ci.

Neuromédiateur : substance qui transmet des messages par l'intermédiaire du système nerveux.

N.K.C. : voir cellules tueuses.

Nutraceutique : art de se nourrir juste et sain.

Nutriments : substances élémentaires après complète dégradation d'un aliment. Ils sont constitués de deux catégories : les macro et les micronutriments. Minéraux, vitamines, oligo-éléments…

Oligoélément : substance d'origine minérale ou métallique (cuivre, zinc, nickel, argent, iode, silicium, manganèse, sélénium…) que l'on retrouve dans l'organisme humain à l'état de traces (oligo = « *peu* », « *infime* »).

Oméga 3 : acide gras polyinsaturé essentiel (voir définition) dont la première double liaison est située sur le 3° atome de carbone.

Oméga 6 : acide gras polyinsaturé essentiel (voir définition) dont la première double liaison est située sur le 6° atome de carbone.

O.R.A.C. : (Oxygen Radical Absorbing Capacity) correspond à la capacité d'absorption des radicaux oxygénés.

Pathologie : qui fait référence à la maladie.
Exemple : état pathologique ; par opposition à l'état physiologique d'un sujet sain.

PER : correspond à l'indice d'efficacité protidique (Protid Efficacity Ratio) qui permet d'apprécier la prise de poids musculaire (protides) en fonction de l'ingestion des protéines de l'alimentation.

Photosynthèse : phénomène physico-chimique par lequel les radiations solaires sont transformées en énergie et en matière.

Phycocyanine : pigment de couleur bleue (cyan) spécifique aux cyanophycées, dont la spiruline. Outre ses propriétés tinctoriales, la phycocyanine est un des composants de la spiruline présentant les voies de recherche les plus riches : antioxydant ; anti-cox2 ; stimulant immunitaire…

Phycoérythrine : pigment rouge (érythro) contenu dans certaines algues, dont la spiruline. Est utilisée comme colorant naturel ainsi que pour les diagnostics immunologiques.

physoxanthine : pigment jaune.

Polyinsaturé : voir « acide gras polyinsaturé ».

Polyphénol : substance antioxydante contenue dans certains aliments comme le thé vert et le vin rouge.

Polysaccharide: substance composée de plusieurs sucres : glucose, galactose, fructose, rhamnose, ribose, etc.

Probiotiques: actions d'utiliser des organismes vivants (levures/bactéries) pour suppléer ou renforcer la flore intestinale.

Procaryotes: Organismes sans noyau cellulaire.

Prostaglandine: substance présente dans de nombreux tissus et ayant des propriétés remarquables notamment sur l'immunité ou encore l'inflammation.

Protéine ou Protide: substance azotée constitutive de tous les tissus vivants, constituée d'acides aminés.

Protide: substance protéinique – ou protidique – d'origine soit animale soit végétale. Dans l'alimentation les protides, ou protéines, sont apportés par les viandes, les poissons, les œufs et produits laitiers (protéines animales) ainsi que par les légumineuses, les céréales (protéines végétales).

Radicaux Libres: substances toxiques formées par oxydation, induisant par des réactions en chaîne des dégradations cellulaires.

Réduction: réaction par laquelle une molécule perd un atome. Lorsqu'il s'agit d'un atome d'oxygène, le plus fréquent, on parle de réaction d'oxydoréduction.

Saturé: voir « acides gras saturé ».

Sclérose latérale Amyotrophique de CHARCOT: maladie gravissime caractérisée par des dégénérescences de cellules nerveuses entraînant paralysies et atrophies musculaires.

SMON (subacute-myelo-optico-neuropathie): pathologie iatrogène (provoquée par un traitement) attribuée à certains traitements contre la dysenterie amibienne, et qui provoque un syndrome diffus associant déficience ophtalmique et paralysies des membres inférieurs.

Stromatolithes: restes de filaments d'algues pétrifiés dans du calcaire. En milieu marin, certaines cyanobactéries piègent des sédiments et les lient ensemble tout en précipitant le carbonate. Ce processus conduit à la formation de stromatolithes.

Sucre: (ou glucide) le nutriment de réserve de toutes les cellules. On distingue les sucres dits « lents », d'absorption lente (les pattes, les féculents, le riz, les légumineuses…) et les sucres dits « rapides », d'absorption rapide (sucreries, confitures, miel… tout ce qui a goût sucré.).

Synergie: se dit de deux substances qui, lorsqu'elles sont associées, ont un effet plus important que la somme de leurs effets pris séparément.

Tâches de Bitot : apparaissent au cours d'une affection ophtalmologique due à une carence en vitamine A, la kératomalacie. Elle est caractérisée par une inflammation profonde de la cornée, entraînant progressivement une dégénérescence maculaire, et pouvant aller jusqu'à la cécité.

Télomérase : enzyme conférant une sorte d' « immortalité » aux cellules qui en sont pourvues, elle est également présente dans les cellules souches germinales (spermatozoïdes, ovules, et leurs précurseurs).

Tétrapyrrole : du grec « *puros* » = rouge feu, un des pigments que l'on retrouve dans le liquide biliaire.

Végétarien : se dit d'une personne ne mangeant ni viande, ni poisson, mais consommant des sous-produits animaux : œufs, laitages, fromages... À la différence des « végétaliens » qui ne consomment ni viandes, ni poissons, ni produits dérivés ou sous-produits.

Vitamines : substances non fabriquées par l'organisme, devant donc être apportées par l'alimentation. Indispensables au bon fonctionnement de l'organisme.

Zéaxanthine : pigment jaune (*xanthos* = jaune) de la famille des caroténoïdes, identifié initialement dans le maïs (*zéa* = maïs).

Dépôt légal : août 2008
IMPRIMÉ EN FRANCE

Achevé d'imprimer le 20 août 2008
sur les presses de l'imprimerie « La Source d'Or »
63039 CLERMONT-FERRAND
Imprimeur n° 13968